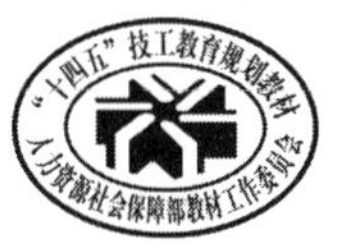

“十四五”技工教育规划教材
职业院校医药类专业课程教材

中药学基础

费 娜 高秀清 主编

中国劳动社会保障出版社

图书在版编目（CIP）数据

中药学基础/费娜，高秀清主编．--北京：中国劳动社会保障出版社，2023
全国技工院校医药类专业教材
ISBN 978－7－5167－6172－4

Ⅰ．①中…　Ⅱ．①费…　②高…　Ⅲ．①中药学－技工学校－教材　Ⅳ．①R28

中国国家版本馆 CIP 数据核字（2023）第 225831 号

中国劳动社会保障出版社出版发行
（北京市惠新东街 1 号　邮政编码：100029）
*
北京市科星印刷有限责任公司印刷装订　　新华书店经销

787 毫米×1092 毫米　16 开本　18.25 印张　395 千字
2023 年 12 月第 1 版　　2025 年 2 月第 3 次印刷
定价：52.00 元

营销中心电话：400－606－6496
出版社网址：http://www.class.com.cn

版权专有　　侵权必究
如有印装差错，请与本社联系调换：（010）81211666
我社将与版权执法机关配合，大力打击盗印、销售和使用盗版图书活动，敬请广大读者协助举报，经查实将给予举报者奖励。
举报电话：（010）64954652

《中药学基础》编审委员会

主　　编　费　娜　高秀清

副 主 编　万佳琪　高翠芳　李　林

编　　者　（以姓氏笔画为序）

万佳琪　江西省医药技师学院

孙凤元　河南医药健康技师学院

李　林　湖南食品药品职业学院

胡　杰　杭州第一技师学院

费　娜　河南医药健康技师学院

栾淑娟　河南医药健康技师学院

高　颖　江苏省常州技师学院

高秀清　山东医药技师学院

高翠芳　山东药品食品职业学院

主　　审　罗玲英　江西省医药技师学院

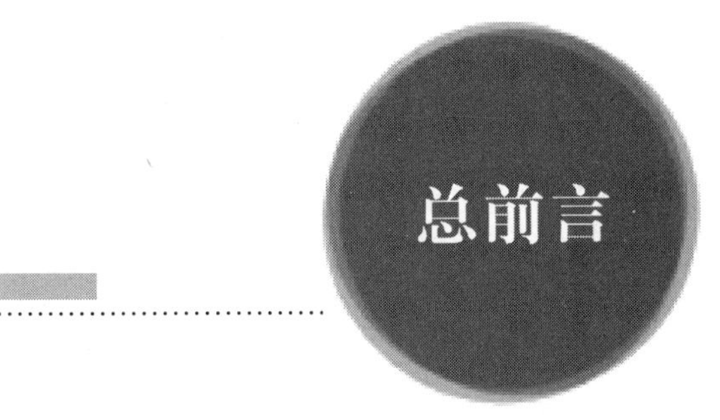

总前言

为了深入贯彻党的二十大精神和习近平总书记关于大力发展技工教育的重要指示精神，落实中共中央办公厅、国务院办公厅印发的《关于推动现代职业教育高质量发展的意见》，推进技工教育高质量发展，全面推进技工院校工学一体化人才培养模式改革，适应技工院校教学模式改革创新，同时为更好地适应技工院校医药类专业的教学要求，全面提升教学质量，我们组织有关学校的一线教师和行业、企业专家，在充分调研企业生产和学校教学情况、广泛听取教师意见的基础上，吸收和借鉴各地技工院校教学改革的成功经验，组织编写了本套全国技工院校医药类专业教材。

总体来看，本套教材具有以下特色：

第一，坚持知识性、准确性、适用性、先进性，体现专业特点。教材编写过程中，努力做到以市场需求为导向，根据医药行业发展现状和趋势，合理选择教材内容，做到“适用、管用、够用”。同时，在严格执行国家有关技术标准的基础上，尽可能多地在教材中介绍医药行业的新知识、新技术、新工艺和新设备，突出教材的先进性。

第二，突出职业教育特色，重视实践能力的培养。以职业能力为本位，根据医药专业毕业生所从事职业的实际需要，适当调整专业知识的深度和难度，合理确定学生应具备的知识结构和能力结构。同时，进一步加强实践性教学的内容，以满足企业对技能型人才的要求。

第三，创新教材编写模式，激发学生学习兴趣。按照教学规律和学生的认知规律，合理安排教材内容，并注重利用图表、实物照片辅助讲解知识点和技能点，为学生营造生动、直观的学习环境。部分教材采用工作手册式、新型活页式，全流程体现产教融合、校企合作，实现理论知识与企业岗位标准、技能要求的高度融合。部分教材在印刷工艺上采用了四色印刷，增强了教材的表现力。

本套教材配有习题册和多媒体电子课件等教学资源，方便教师上课使用，可以通过技工教育网（http://jg.class.com.cn）下载。另外，在部分教材中针对教学重点和难点制作了演示视频、音频等多媒体素材，学生可扫描二维码在线观看或收听相应内容。

本套教材的编写工作得到了河南、浙江、山东、江苏、江西、四川、广西、广东等省（自治区）人力资源社会保障厅及有关学校的大力支持，教材编审人员做了大量的工作，在此我们表示诚挚的谢意。同时，恳切希望广大读者对教材提出宝贵的意见和建议。

本书前言

本教材是为适应我国技工院校中医药职业教育的改革和发展，结合新时代对中医药技能人才培养的实际需求编写而成的。本教材涵盖了初中起点和高中起点医药类专业的中药学基础课程内容，教学目的是使学生掌握中药职业岗位必备知识与技能，具备基本职业素养，强化学生对中医药传统文化的理解。

本教材主要内容包括总论、各论、中药技能实训三部分。其中“总论”部分系统地介绍了中药的发展沿革，中药的产地、采集和贮藏，中药的炮制，中药的性能，中药的应用等内容。“各论”部分以中药的功效分类为主线，分为“解表药”“清热药”“泻下药”等二十个任务。“中药技能实训”部分设置了酸梅汤的煎煮、黑芝麻丸的制作、中药辟秽香囊的制作、七子白面膜的制作四个实训任务。每个任务均有知识目标、能力目标的说明，让学生知晓学习的重点与要求；明确任务导向，使教材内容更加贴近实践、贴近岗位；全书收载常用中药 234 味，设置了知识链接、拓展学习、目标测验等板块内容，突出教材的实用性、科学性和互动性，增强学生自主学习能力的培养，使学生通过本课程的学习，成长为具有中药综合职业能力的技能人才。

本教材第一篇总论部分由费娜、高秀清编写；第二篇各论部分中任务一、任务十、任务十四、任务十八由孙凤元编写，任务二、任务七由万佳琪编写，任务三、任务十二、任务十六、任务十九由胡杰编写，任务四、任务十一由高翠芳编写，任务五、任务六、任务八、任务九由李林编写，任务十三、任务二十由栾淑娟编写，任务十五、任务十七由高颖编写；第三篇中药技能实训部分由栾淑娟编写。全书由费娜、高秀清负责统稿、定稿工作。

由于时间仓促，编写人员水平有限，如有不妥之处，恳请广大师生提出宝贵意见，以利再版时修订提高。

编者

2023 年 11 月

目 录

第一篇

总　论

任务一　中药的发展沿革

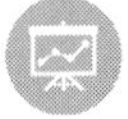

学习目标

知识目标

1. 掌握中药、中药学的概念，能正确区分中药材、中药饮片和中成药。
2. 熟悉中药的起源和发展概况、各个时期的发展特点及主要本草代表著作。

能力目标

1. 能够归纳复述中药各时期的发展特点及代表著作，宣传中医药文化历史成就。
2. 能够从中药发展历史脉络中挖掘中华优秀传统文化，坚定文化自信。

中药是指在中医药理论指导下，用于预防、诊断、治疗人体疾病并具有康复与保健作用的药物物质及其制剂，也是人们对我国传统药物的总称，其主要包含中药材、中药饮片和中成药等。

中药材是指具有天然药物属性的原生药材，它是未经过精制加工或未制成成品的商品药材。中药饮片是指在中医药理论指导下经过炮制加工后可直接用于临床调配和制剂的中药材。中成药是指在中医药理论指导下按规定的处方和标准，把中药饮片制成具有一定规格剂型的中药制品，可直接用于防治疾病。

中药学是研究中药基本理论和中药来源、产地、采集、炮制、性能、功效及临床应用规律等知识的一门学科，是中医药各专业的基础学科之一。

任务引入

党的十八大以来，习近平总书记对中医药工作作出了一系列重要论述，聚焦促进中医药传承创新发展这个时代课题，充分肯定中医药独特优势和作用，深刻回答了新时代如何认识中医药、如何发展中医药、发展什么样的中医药等根本性、长远性问题，为新时代中医药传承创新发展指明方向、描绘蓝图、明确任务，为做好中医药工作提供根本遵循和行动指南。

一、深刻认识中医药的历史地位和时代价值

习近平总书记指出，中医药学凝聚着深邃的哲学智慧和中华民族几千年的健康养生理念及其实践经验，是中国古代科学的瑰宝，也是打开中华文明宝库的钥匙。传统医药是优秀传统文化的重要载体，在促进文明互鉴、维护人民健康等方面发挥着重要作用，中医药是其中的杰出代表。这些重要论述深刻阐述了中医药的历史价值、文化价值、现实作用，是坚定民族自信、文化自信的重要支撑，增强了我们传承创新发展中医药的底气和信心。

二、深刻认识传承创新发展中医药的目标任务

习近平总书记指出，中医药振兴发展迎来天时、地利、人和的大好时机，希望广大中医药工作者增强民族自信，勇攀医学高峰，深入发掘中医药宝库中的精华，充分发挥中医药的独特优势，推进中医药现代化，推动中医药走向世界，切实把中医药这一祖先留给我们的宝贵财富继承好、发展好、利用好。这些重要论述深刻指明了传承创新发展中医药必须把握的重要机遇、重点任务，是我们做好新时代中医药工作的强大动力，是推动中医药发展的着力点和落脚点。

三、深刻认识中医药在防病治病中的独特优势

习近平总书记指出，坚持中西医并重，推动中医药和西医药相互补充、协调发展；发挥中医药在治未病、重大疾病治疗、疾病康复中的重要作用；努力实现中医药健康养生文化的创造性转化、创新性发展，使之与现代健康理念相融相通，服务于人民健康；中医药副作用小，疗效好，中草药价格相对便宜。这些重要论述充分肯定了中医药的独特优势，深刻阐明了中医药与西医药的关系，彰显了中医药在维护人民健康、促进中国特色卫生健康事业发展中的重要作用。

四、深刻认识新时代中医药高质量发展道路

习近平总书记指出，要遵循中医药发展规律，传承精华，守正创新；建立健全中医药法规，建立健全中医药发展的政策举措，建立健全中医药管理体系，建立健全适合中医药发展的评价体系、标准体系；用开放包容的心态促进传统医学和现代医学更好融合，为促进人类健康、改善全球卫生治理作出更大贡献。这些重要论述着眼人类健康的广阔视野，始终坚持强烈的问题导向、鲜明的目标导向，为我们在新时代传承创新发展中医药开出了一剂标本兼治、综合施策的良方。

——节选自求是网《充分发挥中医药独特优势和作用 为人民群众健康作出新贡献》

【议一议】

1. 中医药对佑护人类健康、促进世界文明进步作出了哪些重要的贡献?
2. 请结合自身的生活经历，说出几件影响你对中医药认识的事例。

相关知识

一、中药的起源

劳动创造了人类、社会，同时也创造了医药。中药的发现及应用经历了极其漫长的实践过程。

在原始社会人类依靠采食植物和狩猎来维持生活，在寻找食物的过程中，因饥不择食，难免误食一些有毒甚至剧毒的植物，以致产生呕吐、腹泻、昏迷甚至死亡等中毒现象，偶尔也因吃了某些植物而使原有的呕吐、腹泻、昏迷等症状得以缓解甚至解除。经过长期实践经验的积累，人们逐渐对自然产物的药效或毒性有了一定的了解，并在觅食过程中有意识地辨别、选择，药物的概念就逐步产生了。随着时代的发展，人们进入了以狩猎和捕鱼为重要生活来源的渔猎时代，相应地发现一些动物食材也具有治疗作用，这就是动物药的发现过程。到了氏族社会后期，随着种植、饲养技术的发展，人们发现了更多的药物，用药的知识也不断丰富，从而形成了早期的药物疗法。因此，可以说中药的起源是我国劳动人民长期生活实践和医疗实践的结果。西汉刘安所著的《淮南子·修务训》中有这样的记载："神农……尝百草之滋味，水泉之甘苦，令民知所辟就。当此之时，一日而遇七十毒。"它生动而形象地反映了人类在历史的发展中，从无意识的偶然体验，到有意识地试验、观察，通过反复积累逐步了解、掌握药物知识的艰苦实践过程。

药物知识的流传，最初仅靠"口耳相传""师徒相承"，从原始社会进入奴隶社会以后，随着早期文字的出现，药物知识开始有了文字记载。《诗经》为西周至春秋时期的作品，书中记载有动物100多种、植物140余种，其中有50余种植物被后来的本草著作收载（由于中药以植物药居多，使用也最普遍，故有"诸药草类最多，诸药以草为本"的说法，我国古来相沿把药学称为"本草"）。《山海经》成书于战国至西汉时期，书中记载有动物药、植物药和矿物药120余种，并且注释了它们的功用。长沙马王堆汉墓出土的帛书《五十二病方》中载方283个，涉及药物达247种之多，并且对药物的炮制、制剂、配伍、禁忌等方面均有记述。东汉许慎编著的《说文解字》对药字解释为"治病草，从草，乐声"，明确提出了"药"乃治病之物，并以植物类居多。这些充分说明了我国中医药传统文化博大精深、源远流长。

二、中药的历史文化

（一）秦汉时期（公元前221—公元220年）

随着生产力的发展、科学的进步、内外交通的日益发达，尤其是张骞、班超先后出使西域，打通了丝绸之路后，西域的番红花、葡萄、胡桃等药材不断输入内地，少数民族及边远地区的琥珀、麝香及南海的荔枝、龙眼等也逐渐被内地医家所采用，丰富了中药的内容。西汉初年已有药物专书流传于民间，我国药学的发展具备雏形。

成书于东汉末年的《神农本草经》是我国现存最早的本草专著（第一部药学专著）。该书载药365种，其中植物药252种、动物药67种、矿物药46种，根据药物功效分为上、中、下三品，即后世所称的“三品分类法”。其序例部分言简意赅地论述了中药的基本理论，如四气五味、有毒无毒、配伍法度、辨证用药原则、服用方法及丸、散、膏、酒等多种剂型，并简要介绍了中药的产地、采集、加工、贮存、真伪鉴别等。该书初步奠定了我国中药学的理论基础，系统地总结了汉以前的药学知识和经验，对后世中药学的发展产生了十分深远的影响。

（二）三国、两晋、南北朝时期（公元220—589年）

自《神农本草经》成书以后，一方面临床用药不断发展，外来药物不断加入，如乳香、苏合香、沉香等香料药输入我国，新的药物品种逐渐增多，并陆续有了零星记载；另一方面经过长期的临床实践，证明部分药物的性味、功效等与《神农本草经》记载不尽相同。因此，南朝梁代著名医药学家陶弘景在《神农本草经》的基础上，增补了汉魏以后的名医用药经验（取材于《名医别录》），撰成《本草经集注》一书。该书载药730种，采用自然属性分类的方法将药物分玉石、草木、虫兽、果、菜、米食、有名未用7类，以朱墨对照（“以朱书神农，墨书别录”）的形式对魏晋以来300余年的中医药发展进行了全面的总结。该书重视药物的产地、采集及加工炮制和其疗效的关系，对药物的鉴定、制剂、剂量、用法等予以明确论述，并首创“诸病通用药”，以便于临床处方用药。《本草经集注》第一次全面系统地整理、补充了《神农本草经》，反映了三国、两晋、南北朝时期的本草学成就，初步确立了综合性本草著作的编写模式。

除《本草经集注》外，这一时期的代表作还有《雷公炮炙论》，它是我国第一部炮制专著，作者为雷敩。该书系统地介绍了300种中药的炮制方法，指出药物通过适宜的炮制可以提高药效，减轻毒性或烈性，便于贮存、调剂、制剂等。该书的出现也标志着我国本草研究产生了新的分支学科。

（三）隋唐时期（公元581—907年）

隋唐时期是我国古代社会最辉煌的时代，经济文化繁荣，交通发达，外贸增加，西域等外来药物输入日益增多，医药学有了较大发展。这一时期的代表作有《新修本草》《本草拾遗》等。

《新修本草》（又称《唐本草》）是在国家行政力量和充足的人力、物力的保障下编著和推行的，是我国历史上第一部官修本草药典。其成书于唐显庆四年（公元 659 年），由苏敬等主持编纂，共载药物 850 种。该书增加了药物图谱，并附以文字说明，这种图文对照的方法，开创了世界药学著作的先例，体现了我国本草研究的科学性和先进性，反映了我国唐代药学的高度成就。该书卷帙浩繁，无论形式上还是内容上都有创新，并流传到国外，促进了世界医药学的发展。

《本草拾遗》是唐代陈藏器撰写的药物学专著，该书收录了大量民间药物，并根据药物的功效，提出了宣、通、补、泄、轻、重、涩、滑、燥、湿 10 种药效分类方法，对后世中药学方剂分类产生了极大影响。

（四）宋、金、元时期（公元 960—1368 年）

宋、金、元时期是我国各民族文化的大交流和大融合时期，也是中药学发展史上的重要时期。这一时期临床医学的发展促进了药物学的发展，药物数量持续增加，人们对药物功效的认识也不断深化，炮制技术得到改进，成药应用得到推广，本草研究呈现出蓬勃活力。

宋代官修本草书籍的修订沿袭唐代先例以国家规模进行，主要代表作有《嘉祐本草》等。宋代民间校刊的本草也形式多样，成绩斐然，其中由唐慎微所著的《经史证类备急本草》（又称《证类本草》），共载药 1 558 种，附方 3 000 余首。该书将宋以前各代名医对本草的真知灼见、经史传记和佛书道藏中有关本草的论述，以及民间防治疾病的经验和单方内容都增补了进来，图文并重、方药并收、医药结合、资料翔实，采用图文对照形式，辑录了宋以前各家医药著作，从而为后世保存了大量的医药文献。该书除收载药物齐全外，还记载了药物性能功效、应用方法、药物来源、栽培驯养、药材鉴别、炮制制剂等方面的知识，开创了“方药对照”研究先河，成为后世本草学著作编写的范例。它不仅具有较高的学术价值和实用价值，而且具有极高的文献价值。

（五）明代（公元 1368—1644 年）

明代中外交流日益频繁，医药学有了进一步的发展，本草研究出现了许多代表作，主要有《本草纲目》《本草品汇精要》《炮炙大法》等。

《本草纲目》为明代伟大的医药学家李时珍所著，他采用多学科综合研究的方法，通过广收博采，实地考察，以毕生精力历时 27 载对本草学进行了全面系统的整理总结。该书共 52 卷，约 200 万字，载药 1 892 种，绘药图 1 100 余幅，附方 11 000 余首。药物按自然属性分为水、火、土、金石、草、谷、菜、果、木、虫、鳞、介、禽、兽、人、服器 16 部 60 类，每味药按释名、集解、正误、修治、气味、主治、发明、附方、附录等项分别叙述，详细地介绍了药物名称的由来和含义、产地、形态、鉴别、采集、栽培、炮制、主治等特点。该书总结了我国 16 世纪以前的本草学知识与研究成果，将本草学的发展提高到了一个空前的高度，此外在生物、化学、历史、地理、天文、地质、冶金等方面也有突出的成就，被誉为“16 世纪中国的百科全书”，不仅为后世本草学研究提供了宝贵资料，而且对世界自然科学的发展作出了卓越贡献。

明代的官修本草药典为《本草品汇精要》，由刘文泰主持修订。该书收药 1 800 余种，书中绘有 1 300 余幅精美的彩色药图和制药图，是古代彩绘本的精品。

《炮炙大法》是明代影响较大的炮制专著，作者为缪希雍。该书首列“雷公炮制十七法”，收录了水、火、土、金、石、草、木、果、米谷、菜、人、兽、禽、虫鱼 14 部 400 多味药物和炮、炙、煨、炒、煅、炼等 17 种炮炙方法，是介绍药物炮炙方法和药材性状鉴别的中医中药普及性书籍。

（六）清代（公元 1616—1911 年）

中医学传统理论和实践经过长期的历史检验和积淀，到了清代已臻于完善和成熟，无论是总体的理论阐述，还是临床各分科的实际诊治方法，都已有了完备的体系。这一时期的代表作有《本草纲目拾遗》《修事指南》《植物名实图考》等。

《本草纲目拾遗》，作者为赵学敏。全书共 10 卷，载药总计 921 种，其中正品 716 种，附品 205 种，创古本草增收新药之冠，极大地丰富了本草学。该书对《本草纲目》已载药物备而不详的，加以补充，错误之处加以订正。书中还记录了一些其他方面的自然科学成就，如用“强水”制铜版的方法，即首见于此书。该书不但总结了我国 16—18 世纪本草学发展的新成就，还保存了大量今已失散的方药书籍的部分内容，具有重要的文献价值。

《修事指南》为清代炮制类本草专著，作者为张叡，书中综合归纳了历代有关药物炮制的记载，较为系统地论述了各种炮制方法。

《植物名实图考》，作者为吴其浚，书中收录的每种植物均详细记载了形态、产地、栽培、用途、药用部位、效用治验等内容，并附有插图。它是药用植物研究的宝贵文献资料。

（七）近现代（公元 1911 年至今）

鸦片战争以后至民国年间，西方文化及医药学在我国进一步传播，这对我国社会及医药事业的发展产生了重大影响，但中医药学仍然以其顽强的生命力向前发展，并取得了一定成果。1935 年出版的由陈存仁主编的《中国药学大辞典》收录词目 4 300 余条，汇集古今药物资料，查阅方便，书中虽错误较多，但仍不失为近代具有重要影响的药学著作。在这一阶段，本草学的现代研究也开始起步，中药化学成分、药理作用等方面的研究取得了一些成果，在一定程度上促进了中药学的发展。

新中国成立以后，政府高度重视中医药事业的继承和发展，本草学研究取得了史无前例的巨大成就。从 1954 年起，各地陆续影印、重刊或校点评注了《神农本草经》《新修本草（残卷）》《经史证类备急本草》《本草纲目》等重要古代本草专著，对亡佚本草著作的辑复工作也取得了突出成绩，促进了中药学的发展。

当前，能反映当代本草学学术成就的有各版《中华人民共和国药典》（以下简称《中国药典》）《中药大辞典》《中药志》《全国中草药汇编》《原色中国本草图鉴》《中华本草》等。1999 年，由国家中医药管理局主持、组织编写的《中华本草》陆续出版，该书由全国 60 多个单位 500 余名专家历时 10 余年共同编纂而成，为当代本草代表作。《中华本草》共 35 卷，前 30 卷为中药，包括总论 1 卷、药物 26 卷、附编 1 卷、索引 2 卷，共收载药物

8 980 味，备考药物 571 种，插图 8 534 幅，引用古今文献 1 万余种；后 5 卷为民族药专卷，包括藏药、蒙药、维吾尔药、傣药、苗药各 1 卷。该书全面总结了中华民族 2 000 余年来传统药学成就，集中反映了 20 世纪中药学科、藏药学科、蒙药学科、维吾尔药学科、傣药学科及苗药学科的发展水平，不仅对中医药、藏医药、蒙医药、维吾尔医药、傣医药及苗医药的教学、科研、临床医疗、资源开发、新药研制等具有一定的指导作用和实用价值，而且对我国传统医药走向世界具有十分重要的历史意义。

目标测验 *

一、单项选择题

1. 我国最早的药学专著是（ ）。

A.《神农本草经》 B.《本草经集注》 C.《新修本草》
D.《经史证类备急本草》 E.《本草纲目》

2. 首创自然属性分类法的药学专著是（ ）。

A.《神农本草经》 B.《本草经集注》 C.《新修本草》
D.《经史证类备急本草》 E.《本草纲目》

3. 我国第一部炮制专著是（ ）。

A.《雷公炮炙论》 B.《炮制大法》 C.《修事指南》
D.《经史证类备急本草》 E.《本草纲目拾遗》

4. 我国第一部官修本草药典是（ ）。

A.《神农本草经》 B.《本草经集注》 C.《新修本草》
D.《经史证类备急本草》 E.《本草纲目》

5.《本草纲目》的作者是（ ）。

A. 陶弘景 B. 唐慎微 C. 李时珍
D. 缪希雍 E. 赵学敏

二、简答题

1. 简述中药和中药学的概念。
2. 什么是中药材、中药饮片和中成药？
3. 试述中药的发展阶段及不同时期的代表作。

* 本教材目标测验答案可扫封底二维码查阅参考。

任务二　中药的产地、采集和贮藏

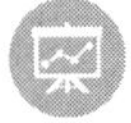

学习目标

知识目标

1. 掌握中药的产地与药效的关系。
2. 熟悉植物类药材的采集与药效的关系。

能力目标

1. 能够根据药材的采集与药效关系，正确采收药材。
2. 树立自觉弘扬中医药优秀传统文化的意识。

中药除部分人工制品外，绝大部分来自天然的植物、动物及矿物。中药的产地、采收与贮藏是否合宜，直接影响到药物的质量和疗效。

我国历代医药家都十分重视中药的采收。《神农本草经》中记载有：“阴干曝干，采造时月，生熟，土地所出，真伪陈新，并各有法。”“阴干曝干”指产地加工方法，“采造时月”指采收季节时间，“生熟”指炮制与否及炮制方法，“土地所出”指药材的产地，“真伪陈新，并各有法”指品种的真伪及存放时间和方法。孙思邈在《千金翼方·卷一》中有“采药时节”的专论，列举了233种中药的采收时节。李东垣在《用药法象》中指出，“凡诸草木昆虫，产之有地；根叶花实，采之有时。失其地则性味少异，失其味则性味不全”。

研究药物的产地、采集规律和贮藏方法，对于保障和提高药材的质量、保护药源都有十分重要的意义。

任务引入

“三月茵陈四月蒿，五月砍来当柴烧。春秋挖根夏采草，浆果初熟花含苞”，古老的歌诀里，透露着时间赋予药材的千变万化。中国人千百年来的经验与智慧，陪伴着中药走过历史的漫漫长河，成为世代守护华夏民族繁衍生息的秘方。

夏至之日，太阳直愣愣地炙烤着新疆裕民县的巴尔鲁克山，高温让整片土地躁动起来，山上人头攒动，男人们搭起了帐篷，女人们搬来了炊具。这些从五湖四海蜂拥而至的人们，可不是来露营的。他们头顶烈日，风餐露宿全是为了等待一场花开。几乎就在一夜之间，伴随着一股略含刺激性的气味，漫山遍野绽放一片金红，众人苦苦等待的便是它，红花。《中国药典》称其花可活血通经、散瘀止痛。它最常见的入药方式，是做成外敷的红花油，治疗跌打损伤、风湿骨痛。

采摘红花很有讲究，要在花瓣由黄变红之际进行，采得早了花还未成熟，采得晚了则花容憔悴。为了抓住这转瞬即逝的时机，采花工们每天清晨采花，个个眼疾手快，追逐一朵鲜花盛开的时间，等待一颗果子成熟的时节。

然光阴似水，倏忽来去。所以，把握最佳的采摘时机，是中药人心头牵挂绝不敢怠慢的事情，数月后在千里之外，又一味本草迎来采收的时节，它与红花在名字上仅一字之差，身价却高出近千倍。藏红花，一个近乎传奇的名字，事实上，藏红花并不产于西藏，而是原产于中东及欧洲地中海一带，明朝时途经西藏传入京城，故而有了藏红花这个俗称。它与红花一样可活血化瘀，《本草纲目》称其解郁安神，久服令人欣喜。它以柱头入药，平均 80 到 100 朵鲜花能收获一克花丝，尤显名贵。直到 20 世纪 80 年代，这种又名西红花的娇贵花朵，才首度引种成功。养育它的土地，就在长江的出海口——上海崇明。

早上八点，是退休村支书俞福生一天中最忙碌的时刻。每年十一月初，崇明岛上的藏红花于室内开花，昼开夜闭，别看此时含苞待放，要不了几小时便会凋零，这意味着俞福生的采摘工作必须立即开始，一刻不停。男人采花女人剥丝，为了保证药效，从鲜花采下到完全剥丝的全过程，几乎以分秒计算。唯有心思细腻的女子，方能胜任。这段日子，老俞家热闹非凡，平日在外忙碌的女人们，都赶回来帮忙。藏红花开，是堪比春节的团圆日。

——整理自中医药纪录片《本草中国》

【议一议】

1. 通过阅读上述文字，体会中药采集与时节的关系。

2. 查阅资料，列举出几则古代本草著作中关于中药产地、采集和贮藏表述的文献资料。

相关知识

一、中药的产地

我国土地辽阔，地形较为复杂，水土、气候、日照、温差、湿度、生物分布等自然生态环境各异。中药主要来源于天然的植物、动物和矿物，这些天然药物的生长和形成，离不开自然生态环境，药材的产地是影响中药质量的重要因素之一。

中药有效成分的形成和积累与其生产或形成的环境密不可分。古代医药学家经过长期的观察、比较，逐步了解到某地区适合某些药材品种的生长，不一定适合另一些品种的生长，而且各地所产的同一种药材，其质量并不相同，说明了药材具有明显的地域性。正如《神农本草经》记载："土地所出，真伪陈新，并各有法。"《本草经集注》也指出："诸药所生，皆有境界。"《新修本草》亦载："离其土，则质同而效异。"《本草纲目》云："性从地变，质与物迁。"这些传统理念都充分说明中药材的产地与其药效存在一定的相关性。为保障天然中药材的质量，人们对中药材产地有了一定的要求，于是慢慢形成了"道地药材"的概念。

"道地药材"是指经过中医临床长期应用优选出来的，产在特定地域，与其他地区所产同种中药材相比，品质和疗效更好，且质量稳定，具有较高知名度的药材。历史上道地药材多数来源于野生资源，区域特征明显，数量有限。改革开放以来，随着技术进步和用药量的增加，人工栽培药材逐步取代野生药材。目前，我国常用中药材600多种，其中300多种已实现人工种养。

【拓展阅读】

道地药材及传统产区

关药：主产于辽宁、吉林、黑龙江和内蒙古东部等地区的道地药材。主要有人参、鹿茸、防风、细辛、五味子、关黄柏、刺五加、苍术、龙胆、哈蟆油、桔梗、赤芍、麻黄等。

北药：主产于河北、山东、山西、内蒙古中部和东部等地区的道地药材。主要有阿胶、知母、党参、连翘、北沙参、苦杏仁、山楂、板蓝根、红枣、酸枣仁、黄芩、知母、金银花等。

怀药：主产于河南的道地药材。河南地处中原，常见药材300多种，其中怀地黄、怀山药、怀牛膝、怀菊花被誉为"四大怀药"。

浙药：主产于浙江及沿海大陆架的道地药材。以"浙八味"为代表的道地药材最为著名，即白术、白芍、浙贝母、延胡索、杭白菊、郁金、玄参、麦冬。其他的道地药材还有白芷、蒲公英、桃仁、乌梅、桔梗、乌药等。

江南药：主产于安徽、江苏、福建、江西、湖北、湖南等淮河以南各省的道地药材。主要有安徽的亳菊、白茯苓、牡丹皮、石斛、木瓜等；江苏的薄荷、苍术、太子参、蟾酥、龟甲等；福建的泽泻、莲子、薏苡仁等，江西的枳壳、香薷、鸡血藤等；湖北的茯苓、蜈蚣、味连、厚朴等；湖南的白术、玉竹、升麻等。

川药：主产于四川、重庆地区的道地药材。主要有黄连、附子、麦冬、川芎、川贝母、天麻、白芷、大黄、使君子等。

云贵药：主产于滇南和滇北的道地药材。较为著名的有三七、云黄连、云当归、云龙胆、天麻、儿茶、红豆杉、天竺黄等。

广药：又称"南药"，主产于广东、广西南部及海南、台湾等地区的道地药材。槟榔、砂仁、巴戟天、益智仁是我国著名的"四大南药"。桂南一带出产的道地药材有鸡血藤、山豆根、肉桂、石斛等。

西药：主产于"丝绸之路"的起点西安以西的广大地区，包括陕西、甘肃、宁夏、青海、新疆及内蒙古西部的道地药材。甘肃盛产当归、大黄、党参等；陕西也是当归、党参的重要产地；宁夏盛产枸杞子、甘草等；青海盛产麝香、冬虫夏草等；新疆盛产紫草、甘草、阿魏、麻黄、红花、肉苁蓉等；内蒙古盛产黄芪、赤芍等。

藏药：主产于青藏高原的道地药材。主要有冬虫夏草、雪莲花、红景天等。

二、中药的采集

中药的质量取决于其有效成分的含量，而有效成分的含量与其采集的季节、时间、方法等密切相关。孙思邈在《备急千金要方》中记载："早则药势未成，晚则盛时已歇。"他在《千金翼方》中也指出："夫药采取，不知时节，不以阴干暴干，虽有药名，终无药实，故不依时采取，与朽木不殊，虚费人工，卒无裨益。"这些都强调了药物适时采收的重要性。

（一）植物类药材

1. 根及根茎类

根及根茎类药材一般以早春或深秋时节（即阴历二月或八月）采集为佳。秋末时该类药材植物地上部分将枯萎，早春时地上部分还未发芽或露苗，此时根及根茎的有效成分含量最高，如黄连、党参、葛根、苍术、牛膝、天麻、玉竹、桔梗等。《本草纲目》有曰，"春初津润始萌，未充枝叶，势力淳浓""至秋枝叶干枯，津润归流于下"，且"春宁宜早，秋宁宜晚"。现代研究也证明了这一点。但也有少数例外，如半夏、延胡索等则要在夏天采集。

2. 全草类

全草类药材多数在植物充分生长、枝叶茂盛的花前期或花初开时采集。有的从根以上割取植物地上部分，如益母草、薄荷、荆芥、紫苏、豨莶草等。有的全株入药，则连根拔起，如蒲公英、紫花地丁、车前草等。

3. 茎木类

茎木类药材多在秋、冬季节采集。此时药材植物叶已脱落，茎木的有效成分丰富，如大血藤、忍冬藤、首乌藤等。也有的茎木类药材全年可收，如沉香、苏木、降香等。

4. 皮类

皮类药材分为树皮类和根皮类。树皮类药材多在春末夏初时采集，此时药材植物生长旺盛，树皮营养丰富，且汁液增多，树皮易于剥离，如杜仲、黄柏、厚朴等。也有的树皮类药材在秋冬季节采集，如肉桂多在十月采集，因为此时含油量较多且容易剥离。根皮类药材多在秋后至早春时采挖，此时该类药材植物根皮营养丰富，如桑白皮、牡丹皮、苦楝皮、地骨皮等。木本植物生长周期长，成材缓慢，因此应尽量避免伐树取皮或环剥树皮等易造成树木枯死的掠夺式方法，以保护药源。

5. 叶类

叶类药材通常在花蕾将放或正盛开的时候采集。此时该类药材植物生长茂盛，植物光合作用旺盛，性味完壮，药力雄厚，如荷叶、枇杷叶、艾叶、番泻叶、臭梧桐叶、大青叶等。

也有些特定的药材如桑叶，需在深秋或初冬经霜后采集，习称霜桑叶或冬桑叶。

6. 花、花粉类

花、花粉类药材不要在花开过久后采集，因为花开放过久近衰败的药材，不仅颜色和气味不佳，而且有效成分含量也会明显减少。一般采集未开放的花蕾或刚开放的花朵，以免香味散失、花瓣散落而影响质量，如金银花、辛夷、丁香、槐米、野菊花等；有的在花初开时采集，如洋金花、月季花等；有的在花盛开时采集，如菊花、西红花等；红花则要求花冠由黄变红时采集。有些花粉类药材，如蒲黄、松花粉等应在花盛开时采集，过期则花粉自然脱落，影响产量。对花期较长，花朵陆续开放的植物，应分批采集，以保障质量。

7. 果实、种子类

果实类药材有的在果实成熟时采集，如瓜蒌、栀子、山楂等；有的采收未成熟的幼果，如枳实、青皮等；有的浆果容易变质，应在略成熟时采集，如女贞子、桑椹、枸杞子等；有的在成熟经霜后采集，如山茱萸经霜变红后采集，川楝子经霜变黄后采集。种子类药材需在果实成熟时采集，如牵牛子、决明子、沙苑子等。

（二）动物类药材

动物类药材的采集，不具有明显的规律性，因品种不同而采集各异。其具体时间，需根据它们各自的生长活动季节，以保障药效且容易获取为原则。

动物类药材大多数均可全年采集，如龟甲、鳖甲、五灵脂、牛黄、海龙、海马等。一般潜藏在地下的小动物如全蝎、土鳖虫、地龙、蟋蟀、蝼蛄、斑蝥等虫类药材，大多在夏末秋初捕捉，此时气温高，湿度大，宜于其生长，是采集的最好季节；桑螵蛸为螳螂的卵鞘，露蜂房为黄蜂的蜂巢，这类药材多在秋季卵鞘、蜂巢形成后采集，并用开水煮烫以杀死虫卵，以免来年春天孵化成虫；蝉蜕为蝉科昆虫黑蚱的若虫羽化时蜕的皮壳，多于夏秋季采集；蛇蜕为锦蛇、乌梢蛇等多种蛇类蜕下的皮膜，因其反复蜕皮，全年可以采集，其中三四月份最多；蟾酥为蟾蜍耳后腺分泌物干燥而成，此药材宜在夏、秋两季蟾蜍多活动时采集，因为此时蟾蜍容易捕捉，腺液充足，质量最佳；哈蟆油（林蛙的干燥输卵管）宜在白露节气前后林蛙发育最好时采集；海生贝壳类药材，多在夏秋季采集，此时海生贝壳动物生长发育旺盛，钙质充足，药效最佳，如石决明、牡蛎、海蛤壳、瓦楞子等；鹿茸需在清明后 45 ~ 60 天（5 月中旬到 7 月下旬）锯取，防止其骨化为角。

（三）矿物类药材

矿物类药材的采集大多没有季节限制，全年可挖。但是各种矿物在其地质形成的过程中，受到各种条件的影响，因此也有品位高低的不同，一般以采集品位高的矿石为好。

总之，无论植物药材、动物药材及矿物药材，采集方法各不相同。正如明代早期医药著作《本草蒙筌》所说："茎叶花实，四季随宜，采未老枝茎，汁正充溢；摘将开花蕊，气尚包藏；实收已熟，味纯；叶采新生，力倍。入药诚妙，治病方灵。其诸玉石禽兽虫鱼，或取无时，或收按节，亦有深义，非为虚文，并各遵依，勿恣孟浪。"

三、中药的贮藏

中药的贮藏是确保中药质量的重要环节，中药材一般都要进行干燥或初步加工炮制后才能贮藏，若贮藏不当，会导致药材变质，质量下降，从而直接影响临床用药的安全性和有效性。《本草蒙筌》中记载："凡药藏贮，宜常提防。倘阴干、曝干、烘干未尽去湿，则蛀蚀、霉垢、朽烂不免为殃。"

（一）中药的变异现象

中药在运输、贮藏过程中，如果管理不当，养护不善，在外界条件和自身性质的相互作用下，会逐渐发生物理、化学或生理生化变化，出现霉变、虫蛀、走油、变色、风化、潮解、粘连等现象，直接影响药物的质量与疗效。这种现象称为中药的变异现象。

1. 霉变

霉变是指中药在适宜的温度（20～35 ℃）、湿度（相对湿度 75% 以上或药材含水量超过 15%）下，在中药表面附着或内部寄生的真菌繁殖滋生的现象。霉变会导致药材变质，以致失效，还可能产生毒素，如黄曲霉毒素。

2. 虫蛀

虫蛀是指害虫侵入药材内部所引起的破坏性作用。中药材因大都含有糖类、脂肪、蛋白质等营养物质，当温度在 25～32 ℃，空气相对湿度在 70%～80%，含水量在 15% 以上时，极易滋生虫害，发生虫蛀，造成中药饮片蛀蚀成洞孔，严重时可被挖空而成粉末，使有效成分损失甚至完全消失。虫蛀不仅使药材质量下降，还会导致污染。防控霉变和虫蛀是中药贮藏过程中最大的两个难题。

3. 走油

走油又称泛油，是指一些含脂肪油或挥发油等成分较多的药材，如苦杏仁、桃仁、柏子仁、郁李仁等，在温度和湿度较高的环境下，放置时间过长，油类变质，并向外溢出，发出油败气味的现象。贮藏此类药材，要放置于阴凉干燥处。

4. 变色

变色是指中药的固有颜色发生了变化，或变为其他颜色，或失去原来颜色，常见于白芷、山药、金银花、红花等。变色意味着药材中的化学成分已发生变化，也是药材变质的象征。

5. 风化

风化是指某些含有结晶水的矿物中药，如芒硝、石膏等，经风吹日晒或过分干燥而逐渐失去结晶水成为粉末的现象。

6. 潮解

潮解是指某些盐类固体中药，如硇砂、大青盐、芒硝等，容易吸收潮湿空气中的水分，使其表面慢慢溶化成液体状态的现象。

7. 粘连

粘连是指某些熔点比较低的固体树脂类或动物胶类中药，如乳香、没药、阿胶、鹿角胶、龟甲胶等，受潮、受热后容易黏结成块的现象。

（二）影响中药变异的因素

影响中药变异的常见因素包括温度、湿度、空气、日光、微生物、虫害、鼠害等。

1. 温度

中药在常温下成分基本稳定，利于贮藏，但当温度升至 34 ℃以上时某些中药就会发生变异，如含油脂较多的苦杏仁、柏子仁等油分外溢，含糖类较高的黄精、玉竹粘连、变味等；而温度低于 0 ℃时，某些含水量较高的中药（如鲜地黄、鲜石斛等）所含水分就会结冰，使细胞壁及原生质受损，从而导致药材疗效降低。

2. 湿度

湿度可影响中药的含水量，直接引起中药的潮解、溶化、糖质分解、霉变、风化、干裂等各种变化。

3. 空气

空气中的氧和臭氧也对中药的质变起着重要作用。害虫的生长发育及繁殖都离不开氧，因此，改变空气成分的组成比例是防治虫害的有效途径之一。

4. 日光

长时间的日光照射会促使中药成分发生氧化、分解、聚合等光化反应，日光中的紫外线和热量还可使含蛋白质的中药材变性、含色素的药材色素分解等。

5. 微生物

微生物是中药材发霉、腐烂的主要因素。中药材中的营养物质，包括脂肪、蛋白质、糖和水分等有利于微生物的生长繁殖，其中霉菌类是造成中药发霉变质的主要微生物。

6. 虫害

中药来源广泛，生物学特性多样，采集、加工、运输、贮藏、包装等多个环节容易对药物构成不同程度的污染和危害。在常用的中药饮片中，易被虫蛀的品种占 40% 以上。

7. 鼠害

鼠类的危害包括破坏中药的包装、窃食药物、排泄物污染药物、导致病菌传播等，危害很大。

（三）贮藏条件与方法

中药的贮藏应当以保障药材质量为目的。药材应保存在清洁、干燥、通风的环境里，并注意调节温度、湿度。温度是中药贮藏过程中最为关键的因素之一，一般中药成分在 15 ~ 20 ℃时是比较稳定的，但随着温度的升高，物理、化学及生理生化变化均可加速。因此只有控制好饮片贮藏的温度，才能保障中药的质量。湿度过高既可引起中药的物理、化学变化，也可导致微生物的滋生及仓虫的繁殖，会对中药质量造成严重危害。所以一般中药的绝对含水量应控制在 7% ~13%，相对湿度应保持在 60% ~70%。另外，要随时注意季节和贮藏时间的变化，保证先进先出，要勤检查、勤通风、勤倒垛。

1. 传统的贮藏方法

传统的贮藏方法主要有通风法、晾晒法、密封法、对抗法等。通风法是把库房的潮湿空气换出去，以使库房的空气湿度相对适宜、恒定；晾晒法是把药材置于日光下晾晒，以免受潮；密封法是利用罐、坛、瓶、桶、箱、柜或缸等容器，也可用塑料袋，以达到隔绝空气、湿气、微生物、害虫的一种贮藏方法，如细贵药人参、鹿茸、牛黄等可单独密封，同时还可以加入干燥剂，以达到更好的防霉、防蛀效果；对抗法是将两种或两种以上的中药炮制品放在一起保存，以防止虫蛀或霉变的一种贮藏方法，如人参与细辛同贮，冰片与灯心草同贮，土鳖虫与大蒜同贮，吴茱萸与荜澄茄同贮，牡丹皮与山药、天花粉等同贮，花椒与蕲蛇、白花蛇、蛤蚧等同贮。前人总结的这些传统的贮藏方法简单易行、贮藏方便。

2. 现代的贮藏方法

随着科技的进步，中药现代的贮藏方法也日趋先进，常用的有气调养护法、气幕防潮法、环氧乙烷气体灭菌法、$^{60}Co-\gamma$ 射线辐射法、远红外线辐射法、无菌包装法等。这些方法既能保障药材质量，又不致使药材变质，更加安全有效。

总之，中药的贮藏与养护应根据中药的品种、特性、季节变化采取不同的措施，对特殊中药要做到科学养护，确保中药质量稳定，降低损耗。

目标测验

一、单项选择题

1. 薄荷的道地产区是（　　）。

A. 河南　B. 山东　C. 江苏　D. 浙江　E. 云南

2. 浙江的道地药材有（　　）。

A. 地黄　B. 黄连　C. 三七　D. 白芍　E. 防风

3. 根及根茎类药材一般在（　　）采集。

A. 秋末或春初　B. 秋冬季节　C. 春末夏初　D. 初夏时节　E. 深秋时节

4. 需要经霜后采集的药材是（　　）。

A. 艾叶　B. 桑叶　C. 番泻叶　D. 大青叶　E. 紫苏叶

5. 一般在含苞待放时采集的药材是（　　）。

A. 菊花　B. 红花　C. 月季花　D. 洋金花　E. 丁香

6. 采集未成熟的幼果的药材是（　　）。

A. 栀子　B. 枸杞子　C. 山楂　D. 枳实　E. 瓜蒌

7. 中药贮藏过程中最大的两个难题是防控（　　）。

A. 霉变和虫蛀　　B. 霉变和泛油　　C. 泛油和虫蛀

D. 风化和潮解　　E. 潮解和粘连

8. 一般中药的绝对含水量应控制在（　　）。

A. 3% ~7%　　B. 7% ~13%　　C. 7% ~15%

D. 9% ~13%　　E. 13% ~15%

9. 下列传统的贮藏方法中错误的是（　　）。

A. 人参与细辛同贮　　B. 冰片与灯心草同贮　　C. 蕲蛇与大蒜同贮

D. 吴茱萸与荜澄茄同贮　　E. 花椒与蛤蚧同贮

二、简答题

1. 什么是道地药材?
2. 试述药材的不同入药部位分别在什么时候采集。
3. 中药贮藏中常见的变质现象有哪些?
4. 传统中药贮藏方法中，什么是对抗法？请举例说明。

任务三　中药的炮制

学习目标

知识目标

1. 掌握中药炮制的目的。
2. 熟悉常用中药炮制方法。

能力目标

1. 能够理解中药炮制对用药安全性、有效性的影响。
2. 通过学习中药炮制技术，培养工匠精神。

中药是人类在找寻食物的过程中发现的。古人在使用药物时，为了便于服食，相应地产生了洗涤、打碎、劈成小块等最简单的加工方法。当人类学会用火以后，不仅能使生食变为熟食，同时也为药物“炮炙”加工创造了客观条件。到了夏商时代，酒醋和油盐的发明以及烹调技术的产生，对中药的发展也起到了极大的促进作用。《神农本草经》中记载了很多有关炮制的内容，如桑螵蛸用蒸法仍被现代所沿用。

炮制又称为“炮炙”“修治”“修事”“修制”等。中药炮制是指中药在应用或制成各种剂型前，在中医药理论的指导下，根据中药材自身性质以及调剂、制剂和临床应用的需要，而进行必要的加工处理的过程，它是我国的一项传统制药技术，也是中医药文化的特色之一。

中药材大都是生药，其中部分药材必须经过一定的炮制处理后，才能满足临床用药的需要。陈嘉谟在《本草蒙筌》中说：“制药贵在适中，不及则功效难求，太过则气味反失。火制四：煅、炮、炙、炒也；水制三：渍、泡、洗也；水火共制二：蒸、煮二者焉。制法虽多，不离于此。”可见炮制是否得当对保障药效、用药安全，便于制剂和调剂都有十分重要的意义。

任务引入

北京同仁堂有这样的祖训：“品味虽贵必不敢减物力，炮制虽繁必不敢省人工”“修合无人见，存心有天知”。同仁堂遵古而不泥古，与时俱进，已经全面实现了现代化流水线生产；同时，为了保证药效的充分发挥，很多炮制工艺仍然沿用传统方法，保持手工操作，让每一味药材的药用价值最大化。正是在炮制虽繁必不敢省人工的制药原则的督励下，同仁堂在制药过程中坚守着精益求精的工匠精神，镇店名药安宫牛黄丸的传统制作工艺更是入选国家非物质文化遗产名录。

【议一议】

试述同仁堂的古训中两个“必不敢”与社会主义核心价值观的“诚信”有何联系？

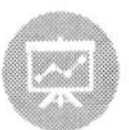

相关知识

一、中药炮制的目的

根据中药自身的特性，结合临床的用药安全、方便等原则，不同的药材选择不同的炮制方法，以达到不同的炮制目的。总体来说，中药炮制的目的可概括为以下几个方面。

（一）降低或消除药物的毒性或副作用

有毒或作用峻烈的药材，虽然有较好的治疗效果，但需要炮制减毒才能用于临床，以保证用药安全，若直接生用，即使在安全剂量范围内，也容易产生毒性或副作用，如川乌、附子、天南星、半夏等。药材通过特殊炮制处理后，可使毒性或副作用降低或消除，如马钱子砂烫、巴豆制霜、苦杏仁焯制等。但有的药材，其有效成分就是导致毒副作用的成分，故在炮制时应注意适度，以达到炮制后既可保证其临床疗效，又可明显降低毒性的目的。

（二）增强药物的疗效

增强药物作用，提高临床疗效，是中药炮制的主要目的。许多药材经过炮制后，其有效成分能更好地溶出，从而达到增强疗效的目的。多数种子类药材经过炒制，种皮爆裂，质地变疏松，有利于有效成分的煎出，即所谓的“逢子必炒”，如决明子、莱菔子、芥子、王不留行等。还有些药物在炮制的过程中，常常加入一些辅助药料，如酒、醋、姜、蜂蜜、麦麸、稻米、河砂等，以增强某方面的疗效。如酒能引药上行，增强活血通络的作用，通常用其来炮制白芍、黄连、当归、蕲蛇、川芎等；醋能引药入肝，增强活血止痛的作用，通常用其来炮制甘遂、柴胡、延胡索、香附等；姜汁具有发表散寒、温中止呕的作用，通常用其来炮制厚朴、竹茹、半夏、黄连等；蜂蜜能缓和药性，增强润肺止咳的作用，通常用其来炮制黄芪、甘草、麻黄、枇杷叶；麦麸能缓和药性，矫臭矫味，通常用其来炮制枳壳、苍术、白术、山药等。

（三）改变或缓和药物的性能

中药炮制能改变药物的性能功效，使其适应病情或扩大应用。中药具有的性能和某一功效，有时不一定完全适应病情需要，需经过特殊炮制处理，改变原有性能功效，使其适应病情。如地黄生用性寒凉血，常用于血热所致的吐衄、斑疹等，经蒸制成熟地黄则微温而补血，药性变温，能补血滋阴，治疗血虚阴亏、肝肾不足所致诸证；何首乌生用润肠通便、解疮毒，制熟能补肝肾、益精血；天南星不但有毒，而且温燥之性较强，具有燥湿化痰的作用，主治寒痰咳嗽等病证，若治疗热痰咳嗽，则常用性味苦寒的猪胆汁炮制处理，称为胆南星，其性变为寒凉，适用于热痰咳喘；吴茱萸辛热燥烈，作为温里药，适用于里寒证，用黄连水拌炒，能够去其温烈之性，也可用于治疗肝火犯胃的呕吐腹痛。

（四）改变或增强药物作用的部位和趋向

中药的作用趋向是以升、降、浮、沉来表示的。中药通过炮制，可以改变作用趋向，如生莱菔子作用升多于降，用于涌吐风痰，炒莱菔子降多于升，用于降气化痰、消食除胀，它是“生升熟降”的代表药物。古人认为“酒制升提”，即酒能引药上行，如黄连苦寒，主降，酒制可略减其苦寒之性，并借助酒的引导作用，以清上焦之热；大黄作为泻下药，能攻下导滞，酒炙大黄可引大黄药性上行，有利于清头目之热。醋能引药入肝，如柴胡生品能升举阳气，醋炙能疏肝解郁止痛。

（五）便于调剂和制剂

中药在入药之前要经过前处理，通过净制、切制、干燥等炮制工艺，纯净药材，改变药材性状，以保障质量和称量准确，便于调剂和制剂。如根茎类、叶类、茎木类等药材，在采集的过程中，可能混有泥沙杂质，残留非药用部位，所以要经过净制，以保证临床用药的卫生、计量准确；为了分剂量，通常需要将完整的药材根据自身的性质切制成片、丝、段等一定的规格，切制后也便于煎煮，有效成分易于溶出；矿物类和介类药材经过烧煅后，便于研粉；某些生药在采集后必须烘焙，使药材充分干燥，以便贮藏。

（六）矫臭矫味，便于服用

有些药材具有臭气、异味，令人不适，为了增加此类药材的患者顺应性，便于服用，通常将这些药材进行矫臭矫味的炮制处理。有些动物类药材需要除去咸味及腥味等，如乌梢蛇用酒炙，僵蚕用麦麸炒制。

二、中药炮制的方法

中药炮制的方法在历代记载中多种多样，结合现代实际情况，主要可分为修制、水制、火制、水火共制、其他制法等。

（一）修制

修制是炮制的最初阶段。修制主要有净制、粉碎、切制等工艺，其目的是清除杂质、纯净药材，利于调剂和制剂，方便临床使用。净制主要采用挑、拣、簸、筛、刮、刷等方法去掉灰屑、杂质及非药用部分，如用刷子刷掉枇杷叶背面的绒毛；粉碎通常采用捣、碾、镑、锉等方法，如牡蛎捣碎便于煎煮，川贝母碾粉便于吞服，羚羊角镑成薄片或锉成粉末便于服用等；切制采用切、铡的方法，把药物切制成一定的规格，便于下一步的炮制，其根据药材的性质和临床需要，将根茎类、茎木类药材切成块、片、段等，将叶类药材切成丝等。

（二）水制

药材用水或液体辅料处理的方法称为水制法。常用的水制法有淘、洗、漂、浸、润、水飞等。水制的目的是清洁药材，除去杂质及非药用部分；使药材吸水变软，便于切制和制粉；以及改变药物性能等。

1. 淘洗

淘洗是将体积细小的种子类药材（如菟丝子、王不留行等）放在数倍于药材的清水中淘去泥土、砂粒，最后将淘净的药材滤水晒干。药材经过淘洗，达到清洁纯净的目的。

2. 淋洗

淋洗是将药材（如香薷、车前草、蒲公英、马齿苋、海藻、昆布、土鳖虫、蜂房等）放在数倍于药材的清水中或液体辅料中翻动擦洗。质地轻松或富含纤维的药材应进行抢洗，动作要迅速；质地稍硬或表面黏附泥沙杂质的药材，洗时可用一般速度，或进行充分洗涤；有些药材为了改变性能，需用液体辅料洗。淋洗的目的是使药材清洁纯净，吸水变软，便于切制和改变性能。

3. 漂洗

漂洗是将药材放在清水或液体辅料中漂去药材的某些内含物质。有腥气（如龟板、鳖甲、乌贼骨）或有咸味（如昆布、海藻）或有毒性（如乌头、附子）的药材，可利用多量清水反复浸漂，经常换水，漂去异味或减少毒性。漂洗须根据季节气候和药材的性质，适当地掌握漂洗的时间、换水次数等。

4. 浸、泡

将药材置于水中浸湿立即取出，称为“浸”；将药材置于清水或辅料药液中，使水分渗入，软化药材，称为“泡”。药材通过浸、泡，使水分或液体辅料渗透到药材内部，以达到吸水变软便于切制、除去非药用部分、改变药材性能等目的。

5. 闷润

闷润是将药材经洗或浸泡到一定程度后取出，再盖以湿物，使水分充分渗入药材组织内部。闷润是软化药材的一种最基本的方法。使用清水闷润的目的是软化药材，便于切制；用辅料闷润则是为了改变药物性能。

6. 水飞

水飞是将不溶于水的药材与水共研，加入多量的水搅拌，较粗粉粒即下沉，细粉悬混于水中，倾出的混悬液沉淀后经分出、干燥，可得极细的粉末。水飞多用于矿物药，如飞朱砂、雄黄、玛瑙、滑石、炉甘石等。水飞的目的是制出极细粉，除去水溶性杂质，避免药材研磨时的飞扬损耗。

（三）火制

火制是指将药材用火加工处理的方法。常用的火制法有炒法、炙法、煅法、煨法、烘焙法等。

1. 炒法

有炒黄、炒焦、炒炭等程度不同的清炒法。用文火或中火炒至药材表面微黄，或发泡鼓起，或爆裂，称为炒黄，多适用于果实、种子类药材；用中火或武火炒至药材表面焦黄或焦褐色，内部颜色加深，并有焦香气味，称为炒焦，多适用于健脾胃、消食类药材；用武火炒至药材表面焦黑，部分炭化，内部焦黄，但仍保留有药材固有气味，称为炒炭，多适用于止血类药材。除清炒法外，还可拌固体辅料（如土、麸、米）炒，可减少药物的刺激性，增强疗效，如土炒白术、麸炒枳壳、米炒斑蝥等。与砂或滑石粉、蛤粉同炒的方法习称烫，药材受热均匀酥脆，易于煎出有效成分或便于服用，如砂炒穿山甲、蛤粉炒阿胶等。

2. 炙法

炙法是将药材与液体辅料共同拌炒，并且使辅料逐渐渗入药材内部的炮制方法。常用的液体辅料有酒、醋、盐水、姜汁、蜂蜜、油脂等，如酒炙川芎、醋炙柴胡、盐水炙黄柏等。

3. 煅法

煅法是将药材用猛火直接或间接煅烧，使质地松脆，易于粉碎的炮制方法。其目的是增加药材有效成分的溶出，充分发挥药材疗效。煅法可分为明煅法和密闭煅法。明煅法是将药材直接放在炉火上或容器内而不密闭加热煅烧，多用于坚硬的矿物药或动物甲壳类药，如煅牡蛎、煅石膏等；密闭煅法是将药材置于密闭容器内加热煅烧，又称为焖煅，适用于质地轻松、可炭化的药材，如煅血余炭、煅棕榈炭。

4. 煨法

煨法是将药材用湿面粉或湿纸包裹，放置入热火灰中（称为面裹煨或隔纸煨），或用草纸与饮片隔层分放加热的炮制方法，适用于木香、肉豆蔻、葛根等。

5. 烘焙法

烘，指将药材置于近火处或利用烘箱、干燥室等设备，使药材所含水分徐徐蒸发，从而使药材充分干燥。焙，指将净选后的药材置于金属容器或锅内，用文火加热较短时间，并不断翻动，焙至药材颜色加深，质地酥脆为度。其目的是降低药材毒性，除去腥臭气味，便于粉碎和贮存。烘焙法适用于虻虫、蜈蚣等。

（四）水火共制

水火共制是利用水或液体辅料与火共同对药材进行加工炮制的方法。常见的水火共制法包括煮法、蒸法、𤆵法、淬法等。

1. 煮法

煮法是用清水或液体辅料与药材共同加热的方法。主要适用于有毒的中药，如川乌、草乌、藤黄等。

2. 蒸法

利用水蒸气或隔水加热药材的方法称为蒸。根据药材的特点和治疗的需要，分清蒸、辅料蒸两种。

（1）清蒸。药材经过清洁处理后，用蒸汽进行加热，不加任何辅料的制法，称为清蒸。清蒸的目的主要是改变药材的性能，使坚硬的药材变软，便于切制。适用于地黄、黄精等。

（2）辅料蒸。将药材拌入液体辅料，用蒸汽进行加热的方法，称为辅料蒸。辅料蒸的目的主要是缓和药性，或增强疗效，如酒蒸地黄、黄精、山茱萸、肉苁蓉、女贞子，黑豆汁蒸何首乌，醋蒸五味子等。

3. 焯法

焯法是将药材放置于多量沸水中短暂烫煮的方法，主要在于破坏一些药材中的酶（如桃仁、苦杏仁）、毒蛋白（如白扁豆），同时也有利于分离药用部位。

4. 淬法

淬法是将药材煅烧红透后，立即投入规定的液体辅料中骤然冷却，使其酥脆的炮制方法。其目的是使药材易于粉碎，辅料易于被其吸收，可发挥预期疗效。如醋淬自然铜、鳖甲，水淬炉甘石等。

（五）其他制法

其他常用的制法有复制法、发芽法、发酵法、制霜法等。

1. 复制法

复制法是将净制或切制过的中药加入一种或数种辅料，按规定程序，或浸、泡、漂，或蒸煮，或多法共用，反复炮制至规定程度的炮制方法。主要适用于剧毒类药材，可降低或消除药材的毒性，如半夏、天南星、白附子等有毒中药。该法常使用多种辅料，选用不同的辅料炮制药材，可对药材的性能产生不同的影响，如半夏单以白矾制，可增强燥湿化痰的作用；以生姜、生矾制，可增强降逆止呕的功效；以甘草、石灰制，能调和脾胃、清化寒痰。

2. 发芽法

发芽法是将具有发芽能力的新鲜成熟种子，置于一定的湿度和温度下，使其萌发幼芽的炮制方法。适用于谷芽、麦芽、豆芽等。其目的是通过发芽使药材具有新的功效，扩大用药品种，以适应临床多方面的要求。通常是选取成熟饱满的麦、稻、粟或大豆，用清水浸泡，捞出，置于能排水的容器内，用湿物盖严，每日淋水 2 ~ 3 次，以保持湿润，在 18 ~ 25 ℃的温度下，约经 3 日，即能生芽，待芽长 0.2 ~ 1 cm 时，取出干燥。

3. 发酵法

发酵法是将药材与辅料拌和，在一定的湿度和温度下，利用霉菌和酶的催化分解作用使其发泡、生霉，并改变原药的药性，以生产新药的炮制方法。如制备六神曲、半夏曲、淡豆豉等。

4. 制霜法

制霜法是将种子类药材压榨去油，制成松散粉末，或将矿物类药材重结晶后的炮制方法。前者如巴豆霜、柏子仁霜等，后者如西瓜霜等。

目标测验

一、单项选择题

1. 除去枇杷叶绒毛的方法是（　　）。
A. 挖去毛　B. 刷去毛　C. 燎去毛
D. 烫去毛　E. 摘去毛
2. 适用于止血类药物的炮制方法是（　　）。
A. 炒黄　B. 炒焦　C. 炒炭
D. 加液体辅料炒　E. 加液体辅料炙
3. 大黄酒炙的目的是（　　）。
A. 引药上行，善清上焦血分热毒
B. 引药入肝，增强散瘀止痛作用
C. 引药下行，治疗疝气疼痛
D. 缓和苦寒之性，避免呕吐
E. 增加活血化瘀功效
4. 僵蚕的炮制方法是（　　）。
A. 酒炙法　B. 醋炙法　C. 麸炒法
D. 砂炒法　E. 米炒法
5. 巴豆的炮制方法是（　　）。
A. 发酵法　B. 发芽法　C. 煨法
D. 复制法　E. 制霜法
6. 适用于燀法炮制的药物是（　　）。
A. 半夏　B. 苦杏仁　C. 火麻仁
D. 酸枣仁　E. 天南星
7. 肉豆蔻常用的炮制方法是（　　）。
A. 煨法　B. 复制法　C. 发酵法
D. 发芽法　E. 煮法

二、简答题

1. 什么是中药炮制？
2. 举例说明中药炮制的目的。

任务四 中药的性能

学习目标

知识目标

1. 掌握四气、五味、升降浮沉、归经、毒性的含义。

2. 熟悉四气、五味、升降浮沉、归经、毒性的临床意义与相互之间的联系。

能力目标

1. 能够理解四气、五味、升降浮沉、归经、毒性对临床用药的意义。

2. 树立中医药优秀传统文化的核心价值观——以人为本、医乃仁术、天人合一、调和致中、大医精诚。

中医学认为任何疾病的发生发展过程都是致病因素（邪气）作用于人体，引起机体正邪斗争，从而导致阴阳气血偏盛偏衰或脏腑经络功能活动失常的结果。因此，中药治病的基本作用就是扶正祛邪，消除病因，恢复脏腑经络的正常生理功能，纠正阴阳气血偏盛偏衰的病理现象，使之最大程度上恢复到正常状态，达到治愈疾病、恢复健康的目的。

药物之所以能够针对病情，发挥上述基本作用，是由于各种药物本身具有若干特性和作用，即药物的偏性，以药物的偏性来纠正疾病所表现出来的阴阳气血偏盛偏衰。

中药的性能主要包括四气五味、归经、升降浮沉和毒性等内容。

中药对机体的作用是指中药作用于机体产生一定的生物效应，主要包括治疗效应和不良反应。中药的治疗效应，是人们希望达到的药物效果，又称中药的作用、功效或功能；不良反应主要包括副作用和毒性反应，是人们不希望出现的反应。临床运用原则是充分利用中药的治疗作用，避免不良反应发生。

任务引入

屠呦呦研究员是中国中医科学院中药研究所优秀共产党员的杰出代表，历年来曾被评为“全国先进工作者”“全国三八红旗手标兵”等。50 多年来，她全身心投入严重危害人类健康的世界性流行疾病疟疾的防治研究，默默耕耘、无私奉献，为人类健康事业作出了巨大贡献。

1969 年 1 月，在抗性疟蔓延、抗疟新药研发在国内外都处于困境的情况下，屠呦呦接受了国家“523”抗疟药物研究的艰巨任务，被任命为中药抗疟科研组组长。屠呦呦先从本草研究入手，收集整理了 640 首方药的《疟疾单秘验方集》等资料，并先后进行 300 余次筛选实验，确定了以中药青蒿为主的研究方向。在中医古籍《肘后备急方》中“青蒿一握，以水两升渍，绞取汁，尽服之”治疗寒热诸疟的启迪下，屠呦呦创建了低沸点溶剂提取的方法，1971 年 10 月 4 日获得了对鼠疟原虫抑制率达 100% 的青蒿乙醚提取物，这是青蒿素发现最为关键的一步。

为了保证患者的用药安全，1972 年屠呦呦及其他两位课题组的同志不顾安危亲自试服该提取物，证明了其安全性。当年在海南昌江疟区临床试用于间日疟 11 例、恶性疟 9 例、混合感染 1 例，共 21 例患者，结果用药后患者 40 ℃的高热很快降至正常，血疟原虫被大幅度杀灭到转阴，药效明显优于氯喹。以上结果在“523”内部会议上报告，既带动了全国对青蒿提取物的抗疟研究，也开创了中药抗疟药物发现之先河。

在得到了具明确抗疟活性的青蒿乙醚提取物后，屠呦呦课题组开始分离有效单体成分。1972 年 11 月 8 日，屠呦呦课题组最先从青蒿抗疟有效部位中分离提纯得到抗疟有效单体——青蒿素，并开始临床试验。

1978 年，屠呦呦领导的中国中医研究院中药研究所“523”研究组受到全国科学大会的表彰。1979 年，“抗疟新药青蒿素”获得国家发明奖二等奖，中国中医研究院中药研究所为第一发明单位。1981 年 10 月世界卫生组织致函中国卫生部，提议在中国北京召开青蒿素国际会议，由此“抗疟新药青蒿素”为世界熟悉和认可。

2015 年 12 月世界卫生组织报告显示，全球约有 32 亿人（占全世界总人口近一半）面临疟疾风险。2015 年全球共有 2. 14 亿疟疾新病例，大约 43. 8 万人死于疟疾。以青蒿素为基础的联合疗法在过去 10 年间得到广泛使用，对影响人的最流行也最致命的病原体——恶性疟原虫极为有效。至今基于青蒿素类的复方药物仍是世界卫生组织推荐的抗疟一线用药，用以治疗约 70% 的疟疾患者，挽救了全球特别是发展中国家数百万人的生命。

2015 年，屠呦呦获得了诺贝尔生理学或医学奖，评委会对屠呦呦及青蒿素的贡献作出高度评价：屠呦呦发现了青蒿素，能极大地降低疟疾患者的死亡率，为人类提供了强有力的新武器，以对抗每年困扰着亿万人的疾病，这在提升人类健康和减轻患者痛苦方面的作用是不可估量的。屠呦呦是第一位获得诺贝尔科学奖项的中国本土科学家、第一位获得诺贝尔生理学或医学奖的华人科学家。

——整理自中国共产党新闻网

【议一议】

学习屠呦呦的先进事迹后，你认为继承和发扬中医药优秀传统文化应树立哪些价值理念和精神思想？

相关知识

一、四气五味

《神农本草经》中“药有酸咸甘苦辛五味，又有寒热温凉四气”，是有关药性基本理论之一的四气五味的最早概括。每味药物气味不同，因而也就具有不同的治疗作用。

（一）四气

1. 四气的含义

四气又称为四性，即寒、热、温、凉四种药性，反映了药物对人体阴阳盛衰、寒热病理变化的作用倾向，是中药最主要的性能之一。除四性外，有的药物对人体的阴阳盛衰、寒热变化作用不明显，即认为此类药物的药性不偏寒也不偏热，称为平性。

2. 四气的确定

药性的寒、热、温、凉是由药物作用于人体所产生的不同反应和所获得的不同疗效而总结出来的，它与所治疗疾病的寒、热性质是相对而言的。药性的确定以用药反应为依据，以病证寒热为基准。能够减轻或消除热证的药物，一般属于寒性或凉性；反之，能够减轻或消除寒证的药物，一般属于温性或热性。如患者表现为高热烦渴、面红目赤、咽喉肿痛、脉象洪数，这属于阳热证，用石膏、知母、栀子等药物治疗后，上述症状得以缓解或消除，说明它们的药性是寒凉的；反之，如患者表现为四肢厥冷、面色苍白、脘腹冷痛、脉微欲绝，这属于阴寒证，用附子、肉桂、干姜等药物治疗后，上述症状得以缓解或消除，说明它们的药性是温热的。

发散风热药、清热药、攻下药、峻下药、利尿通淋药、利湿退黄药、凉血止血药、平抑肝阳药、补阴药等，都是比较典型的寒凉药；发散风寒药、祛风湿药、化湿药、行气药、温里药、温经止血药、开窍药、补气药、补阳药等，都是比较典型的温热药。

3. 四气的临床意义

对疾病的寒热病性的辨证是中医治病的关键，所谓“寒者热之，热者寒之”是治疗寒热病证的基本原则，所以只有掌握了中药的四性，才能使理论与治则相结合，从而指导临床辨证用药。一般情况下，会选择寒热对应治疗，利用药物寒热温凉偏性，以纠正疾病的寒热，即寒凉药治温热证、温热药治寒凉证。如使用石膏、知母等寒凉药治疗气分热证或肺胃实火证；使用附子、干姜等温热药治疗里寒证。但临床上患者所患疾病往往较为复杂，有表寒里热、外热内寒、上热下寒、寒热互结等诸多寒热错杂之证。基于此，只有将寒性药与热性药合并应用，即寒热合并用药，才能全面照顾病情，达到预想的效果。另外，要辨清真寒假热、真热假寒证，纠正病证本质，否则会加重病情。必要时可在处方中加用药性相反的反佐药治之，以防止药性过偏，而与病情格拒。

（二）五味

五味在春秋战国时期就以饮食调养的理论出现了，其主要讨论的内容有四时五味的宜忌，过食五味所产生的不良后果等。《黄帝内经》对五味的作用、阴阳五行属性及应用都做了系统的论述。《神农本草经》中指出“药有酸咸甘苦辛五味”，还以五味配合四气，共同标明每种药物的药性特征，开创了先标明药性，后论述效用的本草编写先例，从而为五味学说的形成奠定了基础。经后世历代医家的补充，逐步完善了五味理论。

1. 五味的含义

药物因功效不同而具有酸、苦、甘、辛、咸等味，这既是药物作用规律的高度概括，又是部分药物真实滋味的具体表现。有些药物还具有淡味或涩味，淡依附于甘，涩依附于酸，但由于酸、苦、甘、辛、咸是最基本的五种药味，被称为五味。

2. 五味的产生

五味的产生，首先是通过口尝，即用人的感觉器官辨别出来，是药物真实味道的反映。然而和四气一样，五味更重要的意义是通过长期的临床实践观察，不同味道的药物作用于人体，产生不同的反应，获得不同的治疗效果。随着用药实践的发展，对药物作用的认识不断丰富，一些药物的作用很难用其滋味来解释，因而采用了以作用推定其味的方法。如葛根、皂角刺并无辛味，但前者有解表散邪的作用，常用于治疗表证，后者有消痈散结的作用，常用于治疗痈疽疮毒初起或脓成不溃之证，二者的作用皆与“辛能散，能行”有关，故皆标以辛味；磁石并无咸味，因其能入肾潜镇浮阳，而肾五行属水与咸相应，故标以咸味。因此，五味不仅仅是药物味道的真实反映，更重要的是对药物作用的高度概括。

3. 五味的作用特点

（1）酸味。药效特点是能收能涩，有收敛固涩的作用。一般具有固表止汗、涩肠止泻、敛肺止咳、固精缩尿、固崩止带作用的药物多具酸味，故酸味药多用于体虚多汗、肺虚久咳、久泻久痢、遗精滑精、遗尿尿频、月经过多、白带不止等病证。如治自汗盗汗、遗精滑精的五味子，治久泻久痢的五倍子，治久咳的乌梅，治大汗虚脱、崩漏经多的山茱萸等，均具酸味。另外，酸能生津、安蛔，如木瓜、乌梅等。涩附于酸，常将酸涩并列。

（2）苦味。药效特点是能泄、能燥、能坚。一般具有清热泻火、降气平喘、止呕止呃、通利大便、清热燥湿、祛寒燥湿、泻火坚阴作用的药物多具苦味，故苦味药多用于热证、火证、气逆喘咳、呕吐呃逆、大便秘结、湿热蕴结、寒湿滞留等病证。能泄，一是通泄，二是降泄，三是清泄。通泄是指通泄大肠以泻下通便，如大黄泻热通便以治热结便秘；降泄是指降泄逆气，如苦杏仁降泄肺气以治咳喘气逆，赭石降泄胃气以止呕；清泄是指清泄热邪，如黄连、栀子味苦，能清热泻火。能燥即指苦能燥湿，如治寒湿的苍术、厚朴，治湿热的黄柏、苦参等，均为苦味。能坚，一是坚阴，二是坚厚肠胃。坚阴即指泻火存阴，如黄柏、知母泻相火而存阴；坚厚肠胃能止泻，如投用少量苦味的黄连有厚肠止泻作用等。

（3）甘味。药效特点是能补、能缓、能和，有补虚、和中、缓急止痛、调和药性等方面的作用。一般具有滋养补虚、调和药性及止痛作用的药物多具甘味，故甘味药多用于正气虚弱、身体诸痛及调和药性、中毒解救等。如补虚的黄芪、熟地黄、枸杞子，治挛急作痛、调和药性的甘草等，均具有甘味。

（4）辛味。药效特点是能散、能行，有发散、行气、活血等方面的作用。一般解表药、行气药、活血药多具辛味，故辛味药多用于外感表证及气滞血瘀等病证。如发散表邪的荆芥、薄荷，理气的枳实，活血化瘀的川芎等，均具有辛味。

（5）咸味。药效特点是能软能下，有软坚散结、泻下通便方面的作用。一般具有泻下或润下通便及软化坚硬、消散结块作用的药物多具咸味，故咸味药多用治大便燥结、瘰疬瘿瘤、癥瘕痞块等病证。咸味药多入肾经，有较强的补肾作用，用于肾虚证；还有些咸味药走血分，有清热凉血的作用，主治热入营血的病证。如治瘰疬、痰核的昆布、海藻，治癥瘕的鳖甲，治热结便秘的芒硝等，均具有咸味。

4. 五味的临床意义

在认识药物的功效前，如果掌握了药物的五味特点，可以提高临床用药的准确性，这就在很大程度上避免了盲目用药的可能性。如辛温药能发散风寒，甘温药能补气助阳。掌握了中药的五味之后，就可以用辛散者宣肺平喘治疗外邪郁闭引起的咳逆上气，用苦味者降逆止咳治疗肺气上逆引起的咳嗽，用甘补者补肺治疗肺虚引起的咳逆上气，用酸收者敛肺治疗肺气不敛引起的咳逆上气。五味理论在中医药学中应用的时间长，涉及的范围广，至今在反映药物特征、概括治法及配伍组方等实践中，仍有其特殊的指导意义。

（三）性味合参

药物的性和味分别从不同角度说明药物的作用，二者合参才能较全面地认识药物的作用和性能。味同气异者，作用有共同之处，也有不同之处。例如，紫苏叶、薄荷皆有辛味，能发散表邪，但紫苏叶辛温，能发散风寒；薄荷辛凉，能发散风热。麦冬、黄芪皆有甘味，前者甘凉，有养阴生津作用；后者甘温，有温养中焦、补中益气作用。气同味异者，作用有共同之处，也有不同之处。例如，黄连、生地黄均性寒，皆能清热，用治热证。但黄连苦寒，清热燥湿，主治湿热证；生地黄甘寒，能清热养阴，用治虚热证。由于性和味都属于性能范畴，只反映药物作用的共性和基本特点，因此不仅要性味合参，还必须与药物的具体功效结合起来，才能得到对药物比较全面、准确的认识。

二、归经

（一）归经的含义

归，即归属，指药物作用的归属；经，即人体的脏腑经络。归经即药物对机体某一或某些部分（脏腑或经络）的选择性作用，用来表示药物作用的定位，是中药的另一重要性能。有的药物归某一或某些部分（脏腑或经络），说明该药物对该部分具有明显作用，而对没标注的部位作用不明显，或者没有作用。

（二）归经的确定

归经的确定是以中医藏象学说和经络学说为理论基础，以药物的特性和药物所治病证病位的疗效为依据而确定的。如中医认为心主神志，所以养心安神的酸枣仁、宁心安神的远志、镇惊安神的朱砂、开窍醒神的麝香等都可归心经。针对某一具体中药而言，可具有多种功效，也可归多个经，如麻黄具有发散风寒、宣肺平喘的功效，主治风寒表证、咳喘证，病位在肺，故归肺经；麻黄又可利水消肿，主治水肿，又归膀胱经。另外，羌活、防风能够散风寒、除湿，为治疗表证的药物，又因足太阳膀胱经主表，故认为羌活、防风归膀胱经。

（三）归经的临床意义

归经能够准确定位，有助于临床的辨证用药，使临床用药更加合理。医者根据疾病的临床表现，通过辨证诊断出病变所属脏腑经络后，可按照归经选择适当的药物进行治疗，以增强用药的准确性，提高临床疗效。如热证有肺热、肝热等不同，治肺热咳喘，即选归肺经而善清肺热的黄芩、桑白皮等；治肝热或肝火证，即选归肝经而善清肝火的龙胆、夏枯草等；又如心火上炎选用归心经的黄连、栀子等，肝火上炎选用归肝经的夏枯草、决明子等，这也有助于区别功效相似的药物。此外，医者可根据脏腑经络病变的传变规律，选择归经与之相配的药进行治疗。如咳嗽痰喘，治疗时就不能只选用归肺经的药，若为肝火犯肺所致，常以归肺经能清肺化痰的海蛤粉与归肝经能清热凉肝的青黛同用，使肝肺两清，咳喘早愈；若兼脾虚者，又当以归肺经的止咳化痰药与归脾经的健脾药同用，使痰消咳喘早愈。由此可见，归经理论对指导临床准确选药和提高用药的准确性具有十分重要的意义。

三、升降浮沉

（一）升降浮沉的含义

升降浮沉是指药物作用于人体之后，在人体的作用趋向。升即上升，表示作用趋向于上；降即下降，表示作用趋向于下；浮即发散，表示作用趋向于外；沉即收藏，表示作用趋向于内。

（二）升降浮沉的确定

升降浮沉是指药物对机体有向上、向下、向外、向内四种不同作用趋向，是与疾病所表现的趋向性相对而言的。其中，升与降、浮与沉是相对立的；升与浮、沉与降，既有区别，又有交叉，难以截然分开，在实际应用中，常相提并论；按阴阳属性区分，则升浮属阳，沉降属阴。升降浮沉表明了药物作用的定向概念，也是药物作用的理论基础之一。因疾病在病势上常常表现出向上（如呕吐、呃逆、喘息）、向下（如脱肛、遗尿、崩漏）、向外（如自汗、盗汗）、向内（表证未解而入里）的趋势，在病位上则有在表（如外感表证）、在里（如里实便秘）、在上（如目赤肿痛）、在下（如腹水、尿闭）等的不同，因而能够针对病情，改善或消除这些病证的药物，相对来说也就分别具有升降浮沉的作用趋向了。所以具有升阳发表、祛风散寒、涌吐等作用的药物，药性都是升浮的；具有泻下、清热、消积导滞、收敛、止咳平喘等作用的药物，药性都是沉降的。这种趋向与所治疗疾患的病势趋向相反，与所治疗疾患的病位相同。如呕吐、咳嗽时病势向上，需要选用沉降的药物来止呕和止咳；经过辨证，呕吐、咳嗽的病位在胃和肺时，需要选用归胃经的止呕药和归肺经的止咳药来治疗。正所谓“逆病势而施”以阻止恶化，“顺病位而治”使药到病所。

（三）升降浮沉的临床意义

临床用药时要逆病势顺病位选药。可利用药物的升降浮沉性能，逆病势而选药，以调节或纠正人体气机升降出入失调，使其恢复正常；顺病位而用药，因势利导，使药物到达病所，更好地发挥疗效。另外也需要升降配合应用，人体气机升降出入周而复始，可将升浮药与沉降药同用，以调节气机升降。

四、毒性

（一）毒性的含义

毒性，即有毒无毒，是指药物作用于机体后，对机体伤害性的有无。狭义毒性是指药物用于人体后能否造成伤害。广义的毒性除指药物的作用能否对人体造成伤害外，还包括药物对人体治疗作用的强弱。有毒无毒是用来反映药物安全程度的性能。

（二）毒性的确定依据

毒性的确定依据首先是药物是否含毒害成分，一般不含有毒成分药物对机体无毒，就认为是无毒药物；含有毒成分药物对机体有毒，就认为是有毒药物。其次是药物整体是否有毒，几乎每味中药都含有多种成分，各种成分可能相互制约，其中有毒成分也不例外，导致一些中药虽含有毒成分，但整体上不显示毒性；另外有些中药虽含有毒成分，但含量微小，整体往往不显示毒性。总之，中药毒性成分与整体毒性并不完全等同，既有内在联系，又有一定差异。一般情况下，有毒药物必含有毒成分，而含有毒成分的药物，整体不一定显示毒性。最后是药物的用量是否适当，选择适当剂量是确定中药整体有无毒性的关键依据。一般来说，在安全的剂量范围内，药物不会对机体产生明显的毒害作用，即可认为无毒；若用量超出安全的剂量范围，可能对机体产生毒害，出现中毒反应，即可认为有毒。所以在使用药物，特别是含有有毒成分的中药时，必须严格控制其在安全剂量范围内。

（三）使用注意事项

药物毒性反应的产生与药物贮存、加工炮制、配伍、剂型、给药途径、用量、使用时间的长短以及患者的体质、年龄、证候性质等都有密切关系。因此，使用有毒药物时，应从上述各个环节进行控制，避免中毒事故的发生。在应用有毒药物的时候，要注意用量要适当，必须严格控制其在安全剂量范围内。若没有明确的安全剂量范围，可采用从小剂量渐渐增加的方式，切忌首次大剂量使用；中药的采制要严格，拒绝伪品、劣品，产地加工时分清入药部位，以免在源头增加毒性；中药的用药要合理，可根据患者的体质、疾病的严重程度等选择药物及其剂量，不可乱用滥投；另外，要特别注意用药前识别过敏者，以防意外的发生。

目标测验

一、单项选择题

1. 表示药物性质的性能是（　　）。

A. 四气　　B. 五味　　C. 归经

D. 升降浮沉　　E. 有毒无毒

2. 辛味药具有的功效是（　　）。

A. 发散行气　　B. 补益和中　　C. 收敛固涩
D. 燥湿　　E. 软坚散结

3. 酸味药具有的功效是（　　）。
A. 发散行气　　B. 补益和中　　C. 收敛固涩
D. 燥湿　　E. 软坚散结

4. 咸味药具有的功效是（　　）。
A. 发散行气　　B. 补益和中　　C. 收敛固涩
D. 燥湿　　E. 软坚散结

5. 下列（　　）不是苦味药的作用。
A. 清泄　　B. 降泄　　C. 通泄
D. 活血　　E. 坚阴

6. 属于升浮性的药物是（　　）。
A. 泻下药　　B. 清热药　　C. 散寒药
D. 收敛药　　E. 止咳平喘药

7. 能够反映药物作用趋向的性能是（　　）。
A. 四气　　B. 五味　　C. 归经
D. 升降浮沉　　E. 有毒无毒

二、简答题

1. 什么是中药的性能？
2. 试述中药四气的作用及临床意义。
3. 试述中药五味的内容、各有何作用。
4. 什么是药物的归经，怎样确定？
5. 试述升降浮沉的临床指导意义。
6. 有毒药物的使用注意事项有哪些？

任务五　中药的应用

学习目标

知识目标

1. 掌握中药治病的基本原理和作用。
2. 熟悉中药用药禁忌的类别及含义。
3. 熟悉中药用药剂量及其影响因素。

能力目标

1. 能熟练开展中药相关药学服务工作。
2. 培养遵纪守法、安全用药、爱岗敬业、医者仁心、全面服务等中医药职业素养。

中药的应用涉及比较广泛，主要包括配伍、禁忌、剂量、应用方法等。每个内容都会对中药的安全性和有效性产生影响，进而影响中药相关药学服务工作的开展，所以学会中药的应用至关重要。

任务引入

王先生经常痛风，上网自学了一些所谓“中药养生知识”后，为“祛湿排毒”，他网购了些“生附子”自行煎服，结果连续服用3天后突然晕倒，清醒之后又出现舌头发麻、肢体无力和剧烈呕吐等症状，被送至医院治疗，诊断为急性乌头类生物碱中毒。医生表示，到院时，王先生心律极度紊乱，已休克，随时有心跳骤停的危险，所幸经一系列综合治疗后，转危为安。

【议一议】

结合本案例，请你给王先生提供一些使用中药的合理化建议。

相关知识

一、配伍

在中医药理论指导下，依据病情需要和药物的特性，按照一定的法则，选择性地将两种及两种以上的药物合用，称为中药配伍。其目的是对机体病情照顾全面，适应疾病的复杂性；增强药物疗效，扩大应用范围；相互制约，减少和降低毒性及副作用，从而增加用药的安全性和有效性。

（一）七情配伍

又称配伍七情、中药七情。前人把单味药的应用及药物之间的配伍关系概括为七种情况，称为“七情”，除“单行”外，皆从双元配伍用药角度论述单味中药经过简单配伍后的性效变化规律，即相须、相使、相畏、相杀、相恶、相反药物配伍形式。它高度概括了中药临床应用的七种基本规律，是中医遣药用方的基础。

1. 单行

单行是指单用一味药来治疗某种病情单一的疾病。如独参汤，仅用一味人参就能达到补气固脱的作用；清金散，仅用一味黄芩就能发挥清肺止咳的作用。

2. 相须

相须是指两种性能功效相似的药物配合应用，可以增强原有药物的功效。如麻黄与桂枝配合使用可增强疏风解表的功效，石膏与知母配合使用可增强清热泻火的功效，附子与干姜配合使用可增强补火助阳的功效。

3. 相使

相使是指性能功效方面有某些共性，或性能功效虽不相同，但治疗目的一致的药物配合使用，以一种药为主，另一种药为辅，辅药能增强主药的疗效。如黄芪与茯苓配伍，补气利水的黄芪为主药，利水健脾的茯苓为辅药，辅药茯苓能增强主药黄芪的补气利水效果。

4. 相畏

相畏是指一种药物的毒副作用能被另一种药物减轻或消除。如生半夏有毒，其毒性能被生姜减轻或消除，故为半夏畏生姜。

5. 相杀

相杀是指一种药物能减轻或消除另一种药物的毒副作用。如生姜能减轻或消除生半夏的毒性，故为生姜杀半夏。

6. 相恶

相恶是指两种药物合用，一种药物能使另一种药物原有功效降低，甚至丧失。如若将人参和莱菔子合用，因莱菔子行气消积，会削弱人参的补气作用。

7. 相反

相反是指两种药物合用，能产生或增强剧烈的毒副作用。如乌头反半夏、甘草反海藻等“十八反”“十九畏”中的内容。

相须、相使表示协同增效，临床用药要充分利用；相畏、相杀表示降低或消除毒性，为了用药安全，应用毒烈药时需考虑选用；相恶表示降低或消除药效，用药时应加以注意或避免使用；相反表示产毒或增毒，原则上属于配伍禁忌，禁止使用。

（二）君臣佐使配伍

药物的配伍应用是中医用药的主要形式。在“七情”配伍的基础上，药物按一定法度加以组合，并确定一定的分量比例，制成适当剂型，即为方剂。方剂是药物配伍应用的较高形式。“君臣佐使”是药物在方剂中的组方原则。

1. 君药

君药是指针对主病或主证起主要作用的药物，如麻黄汤中的麻黄。

2. 臣药

辅助君药加强治疗作用或针对兼病或兼证的药物称为臣药，如补中益气汤中的人参、炙甘草、白术。

3. 佐药

佐药分为佐助药、佐制药与反佐药。佐助药是辅助君、臣药或针对次要兼证的药物，如桂枝汤中的生姜、大枣；佐制药是消减君、臣药毒烈性的药物，如白虎汤中的粳米、炙甘草；反佐药是与君、臣药相反相成的药物，如左金丸中的吴茱萸。

4. 使药

使药分为引经药与调和药，如八珍汤中的炙甘草。

二、用药禁忌

用药禁忌是指临床用药时，必须注意在某种情况下不宜使用某些药物，或在服药时不宜吃某些食物等问题，以免产生副作用或影响疗效。中药的用药禁忌主要包括配伍禁忌、证候用药禁忌、妊娠用药禁忌和服药时的饮食用药禁忌四个方面。

（一）配伍禁忌

配伍禁忌指某些药物合用会产生、增强剧烈的毒副作用或降低、破坏药效，因而应该避免配合应用，《神农本草经》中提出“勿用相恶、相反者”。

1. 十八反

乌头（包括川乌、草乌、附子）反半夏、瓜蒌、天花粉、浙贝母、川贝母、白蔹、白及；甘草反甘遂、京大戟、海藻、芫花；藜芦反人参、西洋参、党参、北沙参、南沙参、丹参、玄参、苦参、细辛、白芍、赤芍。

十八反歌诀：本草明言十八反，半蒌贝蔹及攻乌；藻戟遂芫俱战草，诸参辛芍叛藜芦。

2. 十九畏

硫黄畏朴硝，水银畏砒霜，狼毒畏密陀僧，巴豆畏牵牛子，丁香畏郁金，牙硝畏三棱，川乌、草乌畏犀角，人参畏五灵脂，肉桂畏赤石脂。

十九畏歌诀：硫黄原是火中精，朴硝一见便相争；水银莫与砒霜见，狼毒最怕密陀僧；巴豆性烈最为上，偏与牵牛不顺情；丁香莫与郁金见，牙硝难合京三棱，川乌草乌不顺犀，人参最怕五灵脂，官桂善能调冷气，若逢石脂便相欺，大凡修合看顺逆，炮爁炙煿莫相依。

对于十八反、十九畏歌诀中所记述的药对，必须采取慎重的态度，避免盲目地配合使用发生意外。

（二）证候用药禁忌

由于药物的药性不同，其作用各有专长和一定的适用范围，因此将对某类或某种病证应当避免使用某类或某种药物，称为证候用药禁忌。如寒证忌用寒药，热证忌用热药，阴虚津亏者忌用淡渗利湿药，出血证忌用破血药，体虚汗多者忌用发汗药，邪实正不虚者忌用补虚药，脾胃虚寒、大便稀溏者忌用苦寒药或泻下药等。

除了药性极为平和者无须禁忌外，一般药物都有证候用药禁忌，内容一般为每味药物的“使用注意”部分。

（三）妊娠用药禁忌

有些中药会影响胎儿的生长发育，甚至造成堕胎，这些药物在妇女怀孕期间应避忌或慎用，称为妊娠用药禁忌。妊娠禁忌药有毒性大小、性能峻缓之别，对胎儿及母体影响程度也有差别，一般可分为禁用与慎用两类。

1. 妊娠禁用药

妊娠禁用药多为毒性较强或药性猛烈的药物，凡禁用的中药绝对不能使用。《中国药典（2020 年版）》一部收载的妊娠禁用的中药可以分为五类：第 1 类为破血化瘀药，包括三棱、莪术、干漆、土鳖虫、全蝎、斑蝥、蜈蚣、麝香、水蛭等。第 2 类为破积利水药，包括丁公藤、大皂角、巴豆、巴豆霜、甘遂、芫花、京大戟、牵牛子、猪牙皂、商陆、阿魏等。第3类为散寒通络止痛药，包括川乌、草乌、两头尖等。第4类为维吾尔药黑种草子。第5类为其他有毒药物，包括千金子、千金子霜、马钱子、马钱子粉、天仙子、天仙藤、闹羊花、洋金花、朱砂、红粉、轻粉、雄黄、罂粟壳等。

2. 妊娠慎用药

妊娠慎用药大多为活血化瘀药、破气行滞药、攻下通便药、辛热及滑利类的中药。妊娠慎用的中药虽然可根据孕妇患病的情况酌情使用，但必须有相应的措施，使用时应注意辨证准确，把握好剂量和疗程，减少危害性，在没有特殊需要时应尽量避免使用，以免发生事故。

《中国药典（2020年版）》一部收载的妊娠慎用的中药有大黄、芒硝、番泻叶、牛黄、三七、红花、牡丹皮、干姜、肉桂、牛膝、王不留行、天花粉、芦荟、天南星、冰片等。

（四）饮食用药禁忌

服药期间对某些食物的禁忌称为饮食用药禁忌，简称食忌，俗称忌口。在服药期间，应避免食用会降低药效或增强毒性，或与病情不符，反助病势的食物。如热性病患者忌食辛辣、油炸、有刺激性的食物，寒性病患者忌食生冷类的食物，脾胃虚弱患者忌食不易消化、油炸黏腻类的食物，皮肤病患者忌服鱼、虾、蟹等发物类的食物。

我国古代文献有服药食忌的记载，如细辛勿食生菜，常山忌葱，地黄、何首乌忌葱、蒜、萝卜，薄荷忌鳖肉，土茯苓、使君子忌茶，茯苓忌醋等。这些记载大多数是临床用药经验的总结，具有一定的参考价值。

三、中药用药剂量及其影响因素

（一）中药用药剂量

中药的用药剂量，是指达到一定的治疗效果所使用的药物的用药量，一般是指每一味药的成人内服一日用量。

中药的计量单位，古今有别。古代有重量（铢、钱、两、斤等）、度量（尺、寸等）及容量（斗、升、合等）等多种计量方法，用来量取不同的药物。此外，还有“刀圭”“方寸匕”“撮”“枚”等较粗略的计量方法。明清以来，普遍采用十六位进制，即1斤=16两=160钱。现今我国对中药计量根据中华人民共和国国务院规定统一使用公制计量单位，即1 kg=1 000 g。

为了方便调剂，通常按规定以近似值进行换算：1两（十六位进制）=30 g；1钱=3 g；1分=0.3 g；1厘=0.03 g。

（二）中药用药剂量的影响因素

除了有毒药物之外，中药剂量的变化范围较宽，与药物自身的性质、临床用药的需要、患者的具体情况等密切相关。剂量得当，是确保用药安全、有效的重要因素。

1. 药物自身的性质

一般而言，对于无毒类药物来说，质优力强者、花叶类质轻者、干品类、气味浓厚作用峻猛者，用量宜小；质次力不足者，金石、贝壳类质重者，鲜品类，气味平淡作用缓和者，用量可大。对于有毒药物，应严格控制剂量，不得超出安全范围。

2. 临床用药的需要

单味药应用时剂量宜大，复方应用时剂量宜小；在方中作主药时用量宜比辅药稍大。入汤剂时，其有效成分不能被完全吸收，用量宜大；入丸、散剂时用量宜小。某些中药使用目的不同，其用量不同，故可根据不同使用目的增减用量，如以槟榔行气消积用 3 ~ 10 g 即可，而驱绦虫则需用 30 ~ 60 g；以麦芽消食化积用 10 ~ 15 g 即可，而回乳可达到 60 g。

3. 患者的具体情况

中药的用药剂量也随患者的具体情况不同而不同，如体质、年龄、性别、病程、职业、生活习惯等。

体强者用量宜大，体虚者用量宜小。以补虚为主时，脾胃强健者用量宜稍大，脾胃虚弱者用量宜稍小。小儿、老人及其他身体弱者用量宜小，青壮年者用量宜大。一般男女用量差别不大，但妇女在月经期、妊娠期，使用活血化瘀药则宜减量。新病患者，病缓、病轻者正气损伤较小，用量可稍大，久病、病急、病重者多伤正气，用量宜小些。体力劳动者因腠理紧密，在使用发汗解表药时可较脑力劳动者用量稍大些。

除上述因素外，四季气候和地域环境等方面的因素也会影响药物的剂量。炎热季节，使用温热或发汗药时用量宜小；秋冬季节，气候寒冷，使用温热或发汗药时用量宜大。在温暖潮湿地区，温热和滋腻之药用量宜小；在西北寒冷干燥地区，温热和滋腻之药用量宜大，而寒冷或辛燥之品用量宜小。

四、中药的用法

中药的应用方法内容广泛，包括给药途径、应用形式、煎煮方法、服药方法等。它是确保临床用药安全、有效的重要因素。

（一）给药途径

药物作用于人体之后，被人体吸收才能发挥治疗作用。药物进入人体的方法称为给药途径。人体不同的组织和部位对药物的吸收程度不同，所以起效时间、治疗效果等略有差异。中药的给药途径主要有口服给药、皮肤给药、舌下给药、直肠给药、吸入给药、注射给药等。

（二）应用形式

无论以什么形式给药，都需要将药物加工制成适合医疗、预防应用的一定剂型。中药剂型种类较多，传统剂型中，有供口服的汤剂、丸剂、散剂、膏滋剂、酒剂等，供皮肤用的软膏剂、硬膏剂、浸洗剂、熏剂等，供体腔使用的栓剂、药条等。20 世纪 30 年代研创出了中药注射剂，此后又发展了胶囊剂、颗粒剂、气雾剂等新剂型。

（三）煎煮方法

中药的疗效除与剂型的类别有关外，还与制剂工艺有着密切的关系。由于汤剂是临床应用中药最常采用的剂型，并且大多由患者或其家属自制，为了保证临床用药能获得预期效果，医生应将汤剂的正确煎煮方法向患者或家属交代清楚。

1. 煎药器具

最好用陶瓷器皿中的砂锅、砂罐。因其化学性质稳定，不易与药物成分发生化学反应，并且导热均匀，保暖性能好。其次可用白色搪瓷器皿或不锈钢锅。煎药忌用铁、铜、铝等金属器具，因金属元素容易与药液中的中药成分发生化学反应，可能使疗效降低，甚至产生毒副作用。

2. 煎药用水

煎药用水必须无异味、洁净澄清，含矿物质及杂质少。一般来说，人们在生活上可作饮用的水都可用来煎煮中药。加水量应根据饮片质地、吸水性能及煎煮时间确定。一般用水量为将饮片适当加压后，液面淹没饮片约 2 cm 为宜。质地坚硬、黏稠，或需久煎的药物加水量可比一般药物略多；质地疏松或有效成分容易挥发，煎煮时间较短的药物，则液面淹没药物即可。

3. 煎前浸泡

中药饮片煎煮前浸泡既有利于有效成分的充分溶出，又可缩短煎煮时间，避免因煎煮时间过长，导致有效成分耗损、破坏过多。大多数药物宜用冷水浸泡 20 ~ 30 min，以种子、果实为主的药物可浸泡 1 h。夏天气温高，浸泡时间不宜过长，以免腐败变质。

4. 煎煮火候及时间

煎煮中药还应注意火候与煎煮时间适宜。煎一般药物宜先武火后文火，即未沸前用大火，沸后用小火保持微沸状态，以免药汁溢出或过快熬干。解表药及其他芳香性药物，一般用武火迅速煮沸，改用文火维持 10 ~ 15 min 即可。有效成分不易煎出的矿物类、骨角类、贝壳类、甲壳类药及补益药，一般宜文火久煎，使有效成分充分溶出。

5. 榨渣取汁

汤剂煎煮后应榨渣取汁，因为一般药物加水煎煮后都会吸附一定药液，且已经溶入药液中的有效成分可能被药渣再吸附。如药渣不经压榨取汁就抛弃，会造成有效成分损失，尤其是一些遇高热有效成分容易损失或被破坏而不宜久煎或煎两次的药物，药渣中所含有效成分比例会更大。一般在最后一次煎煮时，趁热将药液滤出后，将药渣用双层纱布包好，绞取药渣内剩余药液，合并入煎煮液中。

6. 煎煮次数

中药煎煮一般要 2 ~ 3 次，最少应煎煮 2 次。煎煮次数太少，药物有效成分提取不充分，损失大；煎煮次数太多，不仅耗时还会造成燃料浪费，而且煎出液中杂质增多。煎药时，药物有效成分首先会溶解进入药物组织内部的水液中，然后再扩散到药物外部的水液中。当药物内外溶液的浓度达到平衡时，因渗透压平衡，有效成分就不再溶出了。这时，只有将药液滤出，重新加水煎煮，有效成分才能继续溶出。

7. 入药方法

一般药物可以同时入煎，但部分药物因其性质、性能及临床用途不同，所需煎煮时间不同，有的还需做特殊处理。甚至同一药物因煎煮时间不同，其性能与临床应用也存在差异。所以，煎煮汤剂还应讲究入药方法。

（1）先煎。有效成分难以溶出的或有毒性的药物，需要在其他药物未煎煮之前，先煎一段时间。如矿物类、贝壳类、角甲类、乌头类等药物。

（2）后下。含有芳香气味、易挥发成分的药物，或长时间煎煮有效成分易被破坏的药物，需要在其他药物煎好之前放入煎锅。如薄荷、广藿香、豆蔻、钩藤、番泻叶等。

（3）包煎。花粉类、细小种子类、含黏液质类、含淀粉较多类、含绒毛类药物，在入煎之前需要用纱布包裹，再投入煎剂，以免漂浮于水面、煳锅、刺激咽喉等现象产生。如蒲黄、海金沙、车前子、浮小麦、旋覆花、辛夷等。

（4）烊化。胶类药物应加入适量的热水或热药液溶化，再兑入煎好的药液中服用。如阿胶、鹿角胶、龟甲胶等。

（5）另煎。贵重的中药需要单独煎煮，再兑到其他煎好的药液中服用，以免其有效成分被吸附到其他药物上降低利用率。如人参、西红花等。

（6）冲服。液体类或入水即化的药物，直接兑入煎好的药液中服用。如竹沥、芒硝等。

（四）服药方法

临床使用中药的给药途径主要是口服。服药时间、服药多少及服药冷热等服药方法直接影响口服给药的效果。

1. 服药时间

具体服药时间应根据胃肠的状况、病情需要及药物特性来确定。峻下逐水药、驱虫药等应在清晨空腹时服用，因此时胃及十二指肠内均无食物，所服药物可避免与食物混合，能迅速入肠中充分发挥药效。攻下药及其他治疗胃肠道疾病的药物宜饭前服用，因饭前胃中空虚，有利于药物的消化吸收。消食药以及对胃肠有刺激的药物宜饭后服用，因饭后胃中存有较多食物，药物与食物混合，可减轻其对胃肠的刺激。安神类、助眠类药物应在睡前半小时服用，以保证药效的充分发挥。一般药物，无论饭前还是饭后服，服药与进食都应间隔 1 h 左右，以免影响药物、食物的消化吸收与药效的发挥。

2. 服药剂量

服药多少往往根据病情缓急轻重来确定。一般疾病服药，多每日 1 剂，每剂分 2 次或 3 次服用；病情急重者，可每隔 4 h 左右服药 1 次，昼夜不停；呕吐患者服药宜小量频服；应用发汗药、泻下药时，因药力较强，服药应中病即止。

3. 服药冷热

服药的冷热可根据临床需要具体分析。一般汤药多宜温服，但治寒凉证用温热药，宜热服；治温热证用寒凉药，宜凉服。如使用辛温解表药用于外感风寒表实证，不仅宜热服，而且服药后需温覆取汗。此外，对于丸、散等固体药剂，除特别规定外，一般都宜用温开水送服。

目标测验

一、单项选择题

1. 下列药物配合使用属于相须的是（　　）。
A. 麻黄配桂枝　B. 黄芪配茯苓　C. 半夏配生姜
D. 人参配莱菔子　E. 乌头配半夏
2. 原则上属于配伍禁忌，绝对禁止使用的配伍方法是（　　）。
A. 相须　B. 相使　C. 相畏
D. 相恶　E. 相反
3. 一种药物能减轻或消除另一种药物的毒烈之性的配伍方法是（　　）。
A. 相须　B. 相使　C. 相畏
D. 相杀　E. 相反
4. 甘草不能和（　　）同用。
A. 海藻　B. 半夏　C. 瓜蒌
D. 贝母　E. 白及
5. 巴豆不能和（　　）同用。
A. 硫黄　B. 牵牛子　C. 丁香
D. 川乌　E. 肉桂
6. 中药的计量单位中 1 两（十六位进制）约为（　　）。
A. 10 g　B. 20 g　C. 30 g
D. 40 g　E. 50 g
7. 中药在使用时用量宜小的是（　　）。
A. 质优力强者　B. 金石类　C. 贝壳类
D. 鲜品类　E. 气味平淡类
8. 中药在煎煮时选择后下的药物是（　　）。
A. 麻黄　B. 石膏　C. 茯苓
D. 金银花　E. 薄荷
9. 海金沙入煎剂应该选择（　　）。
A. 后下　B. 先煎　C. 包煎
D. 另煎　E. 烊化
10. 对胃肠有刺激的药物适宜服用的时间是（　　）。
A. 清晨空腹时　B. 饭前　C. 与食物同服

D. 饭后　　　　　　　　　　E. 睡前

二、简答题

1. 何谓中药的配伍?
2. 简述中药七情的内容，并举例说明。
3. 简述中药十八反的歌诀及其释义。
4. 何谓十九畏，简述其内容。
5. 简述中药的妊娠用药禁忌。

第二篇

各 论

任务一 解表药

学习目标

知识目标

1. 掌握解表药的概念、功效、分类、配伍和用药注意。
2. 掌握常用解表药的来源、性味归经、功效和临床应用。
3. 熟悉常用解表药的用法用量和用药注意。
4. 了解常用解表药的不良反应和贮藏要求。

能力目标

1. 能够正确运用解表药中药专业知识，具备从事中药饮片调剂、零售、养护等工作的职业能力。
2. 培养解表药的药学服务专业能力，能够熟练地开展药学服务活动。

任务引入

患者吴某，男，45 岁。受凉后发热咳嗽两天入院。患者症见发热，微恶寒，鼻塞，流黄稠涕，咳嗽，咽痒且痛，大便干燥，小便正常，舌淡苔薄黄，脉浮数。

【议一议】

1. 请根据以上案例进行辨证。
2. 该患者可以选用哪类药物进行治疗？
3. 使用该类药物有何注意事项？

相关知识

一、解表药基本知识

（一）概念

凡能发散表邪，治疗表证的药物，称为解表药，又称为发表药。

（二）功效

本类药物多轻扬辛散，主入肺、膀胱经，偏行肌表，能促进机体发汗，使表邪由汗出而解，从而达到治愈表证、防止疾病传变的目的，部分药物兼能宣肺、利水、透疹、祛风、除湿等。本类药物常用于治疗外感风寒或风热之恶寒发热、头身疼痛、无汗或有汗不畅、脉浮等外感表证，部分药物还可用于治疗水肿、咳喘、麻疹、风疹、风湿痹痛、疮疡初起等兼有表证者。

（三）分类

根据性能、功效及主治病证的不同，解表药可分为发散风寒药和发散风热药两类。

（四）配伍

使用解表药时，首先应根据表证的寒热选用发散风寒药或发散风热药。同时，应根据四时气候和患者体质选择相应的药物进行配伍。如：

1. 夏季多夹暑湿，常与祛暑化湿药配伍。
2. 秋季多兼燥邪，常与润燥药配伍。
3. 虚人外感，正虚邪实，难以祛散表邪者，常与补虚药配伍，以扶正祛邪。

（五）用药注意

1. 应用解表药时，用量不宜过大，以免发汗太过，耗伤阳气，损伤津液，应注意中病即止，不可过服或久服，以免耗气伤津。
2. 表虚自汗、阴虚盗汗、疮疡日久、淋证、失血患者，虽有表证，也应慎用解表药。
3. 注意气候地域，如春夏腠理疏松易出汗，解表药用量宜小；冬季腠理致密，不易出汗，解表药用量宜大；南方炎热地区用药宜轻，北方严寒地区用药宜重。
4. 解表药多轻扬辛散，入汤剂不宜久煎，以免药性耗散降低药效。

二、常用解表药

（一）发散风寒药

凡能发散风寒表邪，治疗风寒表证的药物，称为发散风寒药。其味辛，性温，又称为辛温解表药。

本类药物常用于治疗风寒表证之恶寒发热、无汗、头身疼痛、鼻塞、流清涕、口不渴、舌苔薄白、脉浮紧等，部分药物分别兼有止咳、祛风湿、止痛、通鼻窍、止呕等功效，可治疗咳喘、风湿痹痛、水肿等。

本类药物性偏温燥，多数药物具有发汗作用，故阴虚血亏，里热偏盛者不宜使用。

麻黄 Mahuang

始载于《神农本草经》

【来源】为麻黄科植物草麻黄、中麻黄或木贼麻黄的干燥草质茎。秋季采割绿色的草质茎，晒干。

【性味归经】辛、微苦，温。归肺、膀胱经。

【功效】发汗散寒，宣肺平喘，利水消肿。

【应用】

1. 用于风寒感冒。本品发汗力强，为发汗解表第一要药。治外感风寒之恶寒、发热、无汗、头身疼痛，常与桂枝相须为用，以增强解表散寒发汗之力，如麻黄汤。

2. 用于胸闷喘咳。本品具有良好的宣肺平喘功效，为治疗肺气壅遏喘咳之要药，常与苦杏仁、甘草等配伍，如三拗汤；治肺热喘咳，常与石膏配伍，如麻杏石甘汤；治寒饮喘咳，常与细辛、干姜等配伍，如小青龙汤。

3. 用于风水浮肿。本品宣肺利尿以消肿，并可解表，治水肿、小便不利兼风寒表证者，常与甘草配伍，如甘草麻黄汤。

【用法用量】煎服，2～10 g。发汗解表宜生用，止咳平喘宜蜜炙用，小儿及年老体弱者宜用麻黄绒。

【用药注意】本品发汗力强，药性温燥，体虚汗出、阴虚盗汗者慎用；麻黄碱有兴奋中枢神经的作用，运动员慎用。

【贮藏】置通风干燥处，注意防潮。

【知识链接】

麻黄碱与伪麻黄碱

麻黄中主要有效成分为麻黄碱和伪麻黄碱，麻黄碱能兴奋中枢、收缩血管、升高血压、松弛支气管平滑肌，伪麻黄碱能收缩鼻黏膜血管和利尿。

麻黄碱和伪麻黄碱均是合成苯丙胺类毒品的重要原料，经过处理后可转变成甲基苯丙胺，其右旋体盐酸盐就是“冰毒”；它的另一种衍生物3，4－亚甲二氧基甲基苯丙胺，就是俗称的“摇头丸”。

因此，含有麻黄碱、伪麻黄碱等麻黄碱类物质的药品复方制剂均属《易制毒化学品管理条例》管理范畴，零售时需要进行特殊管制。零售药店经营的含麻黄碱复方制剂常见品种有复方氨酚苯海拉明片、氨酚伪麻那敏胶囊等。

桂枝 Guizhi

始载于《伤寒杂病论》

【来源】为樟科植物肉桂的干燥嫩枝。春、夏二季采收，除去叶，晒干，或切片晒干。

【性味归经】辛、甘，温。归心、肺、膀胱经。

【功效】发汗解肌，温通经脉，助阳化气，平冲降气。

【应用】

1. 用于风寒感冒。本品发汗之力较麻黄缓和，有发汗解肌之功，无论有汗、无汗均可应用。治表虚有汗，常与白芍配伍，如桂枝汤；治表实无汗，常与麻黄相须为用，如麻黄汤。

2. 用于寒凝血滞诸痛证。本品具有温通经脉、散寒止痛之功。治脘腹冷痛，常与白芍、饴糖等配伍，如小建中汤；治血寒经闭、痛经，常与当归、吴茱萸等配伍，如温经汤；治关节痹痛、肩臂疼痛，常与附子、生姜等配伍，如桂枝附子汤。

3. 用于痰饮、水肿。本品既可温脾阳以助运水，又可温肾阳促膀胱气化，为治疗痰饮病、蓄水证之常用药。治脾阳不运，痰湿内生之痰饮、眩晕等，常与茯苓、白术等配伍，如苓桂术甘汤；治肾阳亏虚，膀胱气化失司之水肿、小便不利，常与猪苓、泽泻等配伍，如五苓散。

4. 用于心悸、奔豚。治心阳不振之心下动悸、脉结代，常与炙甘草、麦冬等配伍，如炙甘草汤；治阴寒内盛，引动下焦之气上凌心胸之奔豚，常重用本品，如桂枝加桂汤。

【用法用量】煎服，3 ~ 10 g。

【用药注意】孕妇及月经过多者慎用；本品辛温助热，凡外感热病、阴虚火旺、血热妄行者忌用。

【贮藏】置阴凉干燥处。

紫苏叶 Zisuye

始载于《名医别录》

【来源】为唇形科植物紫苏的干燥叶（或带嫩枝）。夏季枝叶茂盛时采收，除去杂质，晒干。

【性味归经】辛，温。归肺、脾经。

【功效】解表散寒，行气和胃。

【应用】

1. 用于风寒感冒、咳嗽。本品发汗解表散寒之力较为缓和，治风寒犯肺兼气喘咳嗽、胸闷不舒，常与苦杏仁、桔梗等配伍，如解肌宁嗽丸。

2. 用于脾胃气滞、妊娠呕吐。本品醒脾宽中，为行气止呕之良药，并有理气安胎之功。治外感风寒、内伤湿滞之胸闷呕吐，常与广藿香等配伍，如藿香正气散；治胎气上逆、胎动不安之恶心呕吐，常与砂仁、陈皮等理气安胎药配伍。

3. 用于鱼蟹中毒。治进食鱼蟹中毒之腹痛吐泻，可大量单用本品煎汤服，或与生姜、陈皮等配伍。

【用法用量】煎服，5 ~ 10 g。

【贮藏】置阴凉干燥处。

【知识链接】

类药甄选——紫苏梗、紫苏子

紫苏梗：唇形科植物紫苏的干燥茎。秋季果实成熟后采割，除去杂质，晒干，或趁鲜切片，晒干。辛，温。归肺、脾经。理气宽中，止痛，安胎。用于胸膈痞闷、胃脘疼痛、嗳气呕吐、胎动不安。

紫苏子：唇形科植物紫苏的干燥成熟果实。秋季果实成熟时采收，除去杂质，晒干。辛，温。归肺经。降气化痰，止咳平喘，润肠通便。用于痰壅气逆、咳嗽气喘、肠燥便秘。

生姜 Shengjiang

始载于《名医别录》

【来源】为姜科植物姜的新鲜根茎。秋、冬二季采挖，除去须根和泥沙。

【性味归经】辛，微温。归肺、脾、胃经。

【功效】解表散寒，温中止呕，化痰止咳，解鱼蟹毒。

【应用】

1. 用于风寒感冒。本品辛散温通，发汗力缓和，用于外感风寒轻者，单味煎汤加红糖或配伍葱白煎服；症状较重者，多加入其他辛温解表药中作辅助药使用，以增强发汗解表之力。

2. 用于呕吐。本品温胃散寒、降逆止呕力佳，素有“呕家圣药”之称，随证配伍可治疗多种呕吐。因本为温胃之品，故对胃寒呕吐尤为适宜，可配伍高良姜、白豆蔻等；治痰饮呕吐，常与半夏同用，如小半夏汤；治胃热呕吐，多配伍竹茹、黄连等；治妊娠恶阻，可与紫苏梗、黄芩等配伍使用。

3. 用于肺寒咳嗽。本品温肺散寒、化痰止咳，对于肺寒咳嗽，不论有无外感风寒，痰多痰少，皆可选用。治风寒咳嗽，常与麻黄、苦杏仁同用；对外无表邪而痰多者，可与陈皮、半夏等同用。

此外，生姜还可解半夏、天南星及鱼蟹之毒。

【用法用量】煎服，3～10 g，或捣汁服。

【用药注意】本品可伤阴助火，故热盛及阴虚内热者忌服。

【贮藏】置阴凉潮湿处，或埋入湿砂内，防冻。

香薷 Xiangru

始载于《名医别录》

【来源】为唇形科植物石香薷或江香薷的干燥地上部分。前者习称“青香薷”，后者习称“江香薷”。夏季茎叶茂盛、花盛时择晴天采割，除去杂质，阴干。

【性味归经】辛，微温。归肺、胃经。

【功效】发汗解表，化湿和中。

【应用】

1. 用于暑湿感冒。本品既能发汗解表，又能化湿和胃，多用于夏季乘凉饮冷而外感于寒、内伤于湿之阴暑证，故称为“夏月解表之药”。治暑湿感冒之恶寒发热、头痛身重、无汗、腹胀纳差、恶心呕吐，常与厚朴、白扁豆等配伍，如香薷散。

2. 用于水肿、小便不利。本品通畅水道，利尿消肿，治水肿兼表证，可单用或与健脾利水药配伍。

【用法用量】煎服，3 ~ 10 g。解表化湿宜水煎凉服，利水消肿宜浓煎服或为丸服。

【用药注意】表虚有汗及暑热证者慎用。

【贮藏】置阴凉干燥处。

荆芥 Jingjie

始载于《神农本草经》

【来源】为唇形科植物荆芥的干燥地上部分。夏、秋二季花开到顶、穗绿时采割，除去杂质，晒干。

【性味归经】辛，微温。归肺、肝经。

【功效】解表散风，透疹，消疮。

【应用】

1. 用于感冒头痛。本品药性和缓，长于祛风解表，被誉为“风药之平剂”。治外感表证，无论风寒、风热，均可配伍应用。治风寒感冒，常与防风、羌活等配伍，如荆防败毒散；治风热感冒，常与金银花、连翘等配伍，如银翘散。

2. 用于麻疹、风疹。本品祛风止痒、透疹解毒。治麻疹不透，常与薄荷、蝉蜕等配伍，如透疹汤；治风疹瘙痒，常与防风、苦参、赤芍等配伍，如消风散。

3. 用于疮疡初起。本品能透散邪气，宣通壅结而达消疮之功，治疮疡初起兼表证，常与防风、羌活等配伍，如荆防败毒散。

4. 用于出血证。本品炒炭后具理血止血之功，治血热妄行之吐血、衄血，常与生地黄、白茅根等凉血止血药配伍；治妇女崩漏下血，常与棕榈炭、血余炭等配伍。

【用法用量】煎服，5 ~ 10 g。解表透疹宜生用，止血宜炒炭用。

【用药注意】不宜久煎。

【贮藏】置阴凉干燥处。

【知识链接】

类药甄选——荆芥炭、荆芥穗、荆芥穗炭

荆芥炭：取荆芥段，炒至表面焦黑色，内部焦黄色，喷淋清水少许，熄灭火星，取出，晾干，即得荆芥炭。本品辛、涩，微温。归肺、肝经。收敛止血。用于便血、崩漏、产后血晕。

荆芥穗：唇形科植物荆芥的干燥花穗。夏、秋二季花开到顶、穗绿时采摘，除去杂质，

晒干。本品辛，微温。归肺、肝经。解表散风，透疹，消疮。用于感冒、头痛、麻疹、风疹、疮疡初起。其发散之力更强，长于祛风。

荆芥穗炭：取荆芥穗段，炒至表面黑褐色，内部焦黄色，喷淋清水少许，熄灭火星，取出，晾干，即得荆芥穗炭。本品辛、涩，微温。归肺、肝经。收涩止血。用于便血、崩漏、产后血晕。

防风 Fangfeng

始载于《神农本草经》

【来源】为伞形科植物防风的干燥根。春、秋二季采挖未抽花茎植株的根，除去须根及泥沙，晒干。

【性味归经】辛、甘，微温。归膀胱、肝、脾经。

【功效】祛风解表，胜湿止痛，止痉。

【应用】

1. 用于感冒头痛。本品善于祛风，微温而不燥，为“风药之润剂”。治风寒表证，常与荆芥、羌活等配伍，如荆防败毒散；治外感风湿，头身重痛，常与羌活、川芎等配伍，如羌活胜湿汤；治风热表证，常与薄荷、连翘等辛凉解表药配伍。

2. 用于风湿痹痛。本品能祛风散寒、胜湿止痛。治风寒湿痹之肢节疼痛、筋脉挛急，可与羌活、独活等配伍，如蠲痹汤。

3. 用于风疹瘙痒。本品祛风止痒，功似荆芥。治风疹瘙痒、湿疹痒痛，常与当归、苦参等药配伍，如消风散。

4. 用于破伤风。本品既辛散外风，又息内风以止痉。治破伤风之肌肉痉挛、四肢抽搐、项背强急、角弓反张，常与天麻、白附子等配伍，如玉真散。

【用法用量】煎服，5～10 g。

【用药注意】本品药性偏温，伤阴血而助火，故血虚发痉及阴虚火旺者慎用。

【贮藏】置阴凉干燥处，防蛀。

羌活 Qianghuo

始载于《神农本草经》

【来源】为伞形科植物羌活或宽叶羌活的干燥根茎和根。春、秋二季采挖，除去须根及泥沙，晒干。

【性味归经】辛、苦，温。归膀胱、肾经。

【功效】解表散寒，祛风除湿，止痛。

【应用】

1. 用于风寒感冒。本品辛温苦燥，有较强的解表散寒之功，善治风寒夹湿之表证，症见恶寒发热、肌表无汗、头痛项强，常与防风、细辛等配伍，如九味羌活丸。

2. 用于风湿痹痛。本品有较强的祛风湿、止痛之功，善治上半身之风寒湿痹，尤以肩背肢节疼痛者佳，常与防风、当归等配伍，如蠲痹汤。

【用法用量】煎服，3～10 g。

【用药注意】本品药性温燥，故血虚痹痛、阴虚头痛者慎用；本品气味浓烈，用量过大易致呕吐，脾胃虚弱者慎服。

【贮藏】置阴凉干燥处，防蛀。

白芷 Baizhi

始载于《神农本草经》

【来源】为伞形科植物白芷或杭白芷的干燥根。夏、秋间叶黄时采挖，除去须根和泥沙，晒干或低温干燥。

【性味归经】辛，温。归胃、大肠、肺经。

【功效】解表散寒，祛风止痛，宣通鼻窍，燥湿止带，消肿排脓。

【应用】

1. 用于风寒感冒。本品祛风解表散寒之力较温和，治外感风寒之头痛、鼻塞流涕，常与羌活、防风等配伍，如九味羌活汤。

2. 用于头痛、牙痛。本品有良好的止痛作用，为治阳明经头痛之要药，且芳香上达，善通鼻窍。治阳明头痛，眉棱骨痛，可单用，或与川芎等配伍，如川芎茶调散；治风冷牙痛，常与细辛配伍；治风热牙痛，常与石膏、黄连等配伍。

3. 用于鼻鼽、鼻渊。治外感风热之鼻鼽、鼻渊，常与苍耳子、辛夷等配伍，如苍耳子散。

4. 用于带下。治寒湿下注之白带清稀过多，常与白术、山药等配伍；治湿热下注之带下黄赤，常与黄柏等配伍，如白带丸。

5. 用于疮痈肿痛。治疮疡初起，红肿热痛，常与金银花、天花粉等配伍，如仙方活命饮。

【用法用量】煎服，3～10 g。外用适量。

【用药注意】本品辛香温燥，阴虚火旺及血热者忌用。

【贮藏】置阴凉干燥处，防蛀。

细辛 Xixin

始载于《神农本草经》

【来源】为马兜铃科植物北细辛、汉城细辛或华细辛的干燥根和根茎。前两种习称“辽细辛”。夏季果熟期或初秋采挖，除净地上部分和泥沙，阴干。

【性味归经】辛，温。归心、肺、肾经。

【功效】解表散寒，祛风止痛，通窍，温肺化饮。

【应用】

1. 用于风寒感冒。治外感风寒，头身疼痛较甚者，常与羌活、川芎、白芷等配伍，如九味羌活汤；治外感风寒、鼻塞流涕，常与黄芩、黄芪、白术、防风等配伍，如辛芩颗粒。治阳虚外感之恶寒无汗、神疲欲寐，常与麻黄、附子等配伍，如麻黄附子细辛汤。

2. 用于头痛、牙痛、风湿痹痛。本品止痛作用强，适用于头痛、牙痛、风湿痹痛等多种痛证。尤善治少阴头痛，常与独活、川芎等配伍，如独活细辛汤；治风冷头痛，与川芎、麻黄、附子等配伍，如细辛散；治风冷牙痛，可单用或与白芷、荜茇煎汤含漱；治胃火牙痛，常与生石膏、黄连、升麻等配伍；治风寒湿痹，腰膝冷痛，常与独活、桑寄生、防风等配伍，如独活寄生汤。

3. 用于鼻鼽、鼻渊。本品为治鼻鼽、鼻渊之良药，常与白芷、苍耳子、辛夷等配伍，如鼻渊舒口服液。

4. 用于痰饮咳喘。本品能温肺祛寒以宣畅肺气，又可降肺逆而止咳喘。治外感风寒，水饮内停之恶寒发热、无汗、喘咳、痰多清稀，常与麻黄、桂枝、干姜等药配伍，如小青龙汤。

【用法用量】煎服，1～3 g；散剂每次服 0.5～1 g；外用适量。

【用药注意】不宜与藜芦同用。本品辛香温散，热盛及阴血不足者忌用。有小毒，不宜过量。

【贮藏】置阴凉干燥处。

【知识链接】

细辛不过钱

古有“细辛不过钱”之诫，此说最早出自宋代陈承的《本草别说》，“细辛，若单用末，不可过半钱匕，多则气闷塞，不通者死”。医家大都承袭此说，但也有学者主张不必受此禁锢，认为古今用药存在差异，诸如细辛品种、药用部位、复方使用、入汤煎煮等，另外患者的体质、气候与环境、辨证用药的准确性，都是影响细辛用量的重要因素。

因此临证应用细辛，既要遵循古训，又不能墨守成规，要知常达变，通晓利弊，才能百战不殆，药到病除。

藁本 Gaoben

始载于《神农本草经》

【来源】为伞形科植物藁本或辽藁本的干燥根茎及根。秋季茎叶枯萎或次春出苗时采挖，除去泥沙，晒干或烘干。

【性味归经】辛，温。归膀胱经。

【功效】祛风，散寒，除湿，止痛。

【应用】

1. 用于风寒感冒、巅顶疼痛。本品辛香温燥，善达巅顶，以发散太阳经风寒湿邪见长，并能止痛。治太阳风寒，循经上犯之头痛鼻塞、巅顶痛甚，多与羌活、苍术等同用，如神术散；治外感风寒夹湿，常与独活、防风配伍，如羌活胜湿汤。

2. 用于风寒湿痹。本品以其辛散温通香燥之性，能除肌肤、经络、筋骨之风寒湿邪，蠲痹止痛。治风寒湿痹，常与羌活、防风等同用，如除风湿羌活汤。

【用法用量】煎服，3～10 g。

【用药注意】本品辛香温燥，故热证及血虚头痛者忌服。

【贮藏】置阴凉干燥处，防潮，防蛀。

苍耳子 Cang'erzi

始载于《神农本草经》

【来源】为菊科植物苍耳的干燥成熟带总苞的果实。秋季果实成熟时采收，干燥，除去梗、叶等杂质。

【性味归经】辛、苦，温；有毒。归肺经。

【功效】散风寒，通鼻窍，祛风湿。

【应用】

1. 用于风寒感冒。本品能外散风寒，但发汗解表力甚弱，治外感风寒所致头痛、鼻塞流涕，常与防风、白芷等配伍。

2. 用于鼻鼽、鼻渊。本品善通鼻窍以除鼻塞、止前额痛，为治鼻渊之良药，尤宜于鼻渊而兼外感风寒，常与辛夷、白芷等配伍，如苍耳子散；若鼻渊证属风热外袭或湿热内蕴，又常与薄荷、黄芩等配伍。

3. 用于湿痹拘挛。本品能祛风除湿、通络止痛，治风寒湿痹所致关节疼痛、四肢拘挛，可单用或与羌活、威灵仙、木瓜等配伍。

4. 用于风疹瘙痒。本品与地肤子、白鲜皮、白蒺藜等配伍，可治风疹瘙痒；也可研末，用大风子油为丸，治疥癣麻风。

【用法用量】煎服，3～10 g；或入丸、散。本品宜炒后碾去刺用。

【用药注意】血虚阴亏慎用。过量易致中毒。

【贮藏】置干燥处。

辛夷 Xinyi

始载于《神农本草经》

【来源】为木兰科植物望春花、玉兰或武当玉兰的干燥花蕾。冬末春初花未开放时采收，除去枝梗，阴干。

【性味归经】辛，温。归肺、胃经。

【功效】散风寒，通鼻窍。

【应用】

1. 用于外感风寒。本品略能发散风寒，治外感风寒之恶寒发热、头痛鼻塞，常与苍耳子、白芷等配伍，如苍耳子散；治偏风热者，多与薄荷、连翘、黄芩等配伍。

2. 用于鼻渊。本品善通鼻窍，内能升达肺卫清气，为治鼻渊头痛、鼻塞流涕之要药。

治鼻塞流涕偏风寒，常与苍耳子、白芷等散风寒、通鼻窍之药配伍；治胆腑郁热鼻渊，可与黄芩、栀子、柴胡、细辛等配伍，如鼻渊舒口服液。现代常应用本品治疗慢性鼻炎、过敏性鼻炎、上额窦炎等鼻腔疾病。除用煎剂内服外，还可以制成油剂、散剂等局部滴用或吹敷。

【用法用量】煎服，3～10 g；入汤剂宜包煎。外用适量。

【用药注意】阴虚火旺者忌用。

【贮藏】置阴凉干燥处。

（二）发散风热药

凡能发散风热表邪，治疗风热表证的药物，称为发散风热药。其味辛，性偏寒凉，又称为辛凉解表药。

本类药物常用于治疗风热表证之发热、微恶风寒、咽干口渴、舌苔薄黄、脉浮数等，部分药物分别兼有清肺止咳、利头目、清咽喉、散风透疹等功效，可治疗风热咳嗽、头痛、咽痛、目赤肿痛、疹出不透等，常与清热解毒药配伍使用。

薄荷 Bohe

始载于《新修本草》

【来源】为唇形科植物薄荷的干燥地上部分。夏、秋二季茎叶茂盛或花开至三轮时，选晴天，分次采割，晒干或阴干。

【性味归经】辛，凉。归肺、肝经。

【功效】疏散风热，清利头目，利咽，透疹，疏肝行气。

【应用】

1. 用于风热感冒、风温初起。本品为疏散风热之常用品，治风热感冒或风温初起，邪在卫分，常与金银花、连翘等配伍，如银翘散。

2. 用于头痛、目赤、喉痹。本品善疏散上焦风热，清头目、利咽喉。治风热上攻之头痛、目赤，常与川芎、石膏等配伍，如上清丸；治风热上攻之咽喉肿痛，常与熊胆等配伍，如复方熊胆薄荷含片。

3. 用于风疹瘙痒、麻疹不透。本品有宣毒透疹、祛风止痒之功。治风疹瘙痒，常与苦参等药配伍；治风热束表，麻疹不透，常与蝉蜕、牛蒡子等配伍，如透疹汤。

4. 用于肝郁气滞。本品入肝经，常与柴胡、白芍等配伍，治肝郁气滞之胸胁胀闷、月经不调，如逍遥丸。

【用法用量】煎服，3～6 g；入汤剂宜后下。

【用药注意】本品芳香辛散，发汗耗气，故体虚多汗者不宜使用。

【贮藏】置阴凉干燥处。

【知识链接】

一物多用的薄荷

薄荷，又称为“银丹草”，为唇形科植物，多生于山野湿地河旁。薄荷清香怡人，气香无毒，《本草纲目》记载："薄荷，辛能发散，凉能清利，专于消风散热。"

《新修本草》将薄荷列于菜部，称其"亦堪生食"。现在薄荷亦常被用于菜肴、糕点和饮料制作，为食疗常用之品。《食医心镜》中提到："薄荷煎豉汤，暖酒和饮，煎茶生食，并宜。盖菜之有益者也。"这是说薄荷的食用方法很多，可以和豆豉一起煮汤，可以泡酒，也可以当茶点，对身体非常有益。

除了食用，薄荷外用也有妙处，夏天如果身上生了痱子、小疮疖，或者被蚊虫叮咬等，用新鲜薄荷捣碎后敷在患处，便会痒痛尽除，顿感清凉舒适。

牛蒡子 Niubangzi

始载于《名医别录》

【来源】为菊科植物牛蒡的干燥成熟果实。秋季果实成熟时采收果序，晒干，打下果实，除去杂质，再晒干。

【性味归经】辛、苦，寒。归肺、胃经。

【功效】疏散风热，宣肺透疹，解毒利咽。

【应用】

1. 用于风热感冒。本品长于宣肺祛痰、清利咽喉，治外感风热或温病初起之咽喉肿痛，常与金银花、连翘、桔梗等配伍，如银翘散；治风热咳嗽，痰多不畅，常与黄芩、荆芥、桔梗等配伍。

2. 用于麻疹不透、风疹瘙痒。本品能透泄热毒而促使疹点透发，治麻疹不透或透而复隐，常与薄荷、西河柳、竹叶等配伍，如透疹汤；治风疹瘙痒，常与防风、生地黄等配伍，如消风散。

3. 用于痄腮、丹毒、痈肿疮毒。本品能外散风热、内解热毒，且性偏滑利，兼可通二便。治痄腮、丹毒等热毒证，常与玄参、黄芩、黄连等配伍，如普济消毒饮；治火毒内结、痈肿疮毒、兼有便秘，常与大黄、栀子、连翘等配伍；治乳痈肿痛，尚未成脓，可与连翘、栀子、瓜蒌等配伍，如牛蒡子汤。

【用法用量】煎服，6～12 g。用时捣碎。

【用药注意】本品性寒，有滑肠之功，炒用可降低苦寒及滑肠之性。脾虚便溏者慎用。

【贮藏】置通风干燥处。

蝉蜕 Chantui

始载于《名医别录》

【来源】为蝉科昆虫黑蚱的若虫羽化时脱落的皮壳。夏秋季收集，除去泥沙，晒干。

【性味归经】甘，寒。归肺、肝经。

【功效】疏散风热，利咽，透疹，明目退翳，解痉。

【应用】

1. 用于风热感冒、咽痛音哑。本品甘寒，入肺经，长于疏散风热，宣肺利咽，故对风热表证之咽喉肿痛或声音嘶哑者尤宜。治风热表证或温病初起，常与薄荷、牛蒡子等配伍；治风热上攻之咽喉肿痛、声音嘶哑者，多与金银花、连翘等配伍。

2. 用于麻疹不透、风疹瘙痒。本品宣散透疹止痒，治风热外束、疹出不畅，常与薄荷、牛蒡子等配伍，如透疹汤；治风湿浸淫之风疹湿疹、皮肤瘙痒，常与荆芥、防风、苦参等配伍，如消风散。

3. 用于目赤翳障。本品入肝经，有疏散肝经风热而明目退翳之功，故治肝经风热上攻之目赤肿痛、翳膜遮睛，常与菊花、决明子等配伍，如蝉花散。

4. 用于惊风抽搐、破伤风。本品能凉肝息风止痉，故可治疗小儿急慢惊风和破伤风。治小儿急惊风，可与天竺黄、栀子等配伍；治小儿慢惊风，可与天南星、全蝎等配伍；治破伤风，可与天麻、全蝎等配伍，如五虎追风散。

【用法用量】煎服，3～6 g；或单味研末冲服。一般病证用量宜小，止痉则需大量。

【贮藏】置干燥处，防压。

桑叶 Sangye

始载于《神农本草经》

【来源】为桑科植物桑的干燥叶。初霜后采收，除去杂质，晒干。

【性味归经】甘、苦，寒。归肺、肝经。

【功效】疏散风热，清肺润燥，清肝明目。

【应用】

1. 用于风热感冒。本品既能疏散风热，又能清肺止咳，治外感风热或温病初起之发热、咽痒、咳嗽，常与菊花、薄荷等配伍，如桑菊饮。

2. 用于肺热燥咳。本品能清肺热、润肺燥，治燥热伤肺之咳嗽痰少、色黄黏稠，或干咳少痰、咽痒。轻者可与苦杏仁、沙参、浙贝母等配伍，如桑杏汤；重者可与生石膏、麦冬、阿胶等配伍，如清燥救肺汤。

3. 用于头晕头痛、目赤昏花。本品苦寒，兼入肝经，能清泄肝热，又能明目。肝阳上亢之头痛眩晕，肝火上攻之目赤肿痛，肝肾不足之眼目昏花，均可配伍使用。

【用法用量】煎服，5～10 g；或入丸、散。肺热咳嗽多蜜炙用。

【贮藏】置干燥处。

【知识链接】

类药甄选——桑枝、桑椹、桑白皮

桑枝、桑椹、桑白皮来源于同一植物的不同入药部位，分别为桑科植物桑的嫩枝、果穗及根皮，三者功效各异。

桑枝：微苦，平。归肝经。祛风湿，利关节。用于风湿痹病，肩臂、关节酸痛麻木。治痹证新久、寒热均可，尤宜于风湿热痹。

桑椹：甘、酸，寒。归心、肝、肾经。滋阴补血，生津润燥。用于肝肾阴虚、眩晕耳鸣、心悸失眠、须发早白、津伤口渴、内热消渴、肠燥便秘。

桑白皮：甘，寒。归肺经。泻肺平喘，利水消肿。用于肺热咳喘、水肿。

菊花 Juhua

始载于《神农本草经》

【来源】为菊科植物菊的干燥头状花序。9—11 月花盛开时分批次采收，阴干或焙干，或熏、蒸后晒干。药材按产地和加工方法不同，分为“亳菊”“滁菊”“贡菊”“杭菊”“怀菊”。

【性味归经】甘、苦，微寒。归肺、肝经。

【功效】散风清热，平肝明目，清热解毒。

【应用】

1. 用于风热感冒。本品长于疏散肺经风热，治风热感冒或风温初起之发热、头痛、咳嗽，常与桑叶相须为用，如桑菊饮。

2. 用于头痛眩晕、目赤肿痛、眼目昏花。本品长于清肝明目，为明目之要药。治肝火上炎之头痛眩晕、目赤肿痛，常与羚羊角等配伍，如羚角钩藤汤；治肝肾不足之目失所养，视物不清，常与枸杞子、熟地黄等配伍，如杞菊地黄丸。

3. 用于疮痈肿毒。本品能清热解毒，治疮痈肿毒，常与金银花、连翘等配伍。

【用法用量】煎服，5 ~ 10 g。

【贮藏】置阴凉干燥处，密闭保存，防霉，防蛀。

蔓荆子 Manjingzi

始载于《神农本草经》

【来源】为马鞭草科植物单叶蔓荆或蔓荆的干燥成熟果实。秋季果实成熟时采收，晒干。

【性味归经】辛、苦，微寒。归膀胱、肝、胃经。

【功效】疏散风热，清利头目。

【应用】

1. 用于风热表证之头昏头痛。本品辛散苦泄微寒，解表之力较弱，偏于清利头目、疏散头面之邪，兼能止痛。治外感风热，头痛头晕，常与菊花、薄荷等同用。

2. 用于目赤肿痛。治风热上攻，目赤肿痛、目昏多泪，常与菊花、蝉蜕等同用；治清阳不升之耳鸣耳聋、目生翳障者，则与黄芪、升麻等配伍，如益气聪明汤。

【用法用量】煎服，5 ~ 10 g。

【贮藏】置阴凉干燥处。

柴胡 Chaihu

始载于《神农本草经》

【来源】为伞形科植物柴胡或狭叶柴胡的干燥根。按性状不同，分别习称“北柴胡”和“南柴胡”。春、秋二季采挖，除去茎叶和泥沙，干燥。

【性味归经】辛、苦，微寒。归肝、胆、肺经。

【功效】疏散退热，疏肝解郁，升举阳气。

【应用】

1. 用于感冒发热、寒热往来。本品善疏散少阳半表半里之邪，为治少阳证之要药，常与黄芩配伍，如小柴胡汤；治外感风寒之恶寒发热、头身疼痛，常与防风、生姜等配伍，如正柴胡饮。

2. 用于肝郁气滞。本品善疏肝解郁，治肝失疏泄，气机郁阻之胸胁少腹胀痛、经行乳胀、月经不调、痛经，常与当归、白芍、茯苓等配伍，如逍遥丸；或与香附、川芎、白芍等配伍，如柴胡疏肝散。

3. 用于脾虚气陷。本品善升举脾胃清阳之气，可治中气下陷之胃下垂、脱肛、子宫脱垂、肾下垂等，常与人参、黄芪、升麻等配伍，如补中益气丸。

【用法用量】煎服，3～10 g。和解退热宜生用，疏肝解郁宜醋炙。

【用药注意】本品性升散，肝阳上亢、肝风内动及气机上逆者忌用或慎用。

【贮藏】置通风干燥处，防蛀。

升麻 Shengma

始载于《神农本草经》

【来源】为毛茛科植物大三叶升麻、兴安升麻或升麻的干燥根茎。秋季采挖，除去泥沙，晒至须根干时，燎去或除去须根，晒干。

【性味归经】辛、微甘，微寒。归肺、脾、胃、大肠经。

【功效】发表透疹，清热解毒，升举阳气。

【应用】

1. 用于风热头痛。本品有解表退热之功，治风热表证或温病初起之发热、头痛，可与菊花、薄荷、连翘等配伍。

2. 用于麻疹不透。本品既能透发麻疹，又可解毒，治疹出不畅，常与葛根、白芍、甘草等配伍，如升麻葛根汤。

3. 用于热毒证。本品清热解毒，治热毒之牙龈肿痛、口舌生疮，常与生石膏、黄连等配伍，如清胃散；治阳毒发斑，常与生石膏、大青叶、紫草等配伍。

4. 用于脾虚气陷证。本品善引脾胃清阳之气上升，其升提之力较柴胡强。治中气不足，气虚下陷之脘腹重坠作胀、食少倦怠、久泻脱肛、子宫脱垂、肾下垂等脏器脱垂，常与黄芪、人参、柴胡等配伍，如补中益气丸；治气虚下陷之月经量多、崩漏，常与人参、黄芪、白术等配伍，如举元煎。

【用法用量】煎服，3～10 g。发表透疹、清热解毒宜生用，升阳举陷宜蜜炙用。

【用药注意】本品具升浮之性，阴虚火旺、麻疹已透及阴虚阳亢者忌用。

【贮藏】置通风干燥处。

葛根 Gegen

始载于《神农本草经》

【来源】为豆科植物野葛的干燥根，习称野葛。秋、冬二季采挖，趁鲜切成厚片或小块，干燥。

【性味归经】甘、辛，凉。归脾、胃、肺经。

【功效】解肌退热，生津止渴，透疹，升阳止泻，通经活络，解酒毒。

【应用】

1. 用于外感发热头痛、项背强痛。本品治外感风寒，郁而化热之发热头痛，常与柴胡配伍，如柴葛解肌汤；治外感风寒之恶寒无汗、项背强痛，常与麻黄、桂枝等配伍，如葛根汤。

2. 用于麻疹不透。本品有发表散邪、透发麻疹之功，治麻疹初起，表邪外束，疹出不畅，常与升麻、芍药、甘草等配伍，如升麻葛根汤。

3. 用于热病口渴、阴虚消渴。治热病津伤之口渴，常与芦根、天花粉、知母等配伍；治阴虚之消渴，常与天花粉、鲜地黄、麦冬等配伍。

4. 用于湿热泻痢、脾虚泄泻。本品能升脾胃清阳以止泻，尤善治脾虚泄泻，常与人参、白术、木香等配伍，如七味白术散；治表证未解、邪热入里之湿热泻痢、下利臭秽、肛门灼热，常与黄芩、黄连、甘草等配伍，如葛根芩连汤。

5. 用于眩晕头痛、中风偏瘫、胸痹心痛。本品具有平肝阳、通络之功效，可治眩晕头痛、中风偏瘫、胸痹心痛等，常与天麻、地龙等配伍，或与丹参、川芎等配伍，如通脉颗粒。

6. 用于酒毒伤中。本品能解酒毒，治饮酒过度，可单用，或与木香、陈皮等配伍。

【用法用量】煎服，10～15 g。升阳止泻宜煨用，退热、透疹、生津宜生用。

【贮藏】置通风干燥处，防蛀。

【知识链接】

粉葛

粉葛为豆科植物甘葛藤的干燥根。秋、冬二季采挖，除去外皮，稍干，截段或再纵切两半或斜切成厚片，干燥。甘、辛，凉。归脾、胃经。解肌退热，生津止渴，透疹，升阳止泻，通经活络，解酒毒。用于外感发热头痛、项背强痛、口渴、消渴、麻疹不透、热痢、泄泻、眩晕头痛、中风偏瘫、胸痹心痛、酒毒伤中。

淡豆豉 Dandouchi

始载于《名医别录》

【来源】为豆科植物大豆的干燥成熟种子（黑豆）的发酵加工品。

【性味归经】苦、辛，凉。归肺、胃经。

【功效】解表，除烦，宣发郁热。

【应用】

1. 用于风热感冒。本品辛散轻浮，能疏散表邪，且发汗解表之力较为平稳，无论风寒风热表证皆可应用。证轻而寒热不明显者，常与葱白同用；较重之风热表证和卫分证，常与金银花、连翘、薄荷、牛蒡子等同用。

2. 用于胸中烦闷、虚烦不眠。本品既能透散外邪，又能宣散邪热，故常与清热除烦的栀子同用，如栀子豉汤。然本品只有宣散之力，而无清热之功。

【用法用量】煎服，10～15 g。本品以桑叶、青蒿发酵者多用治风热感冒、热病胸中烦闷之证；以麻黄、紫苏叶发酵者多用治风寒感冒头痛。

【贮藏】置通风干燥处，防蛀。

拓展学习

一、请查找资料，完成解表药（发散风寒药、发散风热药）简表（见表2-1-1、表2-1-2）

表2-1-1 发散风寒药简表

药名	性味归经	功效	应用	用法用量
鹅不食草				

表2-1-2 发散风热药简表

药名	性味归经	功效	应用	用法用量
浮萍				
木贼				

二、完成解表药的总结并画出思维导图

（班级内分组，小组以思维导图形式共同完成对本任务学习的总结。先由各小组成员内部讲解展示，然后各小组选派代表做班级讲解展示。）

目标测验

一、单项选择题

1. 有“呕家圣药”之称的药物是（　　）。

A. 柴胡　　B. 辛夷　　C. 升麻

D. 生姜　　E. 白芷

2. 羌活的性味是（　　）。

A. 辛、甘，温　　B. 辛、苦，温　　C. 辛、涩，温

D. 辛、咸，温　　E. 辛、酸，温

3. 桂枝治风寒表虚证，宜与（　　）配伍。

A. 麻黄　　B. 白术　　C. 附子

D. 白芍　　E. 细辛

4. 既能发汗解表，又能利水消肿的药组是（　　）。

A. 麻黄、荆芥　　B. 香薷、紫苏叶　　C. 生姜、桂枝

D. 麻黄、香薷　　E. 防风、白芷

5. 治夏季乘凉饮冷、阳气被阴邪所遏之阴暑证，宜选用（　　）。

A. 荆芥　　B. 香薷　　C. 桂枝

D. 细辛　　E. 荆芥

6. 治外感风寒兼气滞胸脘满闷、恶心呕逆者，宜首选（　　）。

A. 防风　　B. 香薷　　C. 细辛

D. 紫苏叶　　E. 白芷

7. 治外感风寒，表实无汗，咳嗽气喘者，宜首选（　　）。

A. 麻黄　　B. 苦杏仁　　C. 石膏

D. 甘草　　E. 桔梗

8. 既能解表散寒，又能解鱼蟹毒的药物是（　　）。

A. 麻黄　　B. 桂枝　　C. 香薷

D. 荆芥　　E. 生姜

9. 有止血功效的药物是（　　）。

A. 荆芥　　B. 紫苏叶　　C. 防风

D. 麻黄　　E. 桂枝

10. 尤善祛上半身风湿的药物是（　　）。

A. 羌活　　B. 白芷　　C. 藁本

D. 独活　　E. 细辛

11. 素有“夏月解表之药”之称的药物是（　　）。

A. 紫苏叶　　B. 广藿香　　C. 佩兰

D. 荆芥　　E. 香薷

12. 治疮疡肿痛，宜选用的药物是（　　）。

A. 羌活　　B. 白芷　　C. 藁本

D. 细辛　　E. 防风

13. 善治鼻渊头痛的药物是（　　）。

A. 羌活　　B. 辛夷　　C. 藁本

D. 紫苏叶　　E. 荆芥

14. 误服生半夏中毒，应考虑选用（　　）治疗。

A. 麻黄　　B. 紫苏叶　　C. 羌活

D. 生姜　　E. 白芷

15. 下列（　　）不是紫苏叶的主治证。

A. 风寒表证　　B. 阳虚水肿　　C. 妊娠呕吐

D. 鱼蟹中毒　　E. 脾胃气滞

16. 既能祛风解表，又能胜湿、止痛、止痉的药物是（　　）。

A. 荆芥　　B. 防风　　C. 香薷

D. 紫苏叶　　E. 桂枝

17. 下列药物中，长于清利头目的是（　　）。

A. 葛根　　B. 柴胡　　C. 升麻

D. 蔓荆子　　E. 淡豆豉

18. 治咳嗽痰稠、鼻咽干燥属燥热伤肺者，宜选用（　　）。

A. 薄荷　　B. 升麻　　C. 葛根

D. 蔓荆子　　E. 桑叶

19. 蝉蜕的归经是（　　）。

A. 归肺、脾经　　B. 归肺、肾经　　C. 归肺、心经

D. 归肺、肝经　　E. 归肺、胃经

20. 治风热郁闭，咽喉肿痛，大便秘结者，应首选（　　）。

A. 薄荷　　B. 蝉蜕　　C. 菊花

D. 蔓荆子　　E. 牛蒡子

21. 下列除（　　）外均具有明目功效。

A. 菊花　　B. 桑叶　　C. 蝉蜕

D. 牛蒡子　　E. 决明子

22. 有疏肝解郁功效的药物是（　　）。

A. 薄荷　　B. 牛蒡子　　C. 桑叶

D. 菊花　　E. 蔓荆子

23. 治肝经风热，目赤肿痛，宜选用（　　）。

A. 柴胡　　B. 牛蒡子　　C. 葛根

D. 蝉蜕　　E. 升麻

24. 既能疏散风热，又能息风止痉的药物是（　　）。

A. 薄荷　　B. 蝉蜕　　C. 桑叶

D. 菊花　　E. 牛蒡子

25. 有透疹功效的药组是（　　）。

A. 蝉蜕、金银花、菊花　　B. 薄荷、葛根、升麻　　C. 紫草、牛蒡子、防风

D. 桑叶、薄荷、菊花　　E. 荆芥、连翘、升麻

26. 既能发表解肌，又能升阳止泻的药物是（　　）。

A. 升麻　　B. 葛根　　C. 柴胡

D. 桑叶　　E. 薄荷

27. 菊花具有的功效是（　　）。

A. 平降肝阳，息风止痉　　B. 疏风清热，息风止痉　　C. 平肝明目，清热解毒

D. 清肺止咳，清热解毒　　E. 疏风清热，清利咽喉

28. 柴胡治疗少阳证，寒热往来，宜与（　　）配伍。

A. 黄芩　　B. 黄连　　C. 黄柏

D. 苦参　　E. 龙胆

29. 柴胡、升麻都具有的功效是（　　）。

A. 解表生津　　B. 清热解毒　　C. 疏肝解郁

D. 透发麻疹　　E. 升阳举陷

30. 蝉蜕具有的功效是（　　）。

A. 明目退翳，息风止痉　　B. 透发麻疹，利咽止咳　　C. 解毒透疹，止泻止痢

D. 明目退翳，除烦止渴　　E. 息风止痉，排脓消痈

31. 有升阳、发表功效的药组是（　　）。

A. 麻黄、桂枝、香薷　　B. 荆芥、防风、紫苏叶　　C. 羌活、白芷、藁本

D. 薄荷、蝉蜕、牛蒡子　　E. 升麻、柴胡、葛根

32. 既能疏散风热，又能清热解毒的药组是（　　）。

A. 桑叶、菊花　　B. 薄荷、牛蒡子　　C. 柴胡、葛根

D. 升麻、牛蒡子　　E. 升麻、桑叶

二、综合分析题

患者，女，30 岁。近日出现发热，微恶风，头晕，目赤，咳嗽，舌苔薄黄，脉浮数。应选用桑叶、菊花进行治疗。

1. 桑叶与菊花均有的功效是（　　）。

A. 疏散风热，凉血止血　　B. 疏散风热，清热解毒　　C. 疏散风热，平肝明目
D. 疏散风热，清肺润肺　　E. 疏散风热，利咽消肿

2. 桑叶与菊花均能主治的病证是（　　）。

A. 血热出血证　　B. 肝阳上亢证　　C. 热毒疮痈证
D. 疹出不透　　E. 阴虚肺燥证

任务二　清热药

学习目标

知识目标

1. 掌握清热药的概念、功效、分类、配伍和用药注意。
2. 掌握常用清热药的来源、性味归经、功效和临床应用。
3. 熟悉常用清热药的用法用量和用药注意。
4. 了解常用清热药的不良反应和贮藏要求。

能力目标

1. 能够正确运用清热药中药专业知识，具备从事中药饮片调剂、零售、养护等工作的职业能力。
2. 培养清热药的药学服务专业能力，能够熟练地开展药学服务活动。

任务引入

患者张某，男，7 岁。患风寒感冒，四五日后，症见身大热，舌苔黄而带黑。单用生石膏两许，煎取清汤，分 3 次温饮下，病稍愈。

【议一议】

1. 该患者患风寒感冒四五日后，症状为何发生了改变？
2. 石膏主要具有什么功效？

相关知识

一、清热药基本知识

（一）概念

凡能清解里热，治疗里热证的药物，称为清热药。

（二）功效

清热药多味苦而性寒凉，沉降入里，主要功效为清热、泻火、燥湿、凉血、解热毒及退虚热等，故常用于治疗气分实热证，肺、胃、心、肝等脏腑实热证，湿热证，热毒证，热入营血证及阴虚发热证等里热证。

（三）分类

根据性能、功效及主治病证的不同，清热药可分为清热泻火药、清热解毒药、清热凉血药、清热燥湿药、清虚热药五类。

（四）配伍

1. 使用清热药时，首先应根据热证的虚实选用不同的清热药进行治疗。

2. 应根据火热邪气的致病特点进行配伍用药，如火热邪气易耗气伤阴、动血生风、生肿疡等，可因证与益气养阴、生津润燥、凉血止血、息风止痉和解毒消肿等药配伍。

3. 里热兼有表证，常与解表药配伍，以先解表后清里，或表里双解。

4. 里热兼有积滞，常与通腑泻下药配伍，以通腑泄热。

（五）用药注意

1. 清热药多寒凉，易伤脾胃，脾胃虚弱者慎用。

2. 阴盛格阳或真寒假热证禁用。

3. 应中病即止，以免克伐太过，伤及正气。

二、常用清热药

（一）清热泻火药

凡能清泄气分实热和各脏腑实热，治疗气分实热证和各脏腑实热证的药物，称为清热泻火药。

清热泻火药多甘寒或苦寒，入气分，走脏腑。常用于治疗气分实热证，症见高热、烦渴、大汗、脉洪大有力等。此外，因各药归经的差异，还可用于治疗各脏腑实热证。

石膏 Shigao

始载于《神农本草经》

【来源】为硫酸盐类矿物石膏族石膏，主含含水硫酸钙（$CaSO_4 \cdot 2H_2O$），采挖后，除去杂石及泥沙。

【性味归经】甘、辛，大寒。归肺、胃经。

【功效】生用：清热泻火，除烦止渴；煅用：收湿，生肌，敛疮，止血。

【应用】

1. 清热泻火、除烦止渴。用于气分实热证、气血两燔证、肺热喘咳及胃火亢盛。本品大寒，有较强的清热泻火之功，且归肺、胃经，为清泻肺胃二经气分实热证之要药。治气分实热证，常与知母相须为用，如白虎汤；治气血两燔证之高热、发斑等，常与生地黄、牡丹皮等配伍，如清瘟败毒饮；治肺热喘咳，常与麻黄、苦杏仁、甘草等配伍，如麻杏石甘汤；治胃火亢盛之头痛，常与川芎等配伍；治胃火亢盛之牙痛，常与黄连、升麻等配伍，如清胃散。

2. 收湿、生肌、敛疮、止血。用于溃疡不敛、湿疹瘙痒、水火烫伤、外伤出血。煅石膏既能清热，又能收湿敛疮。治溃疡不敛，常与红粉共为末，撒于患处，如九一散；治湿疹瘙痒，常与枯矾配伍；治水火烫伤，常与青黛配伍；治外伤出血，常单用研末外撒。

【用法用量】煎服，15～60 g，先煎；煅石膏外用适量，研末撒敷患处。

【用药注意】本品大寒，脾胃虚寒及阴虚内热者忌服。

【贮藏】置干燥处。

【知识链接】

温病大家郭可明，重用石膏治乙脑（流行性乙型脑炎）

郭可明（1902—1968），字大德，我国著名中医学家、温病学家。

1954—1956 年，郭可明先生以白虎汤和清瘟败毒饮为主线，重用石膏治疗乙脑，取得了巨大的成功。在当时乙脑还是世界性医学难题的情况下，攻克乙脑，创造了世界医学奇迹。基于在乙脑治疗上取得的辉煌成就，郭可明先生获得了新中国成立后卫生部颁发的第一个部级科技进步甲等奖。

知母 Zhimu

始载于《神农本草经》

【来源】为百合科植物知母的干燥根茎。春、秋二季采挖，除去须根和泥沙，晒干，习称“毛知母”；或除去外皮，晒干。

【性味归经】苦、甘，寒。归肺、胃、肾经。

【功效】清热泻火，滋阴润燥。

【应用】

1. 清热泻火。用于气分实热证。治气分实热证，常与石膏相须为用，如白虎汤。

2. 滋阴润燥。用于肺热燥咳、肠燥便秘及阴虚内热证。本品甘寒质润，归肺、胃、肾经。上能润肺燥泻火，中能清胃生津，下能润肾滋阴，还能润肠通便。治肺热燥咳，常与川贝母相须为用，如二母散；治肠燥便秘，常与生地黄、玄参、麦冬等配伍；治阴虚火旺之骨蒸潮热、心烦盗汗等，常与黄柏、熟地黄等配伍，如知柏地黄丸；治阴虚内热之消渴，常与天花粉、葛根等配伍，如玉液汤。

【用法用量】煎服，6～12 g。

【用药注意】本品性寒质润，易伤脾胃而滑肠，脾虚便溏者慎用。

【贮藏】置通风干燥处，防潮。

【知识链接】

类药甄选——石膏与知母

石膏与知母皆性寒，入气分，归肺、胃经。二者均能清热泻火、除烦止渴，相须为用可治气分实热证与肺胃热证。

不同之处在于，石膏辛甘大寒，泻火力强，重在清泻肺胃实火，且煅后收敛生肌；知母味苦性寒质润，滋阴润燥之力较强，重在滋润肺胃之燥，兼能治疗阴虚火旺证。

天花粉 Tianhuafen

始载于《神农本草经》

【来源】为葫芦科植物栝楼或双边栝楼的干燥根。秋、冬二季采挖，洗净，除去外皮，切段或纵剖成瓣，干燥。

【性味归经】甘、微苦，微寒。归肺、胃经。

【功效】清热泻火，生津止渴，消肿排脓。

【应用】

1. 清热泻火，生津止渴。用于热病烦渴、阴虚消渴、肺热燥咳。本品善益胃生津止渴，且归肺经，能清肺润燥。治热病伤津之烦渴，可单用，或与芦根、麦冬等配伍；治阴虚内热之消渴，常与生地黄、葛根、麦冬等配伍；治肺热燥咳，常与天冬、麦冬、生地黄等配伍，如滋燥饮。

2. 消肿排脓。用于疮疡肿毒。治热毒炽盛之疮疡肿毒，常与金银花、白芷等配伍，如仙方活命饮。

【用法用量】煎服，10～15 g。

【用药注意】孕妇慎用；不宜与川乌、制川乌、草乌、制草乌、附子同用。

【贮藏】置干燥处，防蛀。

【知识链接】

栝楼

栝楼，又称瓜蒌、瓜楼、药瓜。其果实、果皮、种子、块根均可入药，果实入药称瓜蒌，果皮入药称瓜蒌皮，种子入药称瓜蒌子，块根入药称天花粉。瓜蒌子经过清洗和炒制后可食用，习称吊瓜子。

芦根 Lugen

始载于《名医别录》

【来源】为禾本科植物芦苇的新鲜或干燥根茎。全年均可采挖，除去芽、须根及膜状叶，鲜用或晒干。

【性味归经】甘，寒。归肺、胃经。

【功效】清热泻火，生津止渴，除烦，止呕，利尿。

【应用】

1. 清热泻火，生津止渴，除烦。用于热病烦渴、肺热咳嗽、肺痈。本品清热不伤胃，生津不留邪，且入肺经，能清肺降火。治热病烦渴，常与麦冬、梨、荸荠、藕共取汁服，如五汁饮；治风热犯肺之咳嗽，常与桑叶、菊花等配伍，如桑菊饮；治热邪壅肺之咳嗽，常与黄芩、浙贝母同用；治肺痈之咳吐浓痰，常与薏苡仁、冬瓜仁等配伍。

2. 止呕。用于胃热呕哕。可单用煎浓汁频饮，或与竹叶、生姜等配伍。

3. 利尿。用于热淋。本品利尿通淋，治热淋涩痛，常与白茅根、车前子等配伍。

【用法用量】煎服，15 ~ 30 g；鲜品用量加倍，或捣汁用。

【贮藏】干芦根置干燥处，鲜芦根埋于湿沙中。

淡竹叶 Danzhuye

始载于《滇南本草》

【来源】为禾本科植物淡竹叶干燥的茎叶。夏季未抽花穗前采割，晒干。

【性味归经】甘、淡，寒。归心、胃、小肠经。

【功效】清热泻火，除烦止渴，利尿通淋。

【应用】

1. 清热泻火，除烦止渴。用于热病烦渴。治热病伤津，心烦口渴，常与黄芩、知母、麦冬等配伍，如淡竹叶汤。

2. 利尿通淋。用于口舌生疮，小便短赤。本品甘淡性寒，上能清心经之火，下能导小肠之热。治心热下移小肠之小便短赤涩痛，或心火上炎之舌尖红赤、口舌生疮，常与木通、栀子、生地黄等配伍。

【用法用量】煎服，6 ~ 10 g。

【贮藏】置干燥处。

栀子 Zhizi

始载于《神农本草经》

【来源】为茜草科植物栀子的干燥成熟果实。9—11 月果实成熟呈红黄色时采收，除去果梗和杂质，蒸至上气或置沸水中略烫，取出，干燥。

【性味归经】苦，寒。归心、肺、三焦经。

【功效】泻火除烦，清热利湿，凉血解毒；外用消肿止痛。

【应用】

1. 泻火除烦。用于热病心烦。本品善清心、肺、三焦经之火而除烦，治热郁胸膈之虚烦不眠、躁扰不宁，常与淡豆豉配伍，如栀子豉汤；治火毒炽盛，三焦俱热之高热烦躁、神昏谵语，常与黄芩、黄连等配伍，如黄连解毒汤。

2. 清热利湿。用于黄疸、淋证。本品善清肝胆湿热，为治湿热黄疸及湿热淋证之常用药。治肝胆湿热之黄疸，常与茵陈、大黄等配伍，如茵陈蒿汤；治湿热淋证，常与木通、车前子、滑石等配伍，如八正散。

3. 凉血。用于血热出血证。本品入血分，能凉血止血，治血热妄行之吐血、衄血、咯血，常与白茅根、大黄、侧柏叶等配伍，如十灰散；治血热妄行之血淋、尿血，常与小蓟、白茅根等配伍，如小蓟饮子。

4. 解毒。用于热毒证。治火热炎上之口舌生疮、目赤肿痛、咽喉肿痛等，常与金银花、大黄、黄连等配伍，如栀子金花丸；治火毒疮疡，红肿热痛，常与黄连、黄柏等配伍，如黄连解毒汤。

5. 外用消肿止痛。用于扭挫伤痛，可单用生栀子适量，研末，醋调外敷。

【用法用量】煎服，6～10 g，碾碎。外用生品适量，研末调敷。

【用药注意】本品苦寒易伤胃，脾虚便溏者慎用。

【贮藏】置通风干燥处。

夏枯草 Xiakucao

始载于《神农本草经》

【来源】为唇形科植物夏枯草的干燥果穗。夏季果穗呈棕红色时采收，除去杂质，晒干。

【性味归经】辛、苦，寒。归肝、胆经。

【功效】清肝泻火，明目，散结消肿。

【应用】

1. 清肝泻火，明目。用于肝病之目疾。本品入肝、胆经，为清肝之要药。治肝火上炎之目赤肿痛，常与菊花、决明子等配伍；治肝阴虚之目珠疼痛，至夜尤甚，常与香附、甘草共为末，清茶调服；治肝阳上亢之头痛眩晕，常与黄芩、磁石等配伍，如清脑降压片。

2. 散结消肿。用于瘰疬、瘿瘤、乳痈、乳癖。本品辛散苦泄，为散结之要药。治肝郁化火，痰火蕴结之瘰疬、瘿瘤、痰核，可单用，如夏枯草膏；治肝气郁结，痰热互结之乳痈、乳癖、乳房胀痛，常与蒲公英、昆布等配伍，如乳癖消片。

【用法用量】煎服，9～15 g。

【用药注意】脾胃虚寒者慎用。

【贮藏】置干燥处。

决明子 Juemingzi

始载于《神农本草经》

【来源】为豆科植物钝叶决明或决明（小决明）的干燥成熟种子。秋季采收成熟果实，晒干，打下种子，除去杂质。

【性味归经】甘、苦、咸，微寒。归肝、大肠经。

【功效】清热明目，润肠通便。

【应用】

1. 清热明目。用于肝病之目疾。本品归肝经，善清肝热益肝阴，善治一切目疾，为眼科常用药。治肝火上炎之目赤涩痛、羞明多泪，常与石决明、菊花等配伍，如决明子散；治阴虚阳亢之头痛眩晕，常与山楂、菊花、夏枯草等配伍，如山菊降压片；治肝肾阴虚之视物昏花、目暗不明，常与枸杞子、熟地黄、山茱萸等配伍。

2. 润肠通便。用于大便秘结。本品质润滑利，归大肠经，能润大肠之燥结。治肠燥便秘，常与火麻仁、瓜蒌子等配伍。

【用法用量】煎服，9～15 g。用时捣碎。

【用药注意】气虚便溏者不宜用。

【贮藏】置干燥处。

【知识链接】

类药甄选——夏枯草与决明子

夏枯草与决明子皆味苦性寒，归经于肝，均能清肝明目，可治疗各种虚实目疾。

不同之处在于，夏枯草兼有消肿散结之功，为散结之要药，可治疗肝郁化火，痰火蕴结之瘰疬、瘿瘤、乳痈、乳癖；决明子兼有润肠通便之功，可治疗大便秘结。

（二）清热解毒药

凡能清解火热毒邪，治疗热毒证的药物，称为清热解毒药。

清热解毒药多寒凉，常用于治疗痈肿疮毒、丹毒、瘟毒发斑、痄腮、咽喉肿痛、热毒下痢、蛇虫咬伤、癌肿、水火烫伤等各种热毒证及其他急性热病。

金银花 Jinyinhua

始载于《名医别录》

【来源】为忍冬科植物忍冬的干燥花蕾或带初开的花。夏初花开放前采收，干燥。

【性味归经】甘，寒。归肺、心、胃经。

【功效】清热解毒，疏散风热。

【应用】

1. 清热解毒。用于热毒证。本品性寒，善解热毒，疗诸疮。治疮痈初起，红肿热痛，可单用，如金银花合剂；治痈肿疔疮，坚硬根深，常与蒲公英、紫花地丁等配伍，如五味消毒饮。本品入血分，可凉血止痢。治热毒血痢，轻者单用本品浓煎频服，重者与黄连、白头翁、秦皮等清热燥湿药配伍。

2. 疏散风热。用于风热感冒、温病初起、热入营血。本品甘寒质轻，长于疏散肺经之风热。治风热感冒或温病初起，常与连翘相须为用，如银翘散；治热入营血之身热夜甚，神烦少寐，常与生地黄、黄连等配伍，如清营汤。

【用法用量】煎服，6～15 g；凉血止痢多炒炭用。

【用药注意】脾胃虚寒及气虚疮疡脓清者忌用。

【贮藏】置阴凉干燥处，防潮，防蛀。

连翘 Lianqiao

始载于《神农本草经》

【来源】为木犀科植物连翘的干燥果实。秋季果实初熟尚带绿色时采收，除去杂质，蒸熟，晒干，习称“青翘”；果实熟透时采收，晒干，除去杂质，习称“老翘”。

【性味归经】苦，微寒。归肺、心、小肠经。

【功效】清热解毒，消肿散结，疏散风热。

【应用】

1. 清热。本品归心、小肠经，上可清心火，治热入心包之高热神昏，常与水牛角、莲子心等配伍；下可祛下焦湿热，治热淋涩痛，常与车前子、木通、竹叶等配伍。

2. 泻火解毒、消肿散结。用于热毒证，无论外疡内痈、热毒壅盛者皆可运用，为疮家之圣药。治热毒疮疡、乳痈肿痛等，常与黄芩、生天南星、白芷等制成涂膏，局部外敷，如伤疖膏。

3. 疏散风热。用于风热感冒、温病初起、热邪初入营分。本品轻清凉散，能疏散风热、透营达表。治风热感冒或温病初起，常与金银花、薄荷等配伍，如银翘散；治热邪初入营分之身热夜甚，神烦少寐，常与生地黄、玄参、黄连等配伍，如清营汤。

【用法用量】煎服，6～15 g。

【用药注意】脾胃虚寒及疮疡非热毒盛者忌用。

【贮藏】置干燥处。

【知识链接】

类药甄选——金银花与连翘

金银花与连翘均能清热解毒，疏散风热，为表里双解之剂。相须为用可治热毒疮疡、风热表证、温病初起及热邪初入营分之证。

不同之处在于，金银花强于疏散风热，且炒炭用能凉血止痢；连翘强于消肿散结，素有“疮家圣药”之誉，兼能清心利尿。

蒲公英 Pugongying

始载于《新修本草》

【来源】为菊科植物蒲公英、碱地蒲公英或同属数种植物的干燥全草。春至秋季花初开时采挖，除去杂质，洗净，晒干。

【性味归经】苦、甘，寒。归肝、胃经。

【功效】清热解毒，消肿散结，利尿通淋。

【应用】

1. 清热解毒，消肿散结。用于热毒证。本品苦寒，凡热毒壅盛之疮痈肿毒，不论内痈外痈均可应用，且能疏郁通乳，故为治乳痈之要药。治乳痈肿痛，可单用，或与金银花、天花粉等配伍；治疔疮肿毒，常与金银花、紫花地丁、野菊花等配伍，如五味消毒饮；治肺痈、肠痈等，常与金银花、玄参同用，如立消汤。

2. 利尿通淋。用于黄疸、淋证。本品能利小便、清湿热。治湿热黄疸，常与茵陈、大黄、栀子等配伍；治热淋涩痛，常与车前子、金钱草等配伍。

【用法用量】煎服，10～15 g。

【用药注意】用量过大，可致缓泻。

【贮藏】置通风干燥处，防潮，防蛀。

【知识链接】

类药甄选——蒲公英与紫花地丁

蒲公英，别名“黄花地丁”，与紫花地丁均为苦寒之品，均能清热解毒而疗疮肿，凡热毒壅盛之疮痈肿毒，不论内痈外痈均可应用，常相须为用，合写为二地丁。

不同之处在于，蒲公英强于消肿散结，为治乳痈之要药；紫花地丁强于清解疮毒，兼能解蛇毒。

鱼腥草 Yuxingcao

始载于《名医别录》

【来源】为三白草科植物蕺菜的新鲜全草或干燥地上部分。鲜品全年均可采割；干品夏季茎叶茂盛花穗多时采割，除去杂质，晒干。

【性味归经】辛，微寒。归肺经。

【功效】清热解毒，消痈排脓，利尿通淋。

【应用】

1. 清热解毒，消痈排脓。用于热毒证。本品专入肺经，善清泻肺热，又具消痈排脓之效，为治肺痈之要药。治肺痈之咳吐脓血，常与桔梗、天花粉、芦根等配伍；治肺热咳嗽，常与黄芩、金银花等配伍，如复方鱼腥草片；治痈肿疮毒，可单用鲜品捣烂外敷，或与连翘、野菊花、蒲公英等配伍。

2. 利尿通淋。用于痢疾、淋证。本品可导湿热之邪从小便排出，治湿热泻痢，常与白头翁、黄连、黄芩等配伍；治湿热淋证，常与车前子、滑石、海金沙等配伍。

【用法用量】煎服，15～25 g，不宜久煎；鲜品用量加倍，水煎或捣汁服。外用适量，捣敷或煎汤熏洗患处。

【用药注意】虚寒证及阴证疮疡者忌用。

【贮藏】干鱼腥草置干燥处，鲜鱼腥草置阴凉潮湿处。

穿心莲 Chuanxinlian

始载于《岭南采药录》

【来源】为爵床科植物穿心莲的干燥地上部分。秋初茎叶茂盛时采割，晒干。

【性味归经】苦，寒。归心、肺、大肠、膀胱经。

【功效】清热解毒，凉血，消肿。

【应用】

1. 清热解毒。用于风热表证、肺热咳嗽、泻痢、淋证。本品苦寒质轻，既能清解肺胃经之热毒，又能苦燥大小肠之湿热，并略兼透散。凡热毒、湿热所致病证，无论有无表证皆可选用。治风热表证，温病初起之发热、头痛，可单用，或与金银花、薄荷等配伍；治肺热咳嗽，常与黄芩、鱼腥草等配伍；治胃肠湿热之泄泻痢疾，可单用，或与苦参、木香等配伍；治膀胱湿热之淋证，常与车前子、滑石等配伍。

2. 凉血，消肿。用于疮痈肿毒、蛇虫咬伤。本品凉血消肿，还能解蛇毒，治咽喉肿痛、口舌生疮、痈肿疮疡、蛇虫咬伤，可单用，如穿心莲片。

【用法用量】煎服，6 ~ 9 g。外用适量。

【用药注意】脾胃虚寒者慎用。

【贮藏】置干燥处。

板蓝根 Banlangen

始载于《新修本草》

【来源】为十字花科植物菘蓝的干燥根。秋季采挖，除去泥沙，晒干。

【性味归经】苦，寒。归心、胃经。

【功效】清热解毒，凉血利咽。

【应用】

1. 清热解毒。治外感风热或温病初起，发热头痛咽痛，可单用，或与金银花、荆芥等疏散风热药同用；若风热上攻，咽喉肿痛，常与玄参、马勃、牛蒡子等同用。

2. 凉血利咽。本品散毒去火，善解诸毒恶疮，且以利咽见长。治热毒壅盛之烂喉丹痧，可单用，如板蓝根颗粒；治时行温病，发斑发疹，舌绛紫暗者，常与生地黄、紫草、黄芩同用；治丹毒、痄腮、大头瘟疫、头面红肿、咽喉不利者，常与玄参、连翘、牛蒡子等配伍。

本品为表里双解，气血两清之品。除可解热毒外，还可治外感风热证、气分实热证、热入营血证、气血两燔证等。且对于瘟疫时疾，未病可防，已病可治。

【用法用量】煎服，9 ~ 15 g。

【用药注意】脾胃虚寒者慎用，体虚而无实火热毒者忌用。

【贮藏】置干燥处，防霉，防蛀。

【知识链接】

附药：大青叶、板蓝根、青黛

大青叶、板蓝根、青黛三药同源，均源自十字花科植物菘蓝。

大青叶为菘蓝的干燥叶，有清热解毒、凉血消斑之功；板蓝根为菘蓝的干燥根，有清热解毒、凉血利咽之功；青黛为菘蓝的叶或茎经加工制得的干燥粉末、团块或颗粒，有清热解毒、凉血消斑、泻火定惊之功。

此外，爵床科植物马蓝和蓼科植物蓼蓝也可作为中药材青黛的来源。

白头翁 Baitouweng

始载于《神农本草经》

【来源】为毛茛科植物白头翁的干燥根。春、秋二季采挖，除去泥沙，干燥。

【性味归经】苦，寒。归胃、大肠经。

【功效】清热解毒，凉血止痢。

【应用】

清热解毒，凉血止痢。用于热毒血痢。本品归胃、大肠经，入血分，为治痢之要药，尤善治热毒血痢。可单用，或与黄连、黄柏、秦皮等配伍，如白头翁汤等。

本品煎汤内服或外洗，可治湿热之阴痒带下，常与苦参、白鲜皮等配伍。

【用法用量】煎服，9～15 g。

【用药注意】脾胃虚寒，肠滑泄泻者慎用。

【贮藏】置通风干燥处。

土茯苓 Tufuling

始载于《本草纲目》

【来源】为百合科植物光叶菝葜的干燥根茎。夏、秋二季采挖，除去须根，洗净，干燥；或趁鲜切成薄片，干燥。

【性味归经】甘、淡，平。归肝、胃经。

【功效】解毒，除湿，通利关节。

【应用】

1. 解毒、通利关节。本品长于利关节、止拘挛、除骨痛，专解梅毒及汞中毒。治梅毒及汞中毒之肢体拘挛、筋骨疼痛，可单用大剂量水煎频服，或与白鲜皮、金银花、薏苡仁等配伍。

2. 除湿。用于湿热证。本品清热除湿，治湿热之淋证，常与车前子、滑石、木通等配伍；治湿热之带下，常与黄柏、苦参等配伍，如妇炎康片；治湿热之瘰疬、疥癣，可单用，或与黄柏、苦参等配伍。

【用法用量】煎服，15 ~ 60 g。

【贮藏】置通风干燥处。

（三）清热凉血药

凡能清解营血分热邪，治疗热入营血证的药物，称为清热凉血药。

清热凉血药多苦寒、甘寒或咸寒，善入血分，故常用于治疗热入营分证、热入血分证及其他疾病引起的血热出血。

热入营分证以营阴受损、心神被扰为特征，症见身热夜甚、心烦不寐、斑疹隐隐、舌绛等；热入血分证以耗血、伤阴、动血、动风为特征，症见身热夜甚、躁扰不宁，甚或神昏谵语，或抽搐、斑疹显露、吐血衄血、尿血便血、舌深绛等。

地黄 Dihuang

始载于《神农本草经》

【来源】为玄参科植物地黄的新鲜或干燥块根。秋季采挖，除去芦头、须根及泥沙，鲜用；或将地黄缓缓烘焙至约八成干。前者习称“鲜地黄”，后者习称“生地黄”。

【性味归经】鲜地黄：甘、苦，寒；归心、肝、肾经。生地黄：甘，寒；归心、肝、肾经。

【功效】鲜地黄：清热生津，凉血，止血；生地黄：清热凉血，养阴生津。

【应用】

鲜地黄：

1. 清热生津。用于热病伤阴。本品多汁，兼有苦味，故清热生津力强，常用治热甚伤津之舌绛、烦渴。

2. 凉血，止血。用于热入营血证、血热出血证。本品苦寒，入营血分，又能止血，常用治热入营血之温毒发斑，或血热之吐血、衄血。

生地黄：

1. 清热凉血。用于热入营血证、血热出血证。本品性寒入血，既能清营血之热，又能止血热妄行之出血，为清热凉血之要药。治热入营分证，常与玄参、丹参、连翘等配伍，如清营汤；治热入血分证，常与水牛角、赤芍、牡丹皮等配伍，如芍药地黄汤；治血热妄行之吐血、衄血，常与生侧柏叶、生荷叶、生艾叶等配伍，如四生丸。

2. 养阴生津。用于热病伤阴，阴虚内热。本品甘寒质润，能养阴生津。治热病伤阴之烦渴，常与麦冬、沙参、玉竹等配伍，如益胃汤；治热病伤津之便秘，常与玄参、麦冬等配伍，如增液汤；治阴虚内热之骨蒸劳热，常与知母、地骨皮、牡丹皮等配伍，如地黄膏；治阴虚内热之消渴，常与葛根、天花粉、黄芪等配伍，如玉泉丸。

【用法用量】煎服；鲜地黄 12 ~ 30 g，生地黄 10 ~ 15 g。

【用药注意】脾虚湿滞、腹满便溏者不宜用。

【贮藏】鲜地黄埋在沙土中，防冻；生地黄置通风干燥处，防霉，防蛀。

【知识链接】

类药甄选——鲜地黄与生地黄

鲜地黄为玄参科植物地黄的新鲜块根，将鲜地黄缓缓焙至约八成干为生地黄。两者性味功效基本相似，鲜地黄多汁，兼有苦味，清热生津效佳，热盛甚伤津者多用；生地黄清热力稍逊，长于滋阴，阴虚血热者多用。但鲜地黄质润多液，难以保存，故临床多用生地黄。

玄参 Xuanshen

始载于《神农本草经》

【来源】为玄参科植物玄参的干燥根。冬季茎叶枯萎时采挖，除去根茎、幼芽、须根及泥沙，晒或烘至半干，堆放3~6天，反复数次至干燥。

【性味归经】甘、苦、咸，微寒。归肺、胃、肾经。

【功效】清热凉血，滋阴降火，解毒散结。

【应用】

1. 清热凉血。用于热入营血证。本品咸寒，入血分，善治热入营血证。常与地黄、丹参、连翘等配伍，如清营汤。

2. 滋阴降火。用于津伤便秘、骨蒸劳嗽。本品滋阴降火，生津润燥。治肠燥津伤之便秘，常与生地黄、麦冬等配伍，如增液汤；治肺肾阴虚之骨蒸劳嗽，常与百合、生地黄等配伍，如百合固金汤。

3. 解毒散结。用于咽痛、白喉、瘰疬、痈肿疮毒。本品清热解毒，软坚散结，为治咽喉肿痛之专药。治热毒壅盛之咽痛、白喉，常与黄芩、栀子等配伍，如玄参解毒汤；治痰火郁结之瘰疬，常与浙贝母、牡蛎等配伍，如消瘰丸。

【用法用量】煎服，9~15 g。

【用药注意】不宜与藜芦同用，脾胃虚寒者不宜使用。

【贮藏】置干燥处，防霉，防蛀。

牡丹皮 Mudanpi

始载于《神农本草经》

【来源】为毛茛科植物牡丹的干燥根皮。秋季采挖根部，除去细根和泥沙，剥取根皮，晒干；或刮去粗皮，除去木心，晒干。前者习称“连丹皮”，后者习称“刮丹皮”。

【性味归经】苦、辛，微寒。归心、肝、肾经。

【功效】清热凉血，活血化瘀。

【应用】

1. 清热凉血。用于热入营血证、血热出血证。本品苦寒清热，入血分，为凉血热之要药，治热入营血，温毒发斑，常与水牛角、地黄、赤芍等配伍；治血热妄行之吐血、衄血等，常与大蓟、小蓟、侧柏叶等配伍，如十灰散。

2. 活血化瘀。用于血瘀证。本品善行血中之滞，治血瘀之经闭、痛经，常与桃仁、桂枝等配伍，如桂枝茯苓丸；治跌扑伤痛，常与血竭、当归、红花等配伍，如正骨紫金丹。

3. 清退虚热。本品还可退无汗之骨蒸。治温病后期，邪伏阴分之夜热早凉，热退无汗，常与青蒿、鳖甲、生地黄等配伍，如青蒿鳖甲汤；治阴虚发热、骨蒸潮热，常与知母、黄柏、熟地黄等配伍。

【用法用量】煎服，6 ~ 12 g。清热凉血宜生用，活血祛瘀宜酒炙用。

【用药注意】孕妇慎用。

【贮藏】置阴凉干燥处。

赤芍 Chishao

始载于《神农本草经》

【来源】为毛茛科植物芍药或川赤芍的干燥根。春、秋二季采挖，除去根茎、须根及泥沙，晒干。

【性味归经】苦，微寒。归肝经。

【功效】清热凉血，散瘀止痛。

【应用】

1. 清热凉血。用于热入营血证、血热出血证。治热入营血，温毒发斑，常与水牛角、生地黄等配伍；治血热妄行之吐血、衄血等，常与牡丹皮相须为用。

本品专入肝经，能泄肝火，治肝经热盛之目赤肿痛，常与菊花、决明子等配伍。

2. 散瘀止痛。用于血瘀证。本品既能凉血热，又能行血滞，尤善治血热瘀滞之证。治肝郁血滞之胁痛，常与柴胡、牡丹皮等配伍；治血滞之经闭痛经、癥瘕腹痛，常与当归、川芎、延胡索等配伍，如少腹逐瘀汤；治跌扑损伤，瘀肿疼痛，常与乳香、没药等配伍；治热毒之痈肿疮疡，常与金银花、白芷、天花粉等配伍，如仙方活命饮。

【用法用量】煎服，6 ~ 12 g。

【用药注意】不宜与藜芦同用。

【贮藏】置通风干燥处。

【知识链接】

类药甄选——牡丹皮与赤芍

牡丹皮与赤芍均为苦、微寒之品，均能清热凉血，活血散瘀，具有“止血不留瘀、活血不动血”的特点。常相须为用，治热入营血证、血热出血证及多种血瘀证。

不同之处在于，牡丹皮既善清热凉血，又善清透阴分伏热而退虚热；赤芍善活血散瘀，专入肝经，能清泄肝火。

（四）清热燥湿药

凡能清热燥湿，治疗湿热证的药物，称为清热燥湿药。

清热燥湿药多苦寒，清热兼燥湿力强，多数药物兼泻火解毒之功，故常用于治疗湿热诸证及热毒诸证。

黄芩 Huangqin

始载于《神农本草经》

【来源】为唇形科植物黄芩的干燥根。春、秋二季采挖，除去须根和泥沙，晒后撞去粗皮，晒干。

【性味归经】苦，寒。归肺、胆、脾、大肠、小肠经。

【功效】清热燥湿，泻火解毒，止血，安胎。

【应用】

1. 清热燥湿。用于湿热证。本品苦寒，清热燥湿力强，治湿温、暑温之胸闷呕恶、湿热痞满，常与滑石、豆蔻、通草等配伍，如黄芩滑石汤；治湿热之泻痢，常与葛根、黄连等配伍；治湿热之黄疸，常与茵陈、栀子等配伍。

2. 泻火。用于肺热咳嗽、高热烦渴。本品主入肺经，善清肺热，治肺热咳嗽，可单用，如清金丸，或与鱼腥草、金银花等配伍，如复方鱼腥草片；治中上焦热盛之高热烦渴，常与栀子、薄荷、大黄等配伍，如凉膈散或四季三黄片。

3. 解毒。用于痈肿疮毒。常与黄连、连翘、甘草等配伍，如芩连片。

4. 止血。用于血热出血证。本品凉血止血，治火毒炽盛，迫血妄行之吐血、衄血等，可单用黄芩炭，或与大黄、黄连等配伍，如泻心汤。

5. 安胎。用于胎热不安。本品能清胞宫之火，治妊娠胎中火热不安，常与知母、白芍、白术等配伍，如孕妇清火丸。

【用法用量】煎服，3～10 g。

【用药注意】脾胃虚寒、食少便溏者忌用。

【贮藏】置通风干燥处，防潮。

【知识链接】

枯芩与子芩

清代很多医学家认为不同的采收时节、不同的入药部位和不同的炮制方法等都能影响药物功效，不同的疾病应采用最适宜的药物进行治疗。

例如，黄芩中生长年久的宿根为枯芩，枯芩体轻主浮，专泻肺胃上焦之火；生长年少的子根为子芩，子芩体重主降，专泻大肠下焦之火。

黄连 Huanglian

始载于《神农本草经》

【来源】为毛茛科植物黄连、三角叶黄连或云连的干燥根茎。以上三种分别习称“味连”“雅连”“云连”。秋季采挖，除去须根和泥沙，干燥，撞去残留须根。

【性味归经】苦，寒。归心、脾、胃、肝、胆、大肠经。

【功效】清热燥湿，泻火解毒。

【应用】

1. 清热燥湿。用于湿热证。本品苦寒，能泄降一切有余之湿火。主入中焦，对中焦湿热病证多用，且为治湿热泻痢之要药。治湿热之胸脘痞闷、呕吐吞酸，常与厚朴、石菖蒲、栀子等配伍，如连朴饮；治湿热泻痢，可单用，如黄连胶囊，或与木香配伍，如香连丸。

2. 泻火。用于心、胃火炽盛证。本品清热泻火力强，可用于各脏腑的火热病证，尤以清心、胃之火见长。治心火亢盛之心烦不寐、心悸不宁，常与朱砂、甘草配伍，如黄连安神丸；治热入心包之高热神昏，常与牛黄、栀子、黄芩等配伍，如万氏牛黄清心丸；治胃火之牙痛，常与生地黄、升麻、牡丹皮等配伍，如清胃散；治胃火炽盛之消谷善饥、烦渴多饮，常与麦冬、石膏等配伍。

3. 解毒。用于热毒证。治热毒炽盛之痈肿疔疮，常与黄芩、黄柏、栀子等配伍，如黄连解毒汤；治火毒炽盛，迫血妄行之吐血、衄血，常与大黄、黄芩等配伍，如泻心汤。

本品泻火解毒，外用可治湿疹、湿疮、耳道流脓。

【用法用量】煎服，2 ~5 g。外用适量。润透后切薄片，晾干，或用时捣碎。

【用药注意】本品大苦大寒，过量或久服易伤胃，素体脾胃虚寒者忌用，阴虚津伤者慎用。

【贮藏】置通风干燥处。

【知识链接】

黄连之圣——徐锦堂

徐锦堂（1929—2021）是我国著名的药用真菌培养、药用植物栽培学家。

黄连为阴生植物，多年来我国一直采取搭棚遮阴的栽培方法，每栽 1 亩黄连需砍伐 3 亩树林。20 世纪五六十年代，我国黄连供应紧缺。1958 年，徐锦堂赴黄连产区考察，目睹了毁林栽连造成的一片片荒山秃岭，触目惊心。生态的严重破坏，又反过来造成黄连生产的萎缩，供需矛盾日益突出。于是他开展了长达八年的黄连栽培技术研究，发明了药、林、粮、畜四丰收的“栽培黄连的玉米和造林遮阴技术”，并因此获国家发明奖。

黄柏 Huangbo

始载于《神农本草经》

【来源】为芸香科植物黄皮树的干燥树皮。习称“川黄柏”。剥取树皮后，除去粗皮，晒干。

【性味归经】苦，寒。归肾、膀胱经。

【功效】清热燥湿，泻火除蒸，解毒疗疮。

【应用】

1. 清热燥湿。用于湿热证。本品性沉降，尤善治下焦湿热诸证，治湿热之泻痢，常与白头翁、黄连、秦皮等配伍，如白头翁汤；治湿热之黄疸、尿赤，常与栀子、甘草等配伍，如栀子柏皮汤；治湿热之带下、阴痒，常与山药、芡实、车前子等配伍，如易黄汤；治湿热下注膀胱之热淋，常与粉萆薢、茯苓、车前子等配伍，如萆薢分清饮；治下焦湿热之脚气、痿躄等，常与苍术配伍，如二妙散。

2. 泻火除蒸。用于阴虚火旺证。本品善泄肾火，退虚热，治阴虚火旺之骨蒸劳热、盗汗、遗精等，常与知母、地黄、山药等配伍，如知柏地黄丸。

3. 解毒疗疮。用于疮疡肿毒、湿疹湿疮。本品能解毒疗疮，治疮疡肿毒，常与大黄同用为散，醋调外搽，或与大黄、白芷、天花粉等配伍，如如意金黄散；治湿疹瘙痒，常与地肤子、白鲜皮、苦参等配伍。

【用法用量】煎服，3～12 g。外用适量。

【用药注意】本品大苦大寒，易损胃气，脾胃虚寒者忌用。

【贮藏】置通风干燥处，防潮。

【知识链接】

类药甄选——黄芩、黄连与黄柏

黄芩、黄连与黄柏三者均为苦寒之品，能清热燥湿，泻火解毒，常相须为用，治多种湿热证、热毒证。

不同之处在于，黄芩主入上焦，长于泻肺、大肠热，并能止血，安胎；黄连主入中焦，长于泻心火、清胃热；黄柏主入下焦，长于泻肾火，退虚热。

龙胆 Longdan

始载于《神农本草经》

【来源】为龙胆科植物条叶龙胆、龙胆、三花龙胆或坚龙胆的干燥根和根茎。前三种习称“龙胆”，后一种习称“坚龙胆”。春、秋二季采挖，洗净，干燥。

【性味归经】苦，寒。归肝、胆经。

【功效】清热燥湿，泻肝胆火。

【应用】

1. 清热燥湿。用于湿热证。本品性沉降，尤善治下焦湿热诸证。治湿热之黄疸，常与茵陈、栀子等配伍，如茵胆平肝胶囊；治肝经湿热下注之阴肿阴痒、带下、湿疹瘙痒等，常与栀子、泽泻、车前子等配伍，如龙胆泻肝汤。

2. 泻肝胆火。用于肝胆实热证。本品主入肝、胆经，为泻肝胆实火之要药。治肝胆实热之胁痛口苦、头痛目赤、耳鸣耳聋等，常与柴胡、黄芩、栀子等配伍，如龙胆泻肝汤；治肝经热盛，热极生风之强中、惊风抽搐，常与牛黄、钩藤等配伍，如凉惊丸。

【用法用量】煎服，3～6 g。

【用药注意】脾胃虚寒者不宜用，阴虚津伤者慎用。

【贮藏】置干燥处。

苦参 Kushen

始载于《神农本草经》

【来源】为豆科植物苦参的干燥根。春、秋二季采挖，除去根头和小支根，洗净，干燥，或趁鲜切片，干燥。

【性味归经】苦，寒。归心、肝、胃、大肠、膀胱经。

【功效】清热燥湿，杀虫，利尿。

【应用】

1. 清热燥湿。用于湿热证。本品苦寒燥湿，可治多种湿热证。治湿热泻痢，可单用，或与白芍、木香配伍；治湿热黄疸，常与龙胆配伍。治湿热之赤白带下、阴肿阴痒，常与黄柏、土茯苓等配伍。

2. 杀虫。用于湿疹、疥癣等。本品能杀湿热所生之虫，为治瘙痒性皮肤病之要药。治湿疹、湿疮，可单用，或与黄柏、蛇床子配伍水煎外洗；治疥癣、皮肤瘙痒，常与荆芥配伍，如苦参丸。本品外用还可治滴虫性阴道炎。

3. 利尿。用于热淋证。本品入膀胱经，能清湿热通淋。治湿热蕴结之小便不利，灼热涩痛，可单用，或与石韦、车前子等配伍。

【用法用量】煎服，4.5～9 g。外用适量，煎汤洗患处。

【用药注意】不宜与藜芦同用。

【贮藏】置干燥处。

（五）清虚热药

凡能清虚热，退骨蒸，治疗阴虚内热证的药物，称为清虚热药。

清虚热药多寒凉，归肝、肾经，常用于治疗肝肾阴虚火旺或温邪伤阴等虚热证。肝肾阴虚火旺，症见骨蒸潮热、午后潮热、五心烦热、虚烦不寐、盗汗遗精、舌红少苔、脉细数；温邪伤阴，症见夜热早凉、热退无汗、舌质红绛、脉细数。

清虚热药重在清退虚热以治标，宜与滋阴药配伍使用，以期标本兼治。

青蒿 Qinghao

始载于《神农本草经》

【来源】为菊科植物黄花蒿的干燥地上部分。秋季花盛开时采割，除去老茎，阴干。

【性味归经】苦、辛，寒。归肝、胆经。

【功效】清虚热，除骨蒸，解暑热，截疟，退黄。

【应用】

1. 清虚热，除骨蒸。用于肝肾阴虚火旺，温邪伤阴。本品善清透阴分伏热，又能退阴虚劳热之骨蒸。治肝肾阴虚之骨蒸劳热、盗汗、五心烦热，常与银柴胡、胡黄连等配伍，如清骨散；治温病后期，邪伏阴分之夜热早凉，热退无汗，常与鳖甲、知母、牡丹皮等配伍，如青蒿鳖甲汤。

2. 解暑热。用于暑邪发热。治暑热外感之发热、烦渴、头痛、胸闷无汗等，常与广藿香、香薷、野菊花等配伍，如香菊感冒颗粒。

3. 截疟。用于疟疾。本品截疟之功甚强，为治疟疾之良药。治疟疾发作之寒战壮热，单用较大剂量鲜品捣汁服用。

4. 退黄。用于湿热黄疸。本品主入肝、胆经，善清解肝胆之热。治湿热黄疸，常与茵陈、虎杖、栀子等配伍。

【用法用量】煎服，6 ~ 12 g，后下。

【用药注意】脾胃虚弱、肠滑泄泻者忌用。

【贮藏】置阴凉干燥处。

地骨皮 Digupi

始载于《神农本草经》

【来源】为茄科植物枸杞或宁夏枸杞的干燥根皮。春初或秋后采挖根部，洗净，剥离根皮，晒干。

【性味归经】甘，寒。归肺、肝、肾经。

【功效】凉血除蒸，清肺降火。

【应用】

1. 除蒸。用于阴虚发热。本品甘寒清润，专清阴中之热。治阴虚之潮热、骨蒸盗汗，可单用，或与知母、鳖甲、银柴胡等配伍，如清骨散。

2. 清肺降火。用于肺热咳嗽。本品入肺经，长于清肺热。治肺热咳嗽，常与桑白皮、甘草等配伍，如泻白散。

3. 凉血。用于血热出血。本品入血分，善清血分实热，以凉血止血。治血热妄行之吐血、衄血、咯血等出血证，常与大蓟、仙鹤草、侧柏叶等配伍。

【用法用量】煎服，9 ~ 15 g。

【用药注意】虚寒患者慎服；本品引邪入里，咳喘有表邪者慎服。

【贮藏】置干燥处。

【知识链接】

类药甄选——牡丹皮与地骨皮

牡丹皮与地骨皮均能退虚热，凉血。

不同之处在于，牡丹皮善治阴伤不甚之无汗骨蒸，兼能活血化瘀，清泄肝火；地骨皮善治阴伤较甚之有汗骨蒸，兼能清肺降火，泄肾经虚火。

银柴胡 Yinchaihu

始载于《本草纲目》

【来源】为石竹科植物银柴胡的干燥根。春、夏间植株萌发或秋后茎叶枯萎时采挖；栽培品于种植后第三年9月中旬或第四年4月中旬采挖，除去残茎、须根及泥沙，晒干。

【性味归经】甘，微寒。归肝、胃经。

【功效】清虚热，除疳热。

【应用】

清虚热，除疳热。用于阴虚发热、小儿疳热。本品味甘性凉，能清热凉血，退热除蒸。治阴虚发热、骨蒸劳热、潮热盗汗，常与地骨皮、青蒿、鳖甲等配伍；治小儿疳积发热，常与胡黄连、鸡内金、使君子等配伍。

【用法用量】煎服，3～10 g。

【贮藏】置通风干燥处，防蛀。

拓展学习

一、请查找资料，完成清热药（清热泻火药、清热解毒药、清热凉血药、清热燥湿药、清虚热药）简表（见表2－2－1、表2－2－2、表2－2－3、表2－2－4、表2－2－5）

表2－2－1　清热泻火药简表

药名	性味归经	功效	应用	用法用量
密蒙花				

表2－2－2　清热解毒药简表

药名	性味归经	功效	应用	用法用量
大青叶				
青黛				
绵马贯众				
射干				

续表

药名	性味归经	功效	应用	用法用量
山豆根				
马齿苋				
鸦胆子				
重楼				
紫花地丁				
大血藤				
漏芦				
野菊花				
半边莲				
北豆根				
半枝莲				

表 2-2-3　清热凉血药简表

药名	性味归经	功效	应用	用法用量
紫草				
水牛角				

表 2-2-4 清热燥湿药简表

药名	性味归经	功效	应用	用法用量
秦皮				
白鲜皮				

表 2-2-5 清虚热药简表

药名	性味归经	功效	应用	用法用量
白薇				
胡黄连				

二、完成清热药的总结并画出思维导图

（班级内分组，小组以思维导图形式共同完成对本任务学习的总结。先由各小组成员内部讲解展示，然后各小组选派代表做班级讲解展示。）

目标测验

单项选择题

1. 知母的主治病证不包括（　　）。
A. 阴虚肠燥便秘　　B. 内热消渴　　C. 肝胆火旺
D. 热病壮热烦渴　　E. 肺热咳嗽
2. 善治胎热胎动不安的药物是（　　）。
A. 苦参　　B. 黄芩　　C. 黄连
D. 龙胆　　E. 黄柏
3. 症见湿热带下兼骨蒸潮热，宜选用的药物是（　　）。
A. 秦皮　　B. 苦参　　C. 黄柏
D. 龙胆　　E. 天花粉

4. 善治肺热咳喘的药物是（　　）。

A. 苦参　　B. 黄芩　　C. 黄柏

D. 黄连　　E. 土茯苓

5. 既能凉血活血，又能清泻肝火的药物是（　　）。

A. 紫草　　B. 生地黄　　C. 牡丹皮

D. 马齿苋　　E. 赤芍

6. 牡丹皮不具有的功效是（　　）。

A. 清热凉血　　B. 安胎　　C. 养阴

D. 退虚热　　E. 活血散瘀

7. 连翘除能清热解毒外，又能（　　）。

A. 疏散风热　　B. 凉血消斑　　C. 利湿退黄

D. 祛痰利咽　　E. 活血止痛

8. 鱼腥草的功效是（　　）。

A. 清热解毒，排脓消痈　　B. 清热解毒，祛痰利咽　　C. 清热解毒，凉血止痢

D. 清热解毒，祛风燥湿　　E. 清热解毒，活血止痛

9. 牡丹皮与地骨皮既能清退虚热，又能（　　）。

A. 生津　　B. 解暑　　C. 利尿

D. 凉血　　E. 清肺降火

10. 既可退虚热，又可清肺热的药物是（　　）。

A. 青蒿　　B. 牡丹皮　　C. 胡黄连

D. 地骨皮　　E. 银柴胡

11. 患者，男，65 岁。患湿热下注之足膝红肿、骨蒸潮热，宜选用的药物是（　　）。

A. 龙胆　　B. 苦参　　C. 黄柏

D. 黄芩　　E. 黄连

12. 患者，女，46 岁。温病初起，症见胸中烦闷，虚烦不眠，宜配伍淡豆豉使用的药物是（　　）。

A. 薄荷　　B. 柴胡　　C. 黄芩

D. 黄柏　　E. 栀子

13. 患者，女，56 岁。症见烦渴引饮，消谷善饥，小便频数而多，尿浑而黄，形体消瘦，舌红苔薄黄，脉滑数。属于阴虚燥热证，宜选用的药物是（　　）。

A. 黄柏　　B. 苦参　　C. 石膏

D. 知母　　E. 胡黄连

14. 患者，男，20 岁。症见腹痛，里急后重，大便有赤白脓液，舌质红，脉滑数，宜配伍木香使用的药物是（　　）。

A. 吴茱萸　　B. 半夏　　C. 瓜蒌

D. 黄连　　E. 陈皮

15. 患者，女，37 岁。暑天身染疟疾，症见往来寒热，胸闷头痛，恶心纳呆，宜选用的

药物是（ ）。

A. 柴胡 B. 槟榔 C. 青蒿

D. 桂枝 E. 麻黄

16. 治肝热痰火郁结的要药是（ ）。

A. 栀子 B. 知母 C. 夏枯草

D. 川贝母 E. 牡蛎

17. 天花粉的药用部位是（ ）。

A. 花粉 B. 花蕾 C. 藤茎

D. 块根 E. 花序

18. 下列除（ ）以外均有清热利咽的作用。

A. 射干 B. 玄参 C. 山豆根

D. 板蓝根 E. 鱼腥草

19. 清解肺胃气分实热之要药首推（ ）。

A. 石膏 B. 生地黄 C. 黄连

D. 滑石 E. 黄芩

20. 治疗湿热、热毒泻痢的要药是（ ）。

A. 黄芩 B. 苦参 C. 秦皮

D. 穿心莲 E. 白头翁

21. 功能解毒除湿，通利关节，为治梅毒要药的是（ ）。

A. 茯苓 B. 绵马贯众 C. 土茯苓

D. 鱼腥草 E. 栀子

22. 有除烦、止呕、利尿之功效的药物是（ ）。

A. 生姜 B. 芦根 C. 紫苏叶

D. 知母 E. 栀子

23. 心移热于小肠之小便短赤涩痛，最宜用（ ）。

A. 栀子 B. 黄连 C. 黄柏

D. 淡竹叶 E. 芦根

24. 既能清肝明目，又能润肠通便的药物是（ ）。

A. 菊花 B. 谷精草 C. 蝉蜕

D. 密蒙花 E. 决明子

25. 金银花与连翘的共同功效是（ ）。

A. 清热泻火，疏散风热 B. 清热泻火，消痈散结 C. 清热解毒，消痈散结

D. 清热燥湿，消痈散结 E. 清热解毒，疏散风热

26. 善治乳痈的药物是（ ）。

A. 紫花地丁 B. 败酱草 C. 蒲公英

D. 牡丹皮 E. 红藤

27. 功能凉血利咽，善治咽喉肿痛的药物是（　　）。
A. 薄荷　　B. 生地黄　　C. 大青叶
D. 板蓝根　　E. 青黛
28. 生地黄的功效不包括（　　）。
A. 凉血　　B. 养阴　　C. 清热
D. 活血　　E. 润肠
29. 治温病热入营血之斑疹吐衄、瘀肿疼痛及血滞之痛经者，宜选用的药物是（　　）。
A. 水牛角　　B. 赤芍　　C. 栀子
D. 生地黄　　E. 牛黄
30. 凡热毒所致病证，无论在里在表皆可选用的药物是（　　）。
A. 连翘　　B. 玄参　　C. 穿心莲
D. 夏枯草　　E. 射干

任务三　泻下药

学习目标

知识目标

1. 掌握泻下药的概念、功效、分类、配伍和用药注意。
2. 掌握常用泻下药的来源、性味归经、功效和临床应用。
3. 熟悉常用泻下药的用法用量和用药注意。
4. 了解常用泻下药的不良反应和贮藏要求。

能力目标

1. 能够正确运用泻下药中药专业知识，具备从事中药饮片调剂、零售、养护等工作的职业能力。

2. 培养泻下药的药学服务能力，能够熟练地开展药学服务活动。

任务引入

患者王某，男，35 岁。症见大便秘结，热结旁流，下利清水，色纯青而臭秽，脐腹疼痛，按之坚硬有块。某中医师开处方使用了大承气汤，处方组成是大黄、厚朴、枳实、芒硝。服用后症状缓解。

【议一议】

1. 大承气汤中使用了几味泻下药？
2. 大承气汤中的泻下药分别具有什么作用？

相关知识

一、泻下药基本知识

（一）概念

凡能引起腹泻，或滑润大肠，促进排便的药物，称为泻下药。

（二）功效

泻下药大多味苦而泄，或质润而滑，药性寒、温有异，或性平，主入大肠经。主要功效为泻下通便，排出胃肠积滞（宿食、燥屎等）及其他有害物质；或清热泻火，使体内热毒火邪通过泻下得到缓解或清除；或逐水消肿，使水湿停饮随大小便排出，达到祛除停饮、消退水肿的目的。部分药还兼有解毒、活血祛瘀等作用。

（三）分类

根据性能、功效及主治病证的不同，泻下药可分为攻下药、润下药和峻下逐水药三类。其中润下药作用缓和，攻下药和峻下逐水药作用猛烈，尤以后者为甚。

（四）配伍

1. 对里实兼有表邪者，当先解表后攻里，必要时可与解表药配伍，以表里双解。

2. 对里实正虚者，应与补虚药配伍，以攻补兼施，使攻邪而不伤正。

3. 对腹满胀痛者，可与行气药配伍。

（五）用药注意

1. 对重证、急证，必须急下者，可加大剂量，或制成汤剂内服；对病情较缓，只需缓下者，用量不宜过大，或制成丸剂内服。

2. 攻下药、峻下逐水药作用峻猛，部分药物还有毒性，易伤正气，当奏效即止，慎勿过剂；对年老体虚、脾胃虚弱者当慎用；妇女胎前产后及月经期当忌用。

3. 应用毒性较强的泻下药，一定要严格遵循炮制法度，控制用量，避免中毒，确保用药安全。

二、常用泻下药

（一）攻下药

本类药多苦寒沉降，主入胃、大肠经，具有较强的通便作用，并能清热泻火。主要用于肠胃积滞、里热炽盛、大便秘结、燥屎坚结、腹满急痛等里热实证。常配伍行气药、清热药，以增强消胀除满及清热作用；若配伍温里药，亦可用于冷积便秘。

有较强清热泻火作用的攻下药，还可用于热病高热神昏、谵语发狂；或火热上炎之头痛目赤、咽喉肿痛、牙龈肿痛；或火毒疮痈及火热炽盛之吐血、衄血、咯血等上部出血证。对上述病证无论有无便秘，用之均可清除实热，或导热下行，达到“釜底抽薪”之效。对湿热泻痢，或饮食积滞，泻而不畅之证，适当配伍本类药，可通因通用，消除病因；对肠道寄生虫病，使用驱虫药配伍本类药，可促进虫体排出。

根据“六腑以通为用”“不通则痛”“痛则不通”的理论，目前临床常以攻下药为主，配伍清热解毒药、活血化瘀药、行气药等治疗胆石症、急性胰腺炎等多种急腹症，并取得良好疗效。

大黄 Dahuang

始载于《神农本草经》

【来源】为蓼科植物掌叶大黄、唐古特大黄或药用大黄的干燥根和根茎。秋末茎叶枯萎或次春发芽前采挖，除去细根，刮去外皮，切瓣或段，绳穿成串干燥或直接干燥。

【性味归经】苦，寒。归脾、胃、大肠、肝、心包经。

【功效】泻下攻积，清热泻火，凉血解毒，逐瘀通经，利湿退黄。

【应用】

1. 泻下攻积。本品有较强的攻积作用，为治疗积滞便秘之要药，尤宜于热结便秘。治温病或杂病热结便秘，腹痛胀满，常与芒硝相须配伍，并配枳实等，如大承气汤；治里实热结而兼气血亏虚，可配人参、当归等，如黄龙汤；治热结伤阴，多与生地黄、玄参等配伍，如增液承气汤；治脾阳不足，冷积便秘，常与附子、干姜等同用，如温脾汤。本品治湿热痢疾初起，腹痛里急后重，多与黄连、木香等配伍，如芍药汤；治食积泻痢，则与青皮、槟榔等同用，如木香槟榔丸。

2. 清热泻火。本品能引热（血）下行，使上炎之火下泄、上涌之血下行而收化瘀清热止血之效。多配黄连、黄芩等，如泻心汤。现代用大黄内服，治疗上消化道出血有良效。

3. 凉血解毒。本品有釜底抽薪之效，能使热毒火邪从大便而去，内服、外用均可。治热毒痈疖疔疮及丹毒初起，红肿疼痛，常配金银花、连翘等；治肠痈初起，多与牡丹皮、桃仁等配伍，如大黄牡丹汤；治烧烫伤，用大黄粉，以蜂蜜或鸡蛋清调敷，或配地榆粉，用麻油调敷。

4. 逐瘀通经。不论新瘀、宿瘀均可用，既可下瘀血，又可清瘀热，为治瘀血证常用药。治蓄血证，瘀热结聚下焦，少腹急结或硬满，常与桃仁等配伍，如桃核承气汤；治产后瘀阻腹痛、恶露不尽，多与桃仁、土鳖虫等同用，如下瘀血汤；治妇女瘀血经闭、月经不调，常与红花、当归等配伍；治跌打损伤，瘀肿疼痛，则配红花、桃仁等，如复元活血汤。

5. 利湿退黄。本品能泻热通便，利大小肠，导湿热从二便而出，可用于多种湿热病证。治湿热黄疸，常配茵陈、栀子，如茵陈蒿汤；治湿热淋证，多与木通、车前子等同用，如八正散。

【用法用量】煎服，3～15 g；用于泻下不宜久煎。外用适量，研末敷于患处。

【用药注意】孕妇及月经期、哺乳期妇女慎用。

【贮藏】置通风干燥处，防蛀。

【知识链接】

大黄的炮制规格

大黄，别名将军、锦纹，在中医临床应用非常广泛，被称为中药的四大金刚之一。临床常见的大黄炮制品一般有四种：生大黄、酒大黄、熟大黄和大黄炭。

生大黄泻下力强，故欲攻下者生用，入汤剂应后下，或开水泡服，久煎则泻下力减弱；酒大黄善清上焦血分热毒，适用于目赤咽肿、齿龈肿痛；熟大黄泻下力缓，泻火解毒，适用于火毒疮疡；大黄炭凉血化瘀止血，适用于血热有瘀出血证。

芒硝 Mangxiao

始载于《名医别录》

【来源】为硫酸盐类矿物芒硝族芒硝，经加工精制而成的结晶体。主含含水硫酸钠（$Na_2SO_4 \cdot 10H_2O$）。将天然产品用热水溶解，过滤，放冷析出结晶，通称皮硝；再取萝卜洗净切片，置锅内加水与皮硝共煮，取上层液，放冷析出结晶，即芒硝；芒硝经风化失去结晶水而成的白色粉末称为玄明粉（亦称为元明粉）。

【性味归经】咸、苦，寒。归胃、大肠经。

【功效】泻下通便，润燥软坚，清火消肿。

【应用】

1. 泻下通便，润燥软坚。本品功似大黄，有较强的泻热通便作用，能稀释燥结，去除燥屎。治胃肠实热积滞，大便燥结、腹满胀痛，常与大黄相须配伍，如大承气汤；若热邪与水饮互结，心下至少腹硬满而痛，多与大黄、甘遂同用，如大陷胸汤。

2. 清火消肿。本品外用有良好的清热消肿止痛作用。治咽喉肿痛、口舌生疮，可配硼砂、朱砂、冰片，研末吹患处，如冰硼散，或将芒硝置于西瓜中制成西瓜霜外用；治目赤肿痛，可用玄明粉化水滴眼；治乳痈初起，可用本品化水或用纱布包裹外敷；治肠痈初起，可与大黄、大蒜同用，捣烂外敷；治痔疮肿痛、皮肤疮痈，可用本品煎汤外洗。

【用法用量】内服，6～12 g，一般不入煎剂，待汤剂煎得后，溶入汤液中服用。外用适量。

【用药注意】孕妇慎用；不宜与硫黄、三棱同用。

【贮藏】密闭，在 30 ℃以下保存，防风化。

【知识链接】

类药甄选——大黄与芒硝

大黄与芒硝均为攻下药，均有清热泻火之功，常相须配伍治实热积滞便秘，或治火热上炎之目赤肿痛、口舌生疮、热毒疮疡等。

不同之处在于，大黄味苦，泻下力强，为治热结便秘之要药；芒硝味咸，善除燥屎坚结。大黄还具有凉血止血、活血祛瘀、清泻湿热等功效，能治疗血热之出血证、瘀血证和湿热之黄疸、淋证等。

番泻叶 Fanxieye

始载于《饮片新参》

【来源】为豆科植物狭叶番泻或尖叶番泻的干燥小叶。

【性味归经】甘、苦，寒。归大肠经。

【功效】泻热行滞，通便，利水。

【应用】

1. 泻热行滞，通便。本品有导滞、清导实热的作用，适用于热结便秘、习惯性便秘等。大多单用泡服，小剂量缓泻，大剂量则攻下。

2. 利水。本品适用于水肿胀满，单味泡服，或与牵牛子、大腹皮等同用。

【用法用量】煎服，2～6 g，后下或温开水泡服。

【用药注意】剂量过大，偶有恶心、呕吐、腹痛等副作用；妇女妊娠期、月经期及哺乳期慎用。

【贮藏】避光，置通风干燥处。

（二）润下药

润下药多为植物种子或种仁，富含油脂，味甘质润性平，主入大肠经，具有润燥滑肠的作用，使大便软化易于排出。适用于年老、体弱、久病、产后所致津枯、阴虚、血虚便秘者。应用时须根据不同病情，适当配伍其他药物，如热盛津伤便秘者，配养阴药；血虚便秘者，配补血药；兼气滞者，配行气药。

其他任务章节中亦有具润下作用的药物，如瓜蒌子、柏子仁、苦杏仁、桃仁、决明子、蜂蜜、当归、肉苁蓉、锁阳、何首乌、黑芝麻、胡桃仁、紫苏子等，可联系互参。

火麻仁 Huomaren

始载于《神农本草经》

【来源】为桑科植物大麻的干燥成熟果实。秋季果实成熟时采收，去除杂质，晒干。生用或炒用。

【性味归经】甘，平。归脾、胃、大肠经。

【功效】润肠通便。

【应用】

润肠通便。用于肠燥便秘。本品甘平而质润多脂，能润肠通便，略兼滋养补虚作用。治老人、产妇等体弱津血不足之肠燥便秘，可单用煮粥服，或配当归、熟地黄等同用，如益血润肠丸；治肠胃燥热，脾约便秘，常与大黄、厚朴等配伍，如麻子仁丸。

【用法用量】煎服，10～15 g。

【贮藏】置阴凉干燥处，防热，防蛀。

郁李仁 Yuliren

始载于《神农本草经》

【来源】为蔷薇科植物欧李、郁李或长柄扁桃的干燥成熟种子。前两种习称“小李仁”，后一种习称“大李仁”。夏、秋二季采收成熟果实，除去果肉和核壳，取出种子，干燥。

【性味归经】辛、苦、甘，平。归脾、大肠、小肠经。

【功效】润肠通便，下气利水。

【应用】

1. 润肠通便。用于肠燥便秘。本品功似火麻仁而作用稍强，兼行肠中气滞，尤适于大肠气滞、肠燥之证，常与柏子仁、苦杏仁等同用，如五仁丸。

2. 下气利水。用于水肿胀满、脚气浮肿。本品可与桑白皮、赤小豆等同用，如郁李仁汤。

【用法用量】煎服，6～10 g。用时捣碎。

【用药注意】孕妇慎用。

【贮藏】置阴凉干燥处，防蛀。

（三）峻下逐水药

峻下逐水药大多味苦有毒，药性寒、温有异，主入大肠、肾及肺经。其药力峻猛，用后能引起剧烈腹泻，使体内的水饮从肠道排出，部分药物兼有利尿作用。适用于水肿、胸腹积水及痰饮积聚等正气未衰之证。

本类药物有毒而力猛，副作用大，易伤正气，使用时应中病即止，不可久服，体虚者慎用，孕妇忌用。对水肿、腹胀等属邪实正虚者，使用本类药物，要注意固护正气，可根据病情需要，采取先攻后补、先补后攻或攻补兼施的方法施治。还要注意药物炮制、剂量、用法及禁忌等，以确保用药安全有效。

甘遂 Gansui

始载于《神农本草经》

【来源】为大戟科植物甘遂的干燥块根。春季开花前或秋末茎叶枯萎后采挖，撞去外皮，晒干。

【性味归经】苦，寒；有毒。归肺、肾、大肠经。

【功效】泻水逐饮，消肿散结。

【应用】

1. 泻水逐饮。用于水肿、鼓胀、胸胁停饮。本品善行水湿，力猛伤正，可单用研末服，或与牵牛子同用，如二气汤；或与大戟、芫花为末，枣汤送服，如十枣汤；治水热互结之大结胸证，多与大黄、芒硝同用，如大陷胸汤。

2. 消肿散结。本品外用能消肿散结，以甘遂末水调外敷，可治疗疮痈肿毒。

【用法用量】内服，0.5～1.5 g，炮制后多入丸散用。外用适量，生用。生甘遂毒性强，作用峻猛，一般只供外用；内服宜用醋制甘遂，毒性降低，作用亦减弱。

【用药注意】孕妇禁用；不宜与甘草同用。

【贮藏】置通风干燥处，防蛀。

巴豆霜 Badoushuang

始载于《神农本草经》

【来源】为大戟科植物巴豆的干燥成熟果实的炮制加工品。

【性味归经】辛，热；有大毒。归胃、大肠经。

【功效】峻下冷积，逐水退肿，豁痰利咽；外用蚀疮。

【应用】

1. 峻下冷积。本品用于小儿冷积、停乳停食、大便秘结，常与炒六神曲、制天南星等配伍，如保赤散。

2. 逐水退肿。本品用于腹水鼓胀、二便不通，常与大黄、干姜配伍，如三物备急丸。

3. 豁痰利咽。本品治痰涎壅塞、胸膈窒闷、肢冷汗出之寒实结胸者，常与贝母、桔梗同用，如三物小白散。

4. 外用蚀疮。本品外用有蚀腐肉、疗疮毒作用。治痈肿成脓未溃者，常与乳香、没药、木鳖子等熬膏外敷，以蚀腐皮肤，促进破溃排脓；治恶疮，单用本品炸油，以油调雄黄、轻粉末，外涂疮面即可。

【用法用量】0.1～0.3 g，多入丸散用。外用适量。

【用药注意】孕妇禁用，不宜与牵牛子同用。

【贮藏】置阴凉干燥处。

商陆 Shanglu

始载于《神农本草经》

【来源】为商陆科植物商陆或垂序商陆的干燥根。秋季至次春采挖，除去须根和泥沙，切成块或片，晒干或阴干。

【性味归经】苦，寒；有毒。归肺、脾、肾、大肠经。

【功效】逐水消肿，通利二便；外用解毒散结。

【应用】

1. 逐水消肿。用于水肿、鼓胀。本品可配泽泻、茯苓皮等同用，如疏凿饮子。

2. 通利二便。用于大便秘结、小便不利。本品可通利二便，作用较弱。水肿、小便不利可将商陆捣烂，入麝香少许，敷于脐部。因本品宜入汤剂，久煎毒性有所缓和，且滋味甘淡而气微，故可以与肉类、鲤鱼、赤小豆等煮服，以攻补兼施。

3. 外用解毒散结。用于疮痈肿毒。本品外用有消肿散结功效，可用鲜商陆根，酌加食盐，捣烂外敷。

【用法用量】煎服，3～9 g。外用适量，煎汤熏洗。

【用药注意】孕妇禁用。

【贮藏】置干燥处，防霉，防蛀。

牵牛子 Qianniuzi

始载于《名医别录》

【来源】为旋花科植物裂叶牵牛或圆叶牵牛的干燥成熟种子。秋末果实成熟、果壳未开裂时采割植株，晒干，打下种子，除去杂质。

【性味归经】苦，寒；有毒。归肺、肾、大肠经。

【功效】泻水通便，消痰涤饮，杀虫攻积。

【应用】

1. 泻水通便。用于水肿、鼓胀。本品既泻下，又利尿，通利二便，使水湿从二便排出，宜于实证。其逐水作用虽较甘遂、京大戟稍缓，但仍属峻下逐水之品。可单用研末服，或与小茴香为末，姜汁调服；较重者，多配甘遂、京大戟等同用，如舟车丸。

2. 消痰涤饮。用于痰壅咳喘。本品能泻肺气、逐痰饮。常配伍葶苈子、苦杏仁等，如牵牛子散。

3. 杀虫攻积。用于虫积腹痛。本品可借其通便作用以排出虫体，常配槟榔、使君子等同用，以治蛔虫、绦虫。

【用法用量】煎服，3～6 g，用时捣碎；入丸散服，每次 1.5～3 g。

【用药注意】孕妇禁用，不宜与巴豆、巴豆霜同用。

【贮藏】置干燥处。

芫花 Yuanhua

始载于《神农本草经》

【来源】为瑞香科植物芫花的干燥花蕾。春季花未开放时采收，除去杂质，干燥。

【性味归经】苦、辛，温；有毒。归肺、脾、肾经。

【功效】泻水逐饮，外用杀虫疗疮。

【应用】

1. 泻水逐饮。用于胸胁停饮、水肿、鼓胀。本品泻水逐饮之功与甘遂、京大戟相似而力稍逊，以泻胸胁水饮见长，并能祛痰止咳。常与甘遂、京大戟相须为用，如十枣汤、舟车丸。

2. 杀虫疗疮。用于痈疽肿毒、秃疮、顽癣。可单用研末，或加雄黄研末，猪脂调膏外涂。

【用法用量】煎服，1.5～3 g。醋芫花研末吞服，一次 0.6～0.9 g，一日一次。外用适量。

【用药注意】孕妇禁用，不宜与甘草同用。

【贮藏】置通风干燥处，防霉，防蛀。

拓展学习

一、请查找资料，完成泻下药（攻下药、润下药、峻下逐水药）简表（见表2－3－1、表2－3－2、表2－3－3）

表 2－3－1　　攻下药简表

药名	性味归经	功效	应用	用法用量
芦荟				

表 2－3－2　　润下药简表

药名	性味归经	功效	应用	用法用量
松子仁				

表 2－3－3　　峻下逐水药简表

药名	性味归经	功效	应用	用法用量
千金子				
京大戟				
红大戟				

二、完成泻下药的总结并画出思维导图

（班级内分组，小组以思维导图形式共同完成对本任务学习的总结。先由各小组成员内部讲解展示，然后各小组选派代表做班级讲解展示。）

目标测验

一、单项选择题

1. 大黄用于治瘀血证，宜用（　　）。

A. 大黄炭　　B. 醋制大黄　　C. 生大黄

D. 酒制大黄　　E. 姜制大黄

2. 大黄配伍芒硝，属于“七情”中的（　　）。

A. 相须　　B. 相使　　C. 相杀

D. 相畏　　E. 相反

3. 大黄与芒硝均具有的功效是（　　）。

A. 清热，泻下　　B. 活血，解毒　　C. 润下，软坚

D. 泻水，逐饮　　E. 清热，解表

4. 芒硝内服宜（　　）。

A. 冲服　　B. 后下　　C. 包煎

D. 另煎　　E. 先煎

5. 下列关于芒硝说法正确的是（　　）。

A. 咸、苦，寒；归胃、小肠经

B. 泻下通便，润燥软坚，利水

C. 用于实热积滞，一般不入煎剂

D. 与三棱同用效果好

E. 需要另煎服用

6. 火麻仁、郁李仁的共同功效是（　　）。

A. 滋养补虚　　B. 润肠通便　　C. 行气通便

D. 养阴通便　　E. 清热解毒

7. 甘遂具有的功效是（　　）。

A. 泻水逐饮，消肿散结　　B. 泻下冷积，逐水退肿　　C. 泻水逐饮，祛痰止咳

D. 泻下，软坚，清热，回乳　　E. 清热解毒，泻下攻积

8. 甘遂入散剂的用量是（　　）。

A. 2～5 g　　B. 3～6 g　　C. 0.5～1.5 g

D. 1～3 g　　E. 2～3 g

9. 下列不是孕妇禁用或孕妇慎用的是（　　）。

A. 大黄　　B. 火麻仁　　C. 甘遂

D. 巴豆　　E. 芫花

二、综合分析题

某女，45 岁，平时经常暴饮暴食，时常会便秘，症见大便干燥、硬结等，三天前和同事们在夜宵店吃了烧烤，昨日又和朋友们吃了火锅，至今日为止已经有一周没有正常解过大便，同时出现了腹满胀痛、腹痛等症状。

1. 通过中医辨证论治，最宜选用的药物是（　　）。

A. 大黄　　B. 火麻仁　　C. 番泻叶

D. 巴豆　　E. 牵牛子

2. 所选药物的正确用法是（　　）。

A. 冲服　　B. 后下　　C. 先煎

D. 包煎　　E. 泡服

3. 治疗上述病症宜选择的最佳配伍药物是（　　）。

A. 芒硝　　B. 火麻仁　　C. 商陆

D. 郁李仁　　E. 京大戟

4. 下列不宜与该药配伍使用的是（　　）。

A. 芒硝　　B. 厚朴　　C. 生地黄

D. 巴豆　　E. 枳实

任务四　祛风湿药

学习目标

知识目标

1. 掌握祛风湿药的概念、功效、分类、配伍和用药注意。
2. 掌握常用祛风湿药的来源、性味归经、功效和临床应用。
3. 熟悉常用祛风湿药的用法用量和用药注意。
4. 了解常用祛风湿药的不良反应和贮藏要求。

能力目标

1. 能够正确运用祛风湿药中药专业知识，具备从事中药饮片调剂、零售、养护等工作的职业能力。
2. 培养祛风湿药的药学服务专业能力，能够熟练地开展药学服务活动。

任务引入

患者陈某，女，70 岁。患风湿性关节炎十余年，现全身关节游走性疼痛，得温则缓，行动不利，腰膝酸软，胸闷恶心，乏力倦怠。辨证：肝肾亏虚之经脉痹阻，治宜补益肝肾，活血通络，蠲痹。

【议一议】

1. 哪些药具有“补益肝肾、活血通络、蠲痹”的功能？
2. 使用该类药物有何注意事项？

相关知识

一、祛风湿药基本知识

（一）概念

凡能祛除风湿，解除痹痛，治疗痹证的药物，称为祛风湿药。

（二）功效

祛风湿药多辛散苦燥，性温或凉，主归肝、脾、肾经。主要功效为祛除留于肌肉、经络、筋骨、关节间的风寒湿热邪，部分药物还具有舒筋、活血、通络、止痛或补肝肾、强筋骨等作用。

祛风湿药常用于治疗外邪侵袭，闭阻经络，气血运行不畅之痹证。症见肢体疼痛、关节不利、肿大疼痛、筋脉拘急、麻木重着、屈伸不利、腰膝酸痛、下肢痿弱、半身不遂等。

（三）分类

根据性能、功效及主治病证的不同，祛风湿药可分为祛风湿寒药、祛风湿热药和祛风湿强筋骨药三类。

（四）配伍

使用祛风湿药时，应根据痹证的性质、部位、病程长短等具体情况，选用相应的药物，并予以适当的配伍。

1. 病邪在表，或疼痛偏于上部，常与祛风解表药配伍。
2. 湿盛之着痹，常与祛湿或燥湿药配伍。
3. 寒盛之痛痹，常与温经散寒止痛药配伍。
4. 热痹，常与清热药配伍。
5. 血凝气滞，常与活血通络药配伍。
6. 气血不足，常与补气养血药配伍。
7. 肝肾亏损、腰痛脚弱，常与补益肝肾药配伍。

（五）用药注意

1. 痹证多属慢性疾患，为服用方便，可作酒剂或丸散剂常服，也可制成外敷剂型。酒剂具疏通经络之功，还可增强祛风湿药的功效。

2. 本类药物多辛温香燥，易耗伤阴血，故阴亏血虚者应慎用。

【知识链接】

痹证的中医辨证证型

当人体肌表经络遭受风、寒、湿、热邪侵袭之后，经络阻滞，导致气血运行不畅，形成痹证。痹证的主要临床表现为：肌肉、经络、筋骨、关节酸痛，麻木，重着，屈伸不利，甚者关节肿大，筋脉拘挛等。同时由于风、寒、湿、热邪各有偏重，所致症状亦各不相同。

1. 风胜者（风邪偏盛）为行痹（风痹）：因风性轻扬而善行数变，故以游走性疼痛为主，且多见于躯体上部。

2. 寒胜者（寒邪偏盛）为寒痹（痛痹）：寒主收引，而易致痛，故以关节剧痛，痛处固定为主，且夜间或遇寒则加重。

3. 湿胜者（湿邪偏盛）为着痹（湿痹）：湿性重浊，有湿则肿，故以肢体关节重着酸痛，肿胀明显为主，且较多见于下肢。

4. 热痹：风寒湿邪留于经络，皆可郁而化热；或素为阳盛之体，内有蕴热，感受风寒湿邪，亦易化热，从而形成关节红肿热痛的热痹证。

二、常用祛风湿药

（一）祛风湿寒药

凡以祛风除湿、散寒止痛为主要功效，常用于治疗风寒湿痹证的药物，称为祛风湿寒药。

本类药物性味多辛苦温，主归肝、脾、肾经，辛以祛风，苦以燥湿，温以散寒。常用于治疗风寒湿痹之局部冷痛，痛有定处，遇寒加重等。

独活 Duhuo

始载于《神农本草经》

【来源】为伞形科植物重齿毛当归的干燥根。春初苗刚发芽或秋末茎叶枯萎时采挖，除去须根和泥沙，烘至半干，堆置2~3天，发软后再烘至全干。

【性味归经】辛、苦，微温。归肾、膀胱经。

【功效】祛风除湿，通痹止痛。

【应用】

1. 用于风寒湿痹。本品辛散苦燥，善于祛风湿、止痹痛，为治风寒湿痹之主药，凡风寒湿邪之痹证，无论新久，皆可应用。本品主入肾经，性善下行，专理下焦风湿，尤以腰膝以下之风寒湿痹最宜。治行痹，常与附子、乌头、防风等配伍，如独活酒；治痹证日久损伤正气，肝肾不足，腰膝疼痛，气血虚弱，可与桑寄生、杜仲、人参等配伍，如独活寄生汤。

2. 用于风寒夹湿表证。本品能发散风寒湿邪而解表，发散之力较羌活弱。治外感风寒夹湿之头痛、身重等，常与羌活配伍，如羌活胜湿汤。

【用法用量】煎服，3 ~ 10 g。

【用药注意】本品有化燥伤阴之弊，素体阴虚及血燥者慎用；内风证者忌用。

【贮藏】置干燥处，防霉，防蛀。

【知识链接】

类药甄选——羌活与独活

羌活与独活性味皆为辛苦温，具祛风湿、止痛、解表之功，常相须为用，治疗风寒湿痹、外感风寒夹湿表证等。

然羌活散寒解表力强，性主上行，偏治上半身之风湿痹痛；独活散寒解表之力稍逊，性主下行，偏治下半身之风湿痹痛。

威灵仙 Weilingxian

始载于《新修本草》

【来源】为毛茛科植物威灵仙、棉团铁线莲或东北铁线莲的干燥根和根茎。秋季采挖，除去泥沙，晒干。

【性味归经】辛、咸，温。归膀胱经。

【功效】祛风湿，通经络。

【应用】

用于风湿痹痛。本品辛散温通，性猛走窜，通行十二经脉，既能祛风湿，又能通经络止痹痛，止痛作用较强，为治风湿痹痛之要药。治风湿痹痛，肢体麻木，筋脉拘挛，屈伸不利，无论上下皆可应用。可单用为末，温酒调服；也可与羌活、防风、细辛等配伍。

【用法用量】煎服，6 ~ 10 g。

【用药注意】本品性走窜，久服易耗伤正气，体弱者及孕妇慎用。

【贮藏】置干燥处。

【知识链接】

威灵仙的毒副作用

威灵仙可产生过敏反应及呕吐、腹泻、心律失常、肾毒性等毒副作用，甚至可致休克死亡。其产生毒副作用的成分可能是白头翁素、原白头翁素、挥发油及皂苷类化合物等，或因其他中药污染而混入毒性成分马兜铃酸。当威灵仙长期使用或用量过大，或与附子同用，或用酒、醋调服时，更易产生毒副作用。

为避免毒副作用的产生，建议按照《中国药典（2020 年版）》规定从小剂量开始使用。

川乌 Chuanwu

始载于《神农本草经》

【来源】为毛茛科植物乌头的干燥母根。6 月下旬至 8 月上旬采挖，除去子根、须根及泥沙，晒干。

【性味归经】辛、苦，热；有大毒。归心、肝、肾、脾经。

【功效】祛风除湿，温经止痛。

【应用】

1. 用于风寒湿痹。本品辛热燥烈，善于祛风除湿、温经散寒、止痛，是治疗风寒湿痹证之佳品，寒邪偏盛之痛痹尤为适宜。治寒湿侵袭，关节疼痛，不可屈伸者，与麻黄、芍药、甘草等散寒除湿止痛药配伍，如乌头汤；治寒湿瘀血留滞经络，肢体筋脉挛痛，关节屈伸不利，或中风手足不遂，日久不愈，与草乌、地龙、乳香等通经活络药配伍，如活络丹。

2. 用于心腹冷痛、寒疝疼痛。本品入心、肝经，温经止痛效果较强，可治心腹冷痛、寒疝作痛；同时也可用治跌打损伤，麻醉止痛。

【用法用量】一般炮制后用。制川乌 1.5 ~3 g，先煎、久煎。

【用药注意】生品内服宜慎，孕妇禁用，不宜与半夏、瓜蒌、瓜蒌子、瓜蒌皮、天花粉、川贝母、浙贝母、平贝母、伊贝母、湖北贝母、白蔹、白及同用。

【贮藏】置通风干燥处，防蛀。

【知识链接】

川乌的炮制方法及中毒反应

川乌内含乌头碱、次乌头碱等多种生物碱，具有较强的毒性，中医临床一般炮制后使用。可使用甘草或干姜与川乌同煮使其毒性降低，或将川乌大小分档，用水浸泡至内无干心，加水煮沸 4 ~6 h（或蒸 6 ~8 h）至取大个及实心者切开内无白心，口尝微有麻舌感时，取出，晾至六成干，切片，干燥。

使用川乌不当引起中毒的主要症状有：流涎恶心，呕吐腹泻，头昏眼花，口舌、四肢及全身发麻，脉搏减少，呼吸困难，手足抽搐，神志不清，大小便失禁，血压及体温下降，心律失常等。临床可采用阿托品抢救乌头中毒，可以减轻症状，使心电图恢复正常。

木瓜 Mugua

始载于《名医别录》

【来源】为蔷薇科植物贴梗海棠的干燥近成熟果实。夏、秋二季果实绿黄时采收，置沸水中烫至外皮灰白色，对半纵剖，晒干。

【性味归经】酸，温。归肝、脾经。

【功效】舒筋活络，和胃化湿。

【应用】

1. 用于风湿痹痛。本品味酸入肝经，可舒筋活络，且能祛湿除痹，为治湿痹、筋脉拘急之要药。治经气不利之筋急项强，不可转侧，多与乳香、没药、生地黄等配伍，如木瓜煎；治风湿痹痛，腰膝关节酸重疼痛，多与威灵仙、蕲蛇、川芎等配伍。

2. 用于脚气肿痛。治感受风湿，脚气肿痛不可忍，常与吴茱萸、槟榔等配伍，如鸡鸣散。

3. 用于吐泻、转筋。本品温香入脾，能化湿和胃，为治吐泻转筋之要药。湿去则中焦得运，泄泻可止；味酸入肝，舒筋活络，使吐利过多而致的腹痛挛急得以缓解。治湿浊中焦之呕吐腹泻、腹痛转筋，可与薏苡仁、蚕砂、黄连、吴茱萸等配伍，如蚕矢汤。

此外，本品尚有消食生津作用，可用于消化不良、津伤口渴等证。

【用法用量】煎服，6～9 g。

【贮藏】置阴凉干燥处，防潮，防蛀。

蕲蛇 Qishe

始载于《雷公炮炙论》

【来源】为蝰科动物五步蛇的干燥体。多于夏、秋二季捕捉，剖开蛇腹，除去内脏，洗净，用竹片撑开腹部，盘成圆盘状，干燥后拆除竹片。

【性味归经】甘、咸，温；有毒。归肝经。

【功效】祛风，通络，止痉。

【应用】

1. 用于风湿顽痹。本品专入肝经，性善走窜，可内走脏腑，外达肌肤而透骨搜风，为截风之要药，长于祛风、通络、止痉，无论内、外风皆可用。

2. 用于中风、麻风。常与防风、羌活、当归等配伍，如白花蛇酒。

3. 用于小儿惊风、破伤风。常与乌梢蛇、蜈蚣等配伍，如定命散。

4. 用于麻风、疥癣。治麻风，常与大黄、蝉蜕、皂角刺等配伍，如追风散；治疥癣，常与荆芥、薄荷、天麻等配伍，如驱风膏。

【用法用量】煎服，3～9 g；研末吞服，一次 1～1.5 g，一日 2～3 次。

【贮藏】置干燥处，防霉，防蛀。

伸筋草 Shenjincao

始载于《本草拾遗》

【来源】为石松科植物石松的干燥全草。夏、秋二季茎叶茂盛时采收，除去杂质，晒干。

【性味归经】微苦、辛，温。归肝、脾、肾经。

【功效】祛风除湿，舒筋活络。

【应用】

1. 用于风寒湿痹。治风寒湿痹，关节酸痛，屈伸不利，常与羌活、独活、桂枝等配伍；治肢体软弱，肌肤麻木，常与油松节、寻骨风等配伍。

2. 用于跌打损伤。治跌打损伤，瘀肿疼痛，常与苏木、土鳖虫、红花等活血通络药配伍，内服、外用皆可。

【用法用量】煎服，3～12 g。

【贮藏】置干燥处。

（二）祛风湿热药

凡以祛风除湿、通络止痛、清热消肿为主要功效，常用于治疗风湿热痹证的药物，称为祛风湿热药。

本类药物性味多辛苦寒，主归肝、脾、肾经。辛以行散，苦以降泄，寒以清热。常用于治疗风湿热痹之关节红肿热痛。还可与温经散寒止痛药配伍，治风寒湿痹证。

秦艽 Qinjiao

始载于《神农本草经》

【来源】为龙胆科植物秦艽、麻花秦艽、粗茎秦艽或小秦艽的干燥根。前三种按性状不同分别习称“秦艽”和“麻花艽”，后一种习称“小秦艽”。春、秋二季采挖，除去泥沙；秦艽和麻花艽晒软，堆置“发汗”至表面呈红黄色或灰黄色时，摊开晒干，或不经“发汗”直接晒干；小秦艽趁鲜时搓去黑皮，晒干。

【性味归经】辛、苦，平。归胃、肝、胆经。

【功效】祛风湿，清湿热，止痹痛，退虚热。

【应用】

1. 用于风湿痹痛。本品辛行苦泄，凡风湿痹证无问寒热新久，均可配伍应用，被前人誉为“三痹必用之品”。因其性偏微寒而能清热，故尤宜于热痹。治关节红肿之热痹，常与忍冬藤、黄柏等配伍；治风寒湿痹，则常与羌活、天麻等配伍。

2. 用于骨蒸潮热，疳积发热。本品为治阴虚骨蒸潮热之常用药，可与青蒿、鳖甲、知母等配伍，如秦艽鳖甲散；治小儿疳积发热，常与薄荷、炙甘草等配伍，如秦艽散。

3. 用于湿热黄疸。本品能清利湿热退黄疸，常与茵陈蒿、栀子等配伍。

此外，本品也可治中风手足不遂、口眼歪斜、四肢拘急、舌强不语等。

【用法用量】煎服，3～10 g。

【贮藏】置通风干燥处。

防己 Fangji

始载于《神农本草经》

【来源】为防己科植物粉防己的干燥根。秋季采挖，洗净，除去粗皮，晒至半干，切段，个大者再纵切，干燥。

【性味归经】苦，寒。归膀胱、肺经。

【功效】祛风止痛，利水消肿。

【应用】

1. 用于风湿痹痛。本品祛风止痛，为治风湿痹痛之常用药。因其性寒，故尤宜于热痹。治风湿热痹之关节红肿热痛，屈伸不利，常与薏苡仁、蚕沙等配伍，如宣痹汤；治风寒湿痹之关节疼痛，常与麻黄、茯苓等配伍，如防己饮。

2. 用于水肿、脚气。治表虚不固之风水水肿，常与黄芪、白术等配伍，如防己黄芪汤；治脚气浮肿，小便不利，常与赤茯苓、槟榔、桑白皮等配伍，如汉防己散。

【用法用量】煎服，5 ~ 10 g。

【贮藏】置干燥处，防霉，防蛀。

桑枝 Sangzhi

始载于《本草图经》

【来源】为桑科植物桑的干燥嫩枝。春末夏初采收，去叶，晒干，或趁鲜切片，晒干。

【性味归经】微苦，平。归肝经。

【功效】祛风湿，利关节。

【应用】用于风湿痹证。本品具祛风通络、利关节之功，又因其性上行，故尤宜于上肢痹痛。治风湿痹证之肩臂、关节酸痛麻木，可单用熬膏服，也可与其他祛风湿药配伍。

【用法用量】煎服，9 ~ 15 g。

【贮藏】置干燥处。

络石藤 Luoshiteng

始载于《神农本草经》

【来源】为夹竹桃科植物络石的干燥带叶藤茎。冬季至次春采割，除去杂质，晒干。

【性味归经】苦，微寒。归心、肝、肾经。

【功效】祛风通络，凉血消肿。

【应用】

1. 用于风湿热痹。治风湿热痹之筋脉拘挛、腰膝酸痛，可与忍冬藤、秦艽、地龙等配伍，亦可单用酒浸服。

2. 用于喉痹、痈肿、跌扑损伤。治热毒壅盛之咽喉肿痛，可单用水煎服；治痈肿疮毒，常与皂角刺、瓜蒌、乳香等配伍，如止痛灵宝散；治跌扑损伤，瘀滞肿痛，常与伸筋草、红花、桃仁等配伍。

【用法用量】煎服，6 ~ 12 g；外用适量，鲜品捣敷。

【贮藏】置干燥处。

（三）祛风湿强筋骨药

凡以祛风湿、补肝肾、强筋骨为主要功效，用于治疗肝肾亏虚之久痹的药物，称为祛风湿强筋骨药。

本类药物多性温或平，主入肝、肾经。常用于治疗风湿日久，累及肝肾之腰膝酸软无力、疼痛、麻木等风湿痹证；肾虚腰痛、骨痿及中风后遗症等证。

桑寄生 Sangjisheng

始载于《神农本草经》

【来源】为桑寄生科植物桑寄生的干燥带叶茎枝。冬季至次春采割，除去粗茎，切段，干燥，或蒸后干燥。

【性味归经】苦、甘，平。归肝、肾经。

【功效】祛风湿，补肝肾，强筋骨，安胎元。

【应用】

1. 用于风湿痹痛。本品能祛风湿、舒筋络，尤善补肝肾、强筋骨。治风湿日久，肝肾不足之风湿痹痛、腰膝酸软、筋骨无力，常与独活、牛膝、杜仲、当归等配伍，如独活寄生汤。

2. 用于妊娠漏血，胎动不安。本品补肝肾而固冲任、安胎。治肝肾不足，冲任不固之崩漏经多、妊娠漏血、胎动不安，常与菟丝子、阿胶等配伍，如寿胎丸。

3. 用于高血压。本品有降血压的作用，可用于治疗高血压病。

【用法用量】煎服，9 ~ 15 g。

【贮藏】置干燥处，防蛀。

【知识链接】

附药：槲寄生

槲寄生为桑寄生科植物槲寄生的干燥带叶茎枝。其性味苦，平，归肝、肾经。功效为祛风湿、补肝肾、强筋骨、安胎元。常用于治疗风湿痹痛、腰膝酸软、筋骨无力、崩漏经多、妊娠漏血、胎动不安、头晕目眩。

五加皮 Wujiapi

始载于《神农本草经》

【来源】为五加科植物细柱五加的干燥根皮。夏、秋二季采挖根部，洗净，剥取根皮，晒干。

【性味归经】辛、苦，温。归肝、肾经。

【功效】祛风除湿，补益肝肾，强筋壮骨，利水消肿。

【应用】

1. 用于风湿痹痛。本品辛散苦燥，善于祛风湿、通经络、补益肝肾。治风湿痹痛兼肾虚不足，可单用浸酒服，亦可与木瓜、油松节等配伍，如五加皮散。

2. 用于筋骨痿软，小儿行迟。本品补肝肾、强筋骨。治肝肾不足之筋骨痿软，常与牛膝、杜仲、淫羊藿等配伍；治肝肾不足之小儿行迟，可与龟甲、牛膝、木瓜等益肾健骨药配伍，如五加皮散。

3. 用于水肿、脚气。本品能温肾而除湿利水。治水肿、小便不利，可与茯苓皮、陈皮等配伍；治风寒湿壅滞之脚气肿痛，可与大腹皮、木瓜等配伍。

【用法用量】煎服，5～10 g。

【贮藏】置干燥处，防霉，防蛀。

狗脊 Gouji

始载于《神农本草经》

【来源】为蚌壳蕨科植物金毛狗脊的干燥根茎。秋、冬二季采挖，除去泥沙，干燥；或去硬根、叶柄及金黄色绒毛，切厚片，干燥，为“生狗脊片”；蒸后晒至六七成干，切厚片，干燥，为“熟狗脊片”。

【性味归经】苦、甘，温。归肝、肾经。

【功效】祛风湿，补肝肾，强腰膝。

【应用】

1. 用于风湿痹痛。本品祛风湿、补肝肾，治肝肾不足兼风寒湿痹之腰痛脊强，不能俯仰，常与杜仲、续断、海风藤等配伍，如狗脊饮。

2. 用于腰膝酸软，下肢无力。本品可补肝肾、强筋骨，治肝肾虚损之腰膝酸软，下肢无力，常与杜仲、牛膝、熟地黄、鹿角胶等配伍。

【用法用量】煎服，6～12 g。

【贮藏】置通风干燥处，防潮。

千年健 Qiannianjian

始载于《本草纲目拾遗》

【来源】为天南星科植物千年健的干燥根茎。春、秋二季采挖，洗净，除去外皮，晒干。

【性味归经】苦、辛，温。归肝、肾经。

【功效】祛风湿，壮筋骨。

【应用】用于风寒湿痹。本品能祛风湿、强筋骨，治风寒湿痹、腰膝冷痛、拘挛麻木、筋骨痿软，常与钻地风、牛膝、枸杞子等配伍浸酒服用。

【用法用量】煎服，5～10 g。

【用药注意】阴虚内热者慎服。

【贮藏】置阴凉干燥处。

拓展学习

一、请查找资料，完成祛风湿药（祛风湿寒药、祛风湿热药、祛风湿强筋骨药）简表（见表2－4－1、表2－4－2、表2－4－3）

表2－4－1 祛风湿寒药简表

药名	性味归经	功效	应用	用法用量
乌梢蛇				
蛇蜕				
蚕沙				
寻骨风				
油松节				
海风藤				
青风藤				
丁公藤				
路路通				
雪上一枝蒿				

表 2－4－2 祛风湿热药简表

药名	性味归经	功效	应用	用法用量
豨莶草				
臭梧桐				
海桐皮				
丝瓜络				
老鹳草				

表 2－4－3 祛风湿强筋骨药简表

药名	性味归经	功效	应用	用法用量
天山雪莲				

二、完成祛风湿药的总结并画出思维导图

（班级内分组，小组以思维导图形式共同完成对本任务学习的总结。先由各小组成员内部讲解展示，然后各小组选派代表做班级讲解展示。）

目标测验

一、单项选择题

1. 既能祛风除湿，又能温经止痛的药物是（　　）。

A. 独活　　B. 桑枝　　C. 川乌

D. 徐长卿　　E. 香加皮

2. 乌梢蛇不具有的功效是（　　）。
A. 祛风　B. 通络　C. 定惊
D. 止痉　E. 止血
3. 桑寄生不具有的功效是（　　）。
A. 祛风湿　B. 补肝肾　C. 强筋骨
D. 安胎　E. 益气
4. 治湿痹、筋脉拘挛、吐泻转筋，最宜选用的药物是（　　）。
A. 木瓜　B. 防己　C. 豨莶草
D. 秦艽　E. 伸筋草
5. 善治风湿痹证属下部寒湿者的药物是（　　）。
A. 独活　B. 威灵仙　C. 乌梢蛇
D. 伸筋草　E. 海风藤
6. 下列药物尤善治疗风湿顽痹的药物是（　　）。
A. 独活　B. 蕲蛇　C. 川乌
D. 威灵仙　E. 木瓜
7. 川乌的性味是（　　）。
A. 辛、苦，寒　B. 辛、苦，平　C. 辛、甘，热
D. 辛、咸，温　E. 辛、苦，热
8. 治肝肾不足所致之胎动不安，应首选（　　）。
A. 紫苏叶　B. 砂仁　C. 桑寄生
D. 黄芩　E. 五加皮
9. 川乌内服一般应（　　）。
A. 生用，先煎　B. 生用，浸酒　C. 炮制，久煎
D. 生用，研末　E. 生用，熬膏
10. 既能祛风湿、通经络，又有降血压功效的药物是（　　）。
A. 臭梧桐　B. 鹿衔草　C. 防己
D. 秦艽　E. 桑枝
11. 既能祛风湿，又能利水的药物是（　　）。
A. 防己　B. 独活　C. 豨莶草
D. 秦艽　E. 雷公藤
12. 既能舒筋活络，又可化湿和胃、生津开胃的药物是（　　）。
A. 豨莶草　B. 木瓜　C. 徐长卿
D. 秦艽　E. 川乌
13. 辛热大毒，尤善治风寒湿或寒湿所致诸痛的药物是（　　）。
A. 雷公藤　B. 木瓜　C. 防己
D. 秦艽　E. 川乌

14. 五加皮不具有的功效是（ ）。

A. 祛风湿　B. 强筋骨　C. 利水

D. 安胎　E. 补肝肾

15. 下列不属于狗脊功效的是（ ）。

A. 祛风湿　B. 补肝肾　C. 止痹痛

D. 利水消肿　E. 强腰膝

16. 既能祛风湿、止痹痛，又能清虚热的药物是（ ）。

A. 秦艽　B. 防风　C. 防己

D. 木瓜　E. 川乌

二、综合分析题

患者徐某，男，56 岁，患类风湿性关节炎 20 余年，平素肩、膝、踝关节疼痛，畏风怕冷，活动不利；晨起行动难，双下肢不生汗毛，亦无汗出；双手指关节肥大、僵硬，形似“鸡爪”，不能紧握；伴头晕、耳鸣、腰酸；苔薄腻，脉弦少力。屡服中西医药而效果不显，病休在家，近因关节酸痛加重前来求诊。

1. 通过中医辨证论治，最宜选用的药物是（ ）。

A. 防己　B. 川乌　C. 络石藤

D. 独活　E. 千年健

2. 所选药物的正确用法是（ ）。

A. 冲服　B. 后下　C. 先煎

D. 包煎　E. 泡服

3. 下列不宜与该药物配伍的是（ ）。

A. 甘遂　B. 甘草　C. 附子

D. 半夏　E. 乌药

任务五 化湿药

学习目标

知识目标

1. 掌握化湿药的概念、功效、配伍和用药注意。
2. 掌握常用化湿药的来源、性味归经、功效和临床应用。
3. 熟悉常用化湿药的用法用量和用药注意。
4. 了解常用化湿药的不良反应和贮藏要求。

能力目标

1. 能够正确运用化湿药中药专业知识，具备从事中药饮片调剂、零售、养护等工作的职业能力。

2. 培养化湿药的药学服务专业能力，能够熟练地开展药学服务活动。

任务引入

患者李某，男，20 岁。突然呕吐，伴胸脘满闷，发热恶寒，头身疼痛，舌苔白腻，脉濡缓。

【议一议】

1. 该患者感受了何种邪气？

2. 该病例可以采取什么治疗原则及方法？本任务当中哪些中药适合推荐？

相关知识

一、化湿药基本知识

（一）概念

凡能化湿运脾，治疗湿阻中焦证的药物，称为化湿药。因其气味芳香，又称为芳香化湿药。

（二）功效

化湿药多辛香温燥，能化湿运脾，个别药物还能祛暑、辟秽、解表。

化湿药常用于治疗湿阻中焦、脾胃气滞等证，也可用于湿温、暑湿初起，湿热内蕴等病证。

（三）配伍

1. 湿阻中焦之证，常有脘腹胀满等症状，因此应用化湿药时常与理气药配伍，既可增强化湿功效，又可消胀除满。

2. 使用化湿药还应根据不同证候进行适当的配伍。脾虚寒湿中阻，常与温里药配伍，以温化寒湿；脾胃湿热中阻，常与清热燥湿药及清利解暑药配伍，以清化湿热；湿邪在表者或兼有表证，常与解表药配伍，以解表化湿。

（四）用药注意

1. 化湿药多属辛香温燥之品，易耗气伤阴，故阴虚血燥及气虚者慎用。

2. 化湿药气味芳香，富含挥发油，故入煎剂不宜久煎，以免药效降低。

【知识链接】

马王堆汉墓中沉睡的芳香化湿药

1972—1974 年发掘的长沙马王堆汉墓，是西汉长沙国丞相、轪侯利苍一家三口的墓葬，是20世纪世界最重大的考古发现之一。墓葬中出土的精美漆器、丝织衣物、简帛文献、彩棺帛画，被誉为汉初历史文明的标杆，是人们了解2 200年前社会风貌的窗口。马王堆汉墓中还出土了现存最早的中草药标本，均作为香料使用，共计9种，分别是花椒、茅香、佩兰、桂皮、辛夷、杜衡、藁本、高良姜、姜。汉墓中出土的一个精美的绣花香枕，里面装的就是佩兰，它属于芳香化湿药，具有芳香化湿、醒脾开胃、发表解暑的功效，可以用于治疗湿浊中阻，脘痞呕恶，暑湿表证，胸闷不舒等。用它制作香枕，可以起到很好的安神助眠作用。

二、常用化湿药

广藿香 Guanghuoxiang

始载于《名医别录》

【来源】为唇形科植物广藿香的干燥地上部分。枝叶茂盛时采割，日晒夜闷，反复至干。

【性味归经】辛，微温。归脾、胃、肺经。

【功效】芳香化浊，和中止呕，发表解暑。

【应用】

1. 用于寒湿困阻中焦。本品性微温，气味芳香，能化湿浊，治寒湿困阻中焦之胸脘痞闷、恶心呕吐、体倦少食，为芳香化湿之要药。

2. 用于呕吐。本品可治各种呕吐，尤以治湿浊中阻之呕吐最为适宜。可单用，与半夏、生姜等配伍效果更佳。

3. 用于暑湿证。本品既能散表之暑湿，又能化里之湿滞，多用于暑月外感风寒、内伤生冷引起的暑湿证，症见恶寒发热、头痛、脘闷、吐泻、苔腻，故为“暑湿时令要药”，常与紫苏叶等配伍，如藿香正气散。

【用法用量】煎服，3～10 g；鲜品加倍，不宜久煎，或入丸散。广藿香叶偏于发表；广藿香梗偏于和中；鲜广藿香解暑之力较强，夏季泡汤代茶，可作清暑饮料。

【用药注意】本品芳香温散，有伤阴助火之虞，故阴虚火旺者忌服。

【贮藏】置阴凉干燥处，防潮。

苍术 Cangzhu

始载于《神农本草经》

【来源】为菊科植物茅苍术或北苍术的干燥根茎。春、秋二季采挖，除去泥沙，晒干，撞去须根。

【性味归经】辛、苦，温。归脾、胃、肝经。

【功效】燥湿健脾，祛风散寒，明目。

【应用】

1. 用于湿滞中焦证。苍术除湿作用较强，兼能健脾补气，可治湿阻中焦，脾失健运之脘腹胀闷、呕恶食少、吐泻乏力、舌苔白腻，既能治标又能治本，单用即有效，也可与厚朴、陈皮等配伍，如平胃散。

2. 用于风寒湿痹证。苍术辛散温燥，内可化湿浊，外能散风湿之邪，有燥湿健脾、祛风湿和发表之功，凡湿邪为病，不论表里上下，皆可应用。常用于治疗风寒湿痹证之身体沉重、肢节肿痛、麻木疼痛。

3. 用于夜盲、眼目昏涩。可单用，或与羊肝、猪肝等蒸煮同食。

【用法用量】煎服，3～9 g。炒用燥性减缓。

【用药注意】本品苦温燥烈，故阴虚内热、气虚多汗者忌服。

【贮藏】置阴凉干燥处。

厚朴 Houpo

始载于《神农本草经》

【来源】为木兰科植物厚朴或凹叶厚朴的干燥干皮、根皮及枝皮。4—6 月剥取，根皮和枝皮直接阴干；干皮置沸水中微煮后，堆置阴湿处，“发汗”至内表面变紫褐色或棕褐色时，蒸软，取出，卷成筒状，干燥。

【性味归经】苦、辛，温。归脾、胃、肺、大肠经。

【功效】燥湿消痰，下气除满。

【应用】

1. 用于湿阻中焦证。治湿浊中阻或脾胃气滞之脘腹胀闷、腹痛、呕恶食少、倦怠便溏等，常与苍术、陈皮等配伍，如平胃散。

2. 用于肠胃积滞。治肠胃积滞之腹胀便秘，常与大黄、枳实等配伍，如小承气汤。

3. 用于痰饮喘咳。本品苦降而能下肺气，燥湿而能化痰涎。治痰湿内阻，肺气壅逆之喘咳胸闷，常与紫苏子、陈皮、半夏等配伍，如苏子降气汤。

【用法用量】煎服，3～10 g。

【用药注意】本品苦降下气，辛温燥烈，故体虚者及孕妇慎服。

【贮藏】置通风干燥处。

【知识链接】

类药甄选——苍术与厚朴

苍术与厚朴均辛苦温燥，入脾、胃经，功效为燥湿健脾，主治湿阻中焦证，常相须为用。

不同之处在于，厚朴温燥之性不及苍术，长于行气消胀除满，凡湿阻中焦，胃肠积滞，气机失畅之脘腹胀满皆宜；并能消痰下气平喘，用治咳喘痰多。苍术为燥湿健脾之要药，又能祛风湿、解表，对于风寒夹湿之表证，风湿痹痛以湿胜者最宜；亦能明目，用治夜盲症。

砂仁 Sharen

始载于《药性论》

【来源】为姜科植物阳春砂、绿壳砂或海南砂的干燥成熟果实。夏、秋二季果实成熟时采收，晒干或低温干燥。

【性味归经】辛，温。归脾、胃、肾经。

【功效】化湿开胃，温脾止泻，理气安胎。

【应用】

1. 用于湿阻气滞。本品化湿醒脾、行气温中均佳，尤以寒湿气滞者为宜。治湿阻中焦，脾胃气滞之胸脘痞闷、腹胀食少、恶心呕吐等，常与苍术、厚朴、陈皮等配伍；若证兼脾气虚弱，又常与木香、人参、白术等配伍，如香砂六君子汤。

2. 用于脾胃虚寒。治脾胃虚寒之呕吐泄泻症状较轻者，可单用或研末吞服。

3. 用于妊娠气滞之恶阻，胎动不安。治妊娠气滞，呕逆不能食或胎动不安，可单用为散服，或与紫苏梗、白术等配伍；治气血不足，胎动不安，可与人参、白术、熟地黄等配伍。

【用法用量】煎服，3 ~6 g；用时打碎生用，宜后下。利尿补肾应盐水炙用。

【用药注意】本品辛香温燥，故阴虚有热者慎服。

【贮藏】置阴凉干燥处。

草豆蔻 Caodoukou

始载于《雷公炮炙论》

【来源】为姜科植物草豆蔻的干燥近成熟种子。夏、秋二季采收，晒至九成干，或用水略烫，晒至半干，除去果皮，取出种子团，晒干。

【性味归经】辛，温。归脾、胃经。

【功效】燥湿行气，温中止呕。

【应用】用于寒湿内阻，脾胃气滞。治寒湿内阻之脘腹胀满冷痛、嗳气呕逆、不思饮食等，常与半夏、陈皮等配伍；治寒湿内盛，胃气上逆之呕吐，常与高良姜、白术、陈皮等配伍，如草豆蔻散。

【用法用量】煎服，3 ~6 g；打碎后下，不宜久煎。

【用药注意】本品辛香温燥，阴虚血少者忌服。

【贮藏】置阴凉干燥处。

拓展学习

一、请查找资料，完成化湿药简表（见表 2-5-1）

表 2-5-1　　化湿药简表

药名	性味归经	功效	应用	用法用量
佩兰				
草果				
豆蔻				

二、完成化湿药的总结并画出思维导图

（班级内分组，小组以思维导图形式共同完成对本任务学习的总结。先由各小组成员内部讲解展示，然后各小组选派代表做班级讲解展示。）

目标测验

一、单项选择题

1. 下列关于广藿香的功效说法错误的是（　　）。

A. 发表　　B. 开胃消食　　C. 和中止呕
D. 芳香化浊　　E. 解暑

2. 化湿药入汤剂时应（　　）。

A. 先煎　　B. 后下　　C. 另煎
D. 包煎　　E. 烊化

3. 用于多种呕吐证，尤以治湿浊中阻之呕吐最为适宜的药物是（　　）。

A. 生姜　　B. 砂仁　　C. 厚朴
D. 广藿香　　E. 苍术

4. 用治湿阻气滞之脘腹胀闷、腹痛及咳喘多痰宜选（　　）。

A. 佩兰　　B. 砂仁　　C. 广藿香
D. 厚朴　　E. 苍术

5. 砂仁的功效是（　　）。
A. 化湿开胃，温脾止泻，理气安胎
B. 燥湿消痰，下气除满，理气安胎
C. 化湿开胃，健脾止呕，理气安胎
D. 化湿开胃，下气除满，理气安胎
E. 芳香化浊，和中止呕

6. 下列化湿药中可以用于治疗夜盲症的是（　　）。
A. 佩兰　　B. 砂仁　　C. 广藿香
D. 苍术　　E. 厚朴

7. 草豆蔻的功效是（　　）。
A. 化湿开胃，温脾止泻　　B. 燥湿消痰，下气除满　　C. 化湿开胃，健脾止呕
D. 燥湿行气，温中止呕　　E. 芳香化浊，和中止呕

二、综合分析题

某男，25 岁，症见精神衰惫，肢体困倦，头昏嗜睡，胸闷不畅，多汗肢冷，微有畏寒，恶心呕吐，渴不欲饮，舌淡，苔薄腻，脉濡细。

1. 通过中医辨证论治，最宜选用的药物是（　　）。
A. 广藿香　　B. 白术　　C. 滑石
D. 金银花　　E. 厚朴

2. 所选药物的不正确用法是（　　）。
A. 鲜用　　B. 后下　　C. 干用
D. 泡服　　E. 烊化

3. 治上述病证宜选择的最佳配伍药物是（　　）。
A. 金银花　　B. 紫苏叶　　C. 麦冬
D. 薄荷　　E. 苍术

任务六　利水渗湿药

学习目标

知识目标

1. 掌握利水渗湿药的概念、功效、分类、配伍和用药注意。

2. 掌握常用利水渗湿药的来源、性味归经、功效和临床应用。

3. 熟悉常用利水渗湿药的用法用量和用药注意。

4. 了解常用利水渗湿药的不良反应和贮藏要求。

能力目标

1. 能够正确运用利水渗湿药中药专业知识，具备从事中药饮片调剂、零售、养护等工作的职业能力。

2. 培养利水渗湿药的药学服务专业能力，能够熟练地开展药学服务活动。

任务引入

患者张某，女，34 岁。近一两日小便频数短涩，灼热刺痛，溺色黄赤，少腹拘急胀痛，口苦，呕恶，腰痛拒按，大便秘结，苔黄腻，脉滑数。辨证：湿热下注之淋证，治宜清热、利湿、通淋。

【议一议】

1. 哪些药物具有“清热、利湿、通淋”的功效?

2. 使用该类药物有何注意事项?

相关知识

一、利水渗湿药基本知识

（一）概念

凡能通利水道，渗泄水湿，治疗水湿内停诸证的药物，称为利水渗湿药。

（二）功效

利水渗湿药多为甘淡渗利、苦寒降泄之品，主入肺、脾、肾、膀胱经，具有利水消肿、利尿通淋、利胆退黄等作用。

利水渗湿药常用于治疗水湿内停、小便不利、水肿、痰饮、淋证、黄疸、湿温等证。

（三）分类

根据性能、功效及主治病证的不同，利水渗湿药可分为利水消肿药、利尿通淋药和利胆退黄药三类。利水消肿药的功效为淡渗利湿，主要用于治疗水肿、小便不利、泄泻及痰饮等。利尿通淋药的功效为清下焦湿热，利尿通淋，主要用于治疗各种淋证。利胆退黄药的功效为利胆退黄，主要用于治疗湿热黄疸等。

（四）配伍

利水渗湿药在治疗水湿内停诸证时，应据水湿的形成原因及症状，做适当配伍。

1. 对水肿骤起有表证者，常与宣肺解表药配伍。

2. 对水肿日久、脾肾阳虚者，常与温补脾肾药配伍，以培其本。

3. 湿热淋证，常与清热药配伍。

4. 热伤血络而尿血，常与凉血止血药配伍。

5. 对寒甚者，常与温里祛寒药配伍。

6. 湿性黏滞，易阻气机，气滞则水停，气行则水行，因此治疗水湿内停诸证时，常与行气药配伍，以利水渗湿。

（五）用药注意

1. 利水渗湿药易耗伤津液，慎用于阴亏津少的病证。

2. 利水渗湿药通利性较强，肾气不固之滑精、遗尿、小便量多者或孕妇当慎用。

二、常用利水渗湿药

（一）利水消肿药

凡以通利小便，排泄水湿，消退水肿为主要功效，常用以治疗水肿及其他多种水湿病证的药物，称为利水消肿药。本类药物适用于水湿为患的水肿、小便不利之证，泄泻、痰饮、带下以及其他多种与水湿有关的病证也可选用。

茯苓 Fuling

始载于《神农本草经》

【来源】为多孔菌科真菌茯苓的干燥菌核。多于 7—9 月采挖，挖出后除去泥沙，堆置“发汗”后，摊开晾至表面干燥，再“发汗”，反复数次至现皱纹、内部水分大部分散失后，阴干，称为“茯苓个”；或将鲜茯苓按不同部位切制，阴干，分别称为“茯苓块”和“茯苓片”。

【性味归经】甘、淡，平。归心、肺、脾、肾经。

【功效】利水渗湿，健脾，宁心。

【应用】

1. 用于水肿。本品甘淡性平，既能利水消肿，又能健脾渗湿，补而不峻，利而不猛，作用平和，兼具扶正祛邪之功，为治脾弱运迟，水湿停蓄而致水肿、头眩、心悸、咳嗽之要药。如五苓散、苓桂术甘汤等。

2. 用于脾虚诸证。本品健脾作用不强，治脾虚食少，便溏泄泻，常与人参、白术等补脾气药配伍，如四君子丸。

3. 用于心悸、失眠。治心脾两虚，气血不足之心悸怔忡、健忘失眠，常与人参、当归、酸枣仁等配伍，如归脾汤；治心肾不交之神志不宁、惊悸健忘、失眠等，可与党参、远志、石菖蒲等配伍，如宁神定志丸。

【用法用量】煎服，10～15 g；或入丸散。

【用药注意】本品甘淡渗利，故阴虚而无湿热、虚寒滑精、气虚下陷者慎用。

【贮藏】置干燥处，防潮。

猪苓 Zhuling

始载于《神农本草经》

【来源】为多孔菌科真菌猪苓的干燥菌核。春、秋二季采挖，除去泥沙，干燥。

【性味归经】甘、淡，平。归肾、膀胱经。

【功效】利水渗湿。

【应用】用于小便不利，水肿，泄泻，淋浊，带下。本品甘淡平，淡渗利水，其利水渗湿作用强于茯苓，但无健脾补益作用。治脾虚水肿，小便不利，常与茯苓等配伍，以健脾利水，如五苓散；治水湿泄泻，常与苍术、厚朴、茯苓等燥湿健脾止泻药配伍；治阴虚有热之小便不利、淋浊等，常与泽泻、滑石、阿胶等配伍，以利水清热养阴。

【用法用量】煎服，6～12 g；或入丸散。

【用药注意】本品甘淡渗利，有伤阴之虞，故水肿兼阴虚者不宜单用，无水湿者忌服。

【贮藏】置通风干燥处。

泽泻 Zexie

始载于《神农本草经》

【来源】为泽泻科植物东方泽泻或泽泻的干燥块茎。冬季茎叶开始枯萎时采挖，洗净，干燥，除去须根和粗皮。

【性味归经】甘、淡，寒。归肾、膀胱经。

【功效】利水渗湿，泄热，化浊降脂。

【应用】

1. 用于水湿证。本品甘淡渗泄，利水作用较强，为治各种水湿证之要药。治水湿内停之小便不利、水肿胀满，常与茯苓、猪苓等配伍，如五苓散；治湿盛之泄泻尿少，常与厚朴、苍术、猪苓等配伍，如胃苓汤。

2. 用于湿热下注，阴虚火旺。本品性寒清降，能清泄相火及膀胱之热，凡湿热下注之热淋涩痛或阴虚发热等证均常用，可配伍龙胆草、车前子、木通等。

3. 用于高脂血症。常与决明子、山楂、制何首乌等配伍，如血脂灵片。

【用法用量】煎服，6～10 g；或入丸散。

【用药注意】肾虚精滑无湿热者禁服。

【贮藏】置干燥处，防蛀。

【知识链接】

淋证的中医辨证证型

淋证以湿热蕴结下焦，肾与膀胱气化不利为基本病机；以小便频数，淋沥涩痛，小腹拘急引痛为主症。根据病因、病机和症状的不同，可分为热淋、血淋、石淋、气淋、膏淋、劳淋六证。

薏苡仁 Yiyiren

始载于《神农本草经》

【来源】为禾本科植物薏米的干燥成熟种仁。秋季果实成熟时采割植株，晒干，打下果实，再晒干，除去外壳、黄褐色种皮和杂质，收集种仁。

【性味归经】甘、淡，凉。归脾、胃、肺经。

【功效】利水渗湿，健脾止泻，除痹，排脓，解毒散结。

【应用】

1. 用于水肿、脚气、小便不利。本品甘补淡渗，功似茯苓，有利水渗湿的作用，又有健脾补中的功效，对脾虚湿滞者尤为适宜。

2. 用于脾虚泄泻。一般不单用，多炒黄后与其他健脾止泻药配伍。

3. 用于湿痹拘挛。本品能渗湿除痹，缓和筋脉拘挛，常用治湿痹筋脉拘挛疼痛，可与独活、苍术等配伍。

4. 用于肺痈、肠痈。本品可清肺肠之热，排脓消痈。治肺痈，常与冬瓜仁、桃仁等配伍；治肠痈，常与败酱草、牡丹皮等配伍。

【用法用量】煎服，9 ~ 30 g；清利湿热宜生用，健脾止泻宜炒用。本品力缓，用量宜大。除入汤、丸、散剂外，亦可作粥食用，为食疗佳品。

【用药注意】本品力缓，宜多服久服。脾虚无湿、大便燥结者及孕妇慎服。

【贮藏】置通风干燥处，防蛀。

【知识链接】

药食同源——薏苡仁

薏苡仁营养价值很高，被誉为“世界禾本科植物之王”及“生命健康之禾”。食用本品能健脾消食、清暑利湿，适用于久病体虚、脾虚腹泻、病后恢复期患者，长期服用有养颜美容、益寿延年、抗衰老的效果。

（二）利尿通淋药

凡以利尿通淋为主要功效，常用以治疗各种淋证的药物，称为利尿通淋药。适用于热淋小便短赤，尿道灼热涩痛，或有尿血，或尿中有砂石，或小便混浊等证。

车前子 Cheqianzi

始载于《神农本草经》

【来源】为车前科植物车前或平车前的干燥成熟种子。夏、秋二季种子成熟时采收果穗，晒干，搓出种子，除去杂质。

【性味归经】甘，寒。归肝、肾、肺、小肠经。

【功效】清热利尿通淋，渗湿止泻，明目，祛痰。

【应用】

1. 用于热淋、水肿。本品清热利水作用较强，善治膀胱湿热之小便淋沥涩痛及水湿内停之水肿、小便不利，轻者单用即效，或与川木通、滑石等配伍，如八正散。

2. 用于暑湿泄泻。本品甘寒滑利，善利水湿，分清浊则止泻，利小便以实大便。

3. 用于各种目疾。治肝火上炎之目赤涩痛、目暗昏花、翳障等目疾，可与决明子、菊花等配伍。

4. 用于痰热咳嗽。多与清肺化痰药同用。

【用法用量】煎服，9～15 g；宜布包煎。

【用药注意】本品甘寒滑利，利水而伤正气，故阳气下陷、肾虚遗精及内无湿热者禁服；车前子包煎时，布不宜包得过紧，以免车前子在煎煮膨胀后，有效成分的析出受影响，疗效降低。

【贮藏】置通风干燥处，防潮。

【知识链接】

附药：车前草

车前草为车前科植物车前或平车前的干燥全草。夏季采挖，除去泥沙，晒干。具有清热利尿通淋、祛痰、凉血、解毒等功效。用于热淋涩痛、水肿尿少、暑湿泄泻、痰热咳嗽、吐血衄血、痈肿疮毒等。其功效与车前子相似，必要时可以代替车前子，不过它的作用要缓和一些。

滑石 Huashi

始载于《神农本草经》

【来源】为硅酸盐类矿物滑石族滑石，主含含水硅酸［$Mg_3(Si_4O_{10})(OH)_2$］。采挖后，除去泥沙和杂石。

【性味归经】甘、淡，寒。归膀胱、肺、胃经。

【功效】利尿通淋，清热解暑；外用祛湿敛疮。

【应用】

1. 用于热淋、石淋。本品性寒而滑，能清泻膀胱湿热而通利水道，常用于治疗各种湿热淋证，尤宜于石淋（尿路结石）。症见小便不利，淋沥涩痛或尿见砂石，常与车前子等配伍，如八正散、滑石散等。

2. 用于暑湿、湿温。本品甘淡而寒，能利水湿、解暑热，善治暑热烦渴、小便短赤、湿温初起及暑温夹湿等证，常与其他清热解暑药同用，如六一散。

3. 用于湿疮、湿疹、痱子。一般外用，有清热收涩的作用，可单用或复方配伍，如各种爽身粉。

【用法用量】煎服，10～20 g；宜先煎或包煎。外用适量。

【用药注意】本品寒滑清利，故脾气虚、精滑及热病伤津者及孕妇忌服。

【贮藏】置干燥处。

川木通 Chuanmutong

始载于《神农本草经》

【来源】为毛茛科植物小木通或绣球藤的干燥藤茎。春、秋二季采收，除去粗皮，晒干，或趁鲜切厚片，晒干。

【性味归经】苦，寒。归心、小肠、膀胱经。

【功效】利尿通淋，清心除烦，通经下乳。

【应用】

1. 用于热淋、水肿、心烦尿赤、口舌生疮。本品上清心经之火，下泄小肠之热，能引湿热之邪从小便排出。用治湿热淋证及心火上炎之口舌生疮，或心火下移小肠之心烦尿赤等。

2. 用于经闭、乳汁不通。常与王不留行等通络下乳药同用。

【用法用量】煎服，3 ~6 g；或入丸散。

【用药注意】内无湿热、脾胃虚寒与体弱者慎服，孕妇忌服。

【贮藏】置通风干燥处，防潮。

【知识链接】

附药：木通、关木通

木通为木通科植物木通、三叶木通或白木通的干燥藤茎，其性味归经、功效、应用、用法用量等与川木通相同。

关木通为马兜铃科植物东北马兜铃的藤茎，性味功效同川木通。关木通含化学成分马兜铃酸 A、B、D，马兜铃酸苷及马兜铃酸 D 甲醚等。马兜铃酸及其代谢产物具有肾脏毒性，过量会引起急性肾功能衰竭，甚至死亡。2003 年 4 月 1 日，国家药品监督管理局印发《关于取消关木通药用标准的通知》，决定取消关木通的药用标准。《中国药典》自 2005 年版起已不再收载关木通、广防己、青木香三个品种（均含马兜铃酸）。

海金沙 Haijinsha

始载于《嘉佑本草》

【来源】为海金沙科植物海金沙的干燥成熟孢子。秋季孢子未脱落时采割藤叶，晒干，搓揉或打下孢子，除去藤叶。

【性味归经】甘、咸，寒。归膀胱、小肠经。

【功效】清利湿热，通淋止痛。

【应用】用于各种淋证。本品甘淡而寒，善通水道，清泄膀胱、小肠湿热。功专利尿通淋，缓解尿道疼痛，为治小便淋沥涩痛的常用药。用于各种淋证，尤善治石淋。

【用法用量】煎服，6～15 g；因质地轻浮，宜布包煎。

【用药注意】本品甘淡渗利，故阴虚者慎服。

【贮藏】置干燥处。

（三）利胆退黄药

凡以清热利湿、利胆退黄为主要功效，常用以治疗湿热黄疸证的药物，称为利胆退黄药。适用于湿热黄疸、淋证，亦可用于湿疮痈肿等证。

茵陈 Yinchen

始载于《神农本草经》

【来源】为菊科植物滨蒿或茵陈蒿的干燥地上部分。春季幼苗高6～10 cm时采收或秋季花蕾长成至花初开时采割，除去杂质和老茎，晒干。春季采收的习称“绵茵陈”，秋季采割的习称“花茵陈”。

【性味归经】苦、辛，微寒。归脾、胃、肝、胆经。

【功效】清利湿热，利胆退黄。

【应用】

1. 用于黄疸。本品苦寒降泄，善清利脾胃肝胆湿热，使之从小便而出，为治黄疸之要药，无论阳黄还是阴黄，均可配伍应用。常与大黄、栀子等清热泻火药配伍，以治阳黄，如茵陈蒿汤；常与附子、干姜等温里散寒药配伍，以治阴黄，如茵陈四逆汤。

2. 用于湿温暑湿，湿疹湿疮及流黄水。可内服或外敷。

【用法用量】煎服，6～15 g。外用适量，煎汤熏洗。

【用药注意】本品微寒苦泄，故脾胃虚寒、血虚萎黄者慎服。

【贮藏】置阴凉干燥处，防潮。

【知识链接】

黄疸的中医辨证证型

黄疸是以目黄、身黄、尿黄为主症的病证。多由感受外邪或饮食不节，脾胃受损，湿邪内阻中焦，影响肝胆，胆汁不循常道，渗入血液，溢于肌肤所致。其中湿热内蕴所致者为阳黄，寒湿内侵所致者为阴黄。

金钱草 Jinqiancao

始载于《本草纲目拾遗》

【来源】为报春花科植物过路黄的干燥全草。夏、秋二季采收，除去杂质，晒干。

【性味归经】甘、咸，微寒。归肝、胆、肾、膀胱经。

【功效】利湿退黄，利尿通淋，解毒消肿。

【应用】

1. 用于湿热黄疸。本品既可清肝胆之火，又能除下焦湿热，治湿热黄疸，常与茵陈、栀子、虎杖等配伍。

2. 用于石淋、热淋。本品善排石，又具利尿通淋之功，为治疗石淋之要药，常与海金沙、鸡内金等药配伍，如二金排石汤。

3. 用于痈肿疔疮、蛇虫咬伤。可用鲜品捣烂取汁饮，并以渣外敷。

【用法用量】煎服，15～60 g；鲜品加倍。外用适量，捣敷。

【用药注意】本品微寒，故脾胃虚寒者慎服。外用鲜品熏洗，有引起接触性皮炎的报道。

【贮藏】置干燥处。

虎杖 Huzhang

始载于《名医别录》

【来源】为蓼科植物虎杖的干燥根茎和根。春、秋二季采挖，除去须根，洗净，趁鲜切短段或厚片，晒干。

【性味归经】微苦，微寒。归肝、胆、肺经。

【功效】利湿退黄，清热解毒，散瘀止痛，止咳化痰。

【应用】

1. 用于湿热黄疸。本品苦寒，善于清泄中焦湿热，祛除肝胆瘀滞，为治湿热黄疸之良药。

2. 用于烫伤、痈疮、毒蛇咬伤。本品有清热解毒之功效，可用于治疗烫伤、痈疮、毒蛇咬伤等。

3. 用于血瘀经闭、跌打损伤。本品善活血祛瘀以通经，通利经络以定痛，可用于治疗血瘀经闭、跌打损伤等。

4. 用于肺热咳嗽。本品既可止咳化痰，又可清热解毒，对于咳嗽，尤其是肺热咳嗽有良好疗效，可单用或与清热止咳药同用。

【用法用量】煎服，9～15 g。外用适量，制成煎液或油膏涂敷。

【用药注意】本品有活血祛瘀之功，故孕妇慎用。

【贮藏】置干燥处，防霉，防蛀。

拓展学习

一、请查找资料，完成利水渗湿药（利水消肿药、利尿通淋药、利胆退黄药）简表（见表2－6－1、表2－6－2、表2－6－3）

表2－6－1　　利水消肿药简表

药名	性味归经	功效	应用	用法用量
香加皮				

续表

药名	性味归经	功效	应用	用法用量
冬瓜皮				
冬瓜子				
玉米须				

表 2-6-2　利尿通淋药简表

药名	性味归经	功效	应用	用法用量
通草				
瞿麦				
萹蓄				
地肤子				
冬葵子				
灯心草				
石韦				
革薢				

表 2-6-3　利胆退黄药简表

药名	性味归经	功效	应用	用法用量
垂盆草				

二、完成利水渗湿药的总结并画出思维导图

（班级内分组，小组以思维导图形式共同完成对本任务学习的总结。先由各小组成员内部讲解展示，然后各小组选派代表做班级讲解展示。）

目标测验

一、单项选择题

1. 既能利水通淋，又能杀虫止痒的药物是（　　）。

A. 茯苓　　B. 石韦　　C. 通草
D. 萹蓄　　E. 金钱草

2. 治水肿日久脾肾阳虚者，用利水渗湿药必须配用的药物是（　　）。

A. 益脾滋肾药　　B. 温补脾肾药　　C. 健脾利水药
D. 温肾壮阳药　　E. 健脾消食药

3. 下列（　　）属于通草的功效应用范围。

A. 产后乳汁不多　　B. 风寒湿痹证　　C. 湿阻中焦证
D. 寒湿泄泻证　　E. 湿热黄疸证

4. 治膏淋常用的药物是（　　）。

A. 石韦　　B. 车前草　　C. 金钱草
D. 萆薢　　E. 通草

5. 车前子除利水通淋外，还能（　　）。

A. 通经下乳　　B. 除湿和胃　　C. 散寒祛湿
D. 清肝清肺　　E. 利胆退黄

6. 车前子入煎剂宜（　　）。

A. 包煎　　B. 后下　　C. 另煎
D. 先煎　　E. 烊化

7. 善治石淋的药物是（　　）。

A. 金钱草　　B. 车前子　　C. 滑石
D. 木通　　E. 虎杖

8. 下列除（　　）外均是车前子的功效。

A. 清热利尿通淋　　B. 明目　　C. 祛痰
D. 宣肺止咳　　E. 渗湿止泻

二、综合分析题

某女，55 岁。症见尿中有砂石，排尿涩痛，或排尿时突然中断，尿道窘迫疼痛，少腹拘急，往往突发，一侧腰腹绞痛难忍，甚则牵及外阴，尿中带血，舌红，苔薄黄，脉弦或数。

1. 通过中医辨证论治，最宜选用的药物是（　　）。

A. 金钱草　　B. 木通　　C. 虎杖
D. 车前子　　E. 薏苡仁

2. 所选药物的正确用法是（　　）。

A. 冲服　　B. 煎服　　C. 泡服
D. 熬膏　　E. 烊化

3. 治上述病证宜选择的最佳配伍药物是（　　）。

A. 党参　　B. 海金沙　　C. 黄芪
D. 茵陈　　E. 虎杖

4. 下列（　　）不是该药物的功效应用范围。

A. 湿热黄疸　　B. 石淋　　C. 毒蛇咬伤
D. 肾虚遗尿　　E. 热淋

任务七　温里药

学习目标

知识目标

1. 掌握温里药的概念、功效、配伍和用药注意。
2. 掌握常用温里药的来源、性味归经、功效和临床应用。
3. 熟悉常用温里药的用法用量和用药注意。
4. 了解常用温里药的不良反应和贮藏要求。

能力目标

1. 能够正确运用温里药中药专业知识，具备从事中药饮片调剂、零售、养护等工作的职业能力。
2. 培养温里药的药学服务专业能力，能够熟练地开展药学服务活动。

任务引入

患者李某，男，24 岁。淋雨后感冒，感冒痊愈后仍咳吐清稀痰水半月有余，夜间尤甚。《伤寒论》有云："病痰饮者，当以温药和之。"

【议一议】

1. 该患者感冒痊愈后为何仍咳吐清稀痰水半月有余?

2. 哪味温里药具有“温肺化饮”的功效?

相关知识

一、温里药基本知识

（一）概念

凡能温里祛寒，治疗里寒证的药物，称为温里药。

（二）功效

温里药多味辛而性温热，主要功效为温里祛寒。长于走脏腑而温散内里之寒邪，或温煦脏腑之阳气，个别药物还能助阳、回阳。故常用于治疗里寒证，尤以里实寒证为主。部分药物还可用于治疗虚寒证、亡阳证。

本类药物根据其归经的不同，又具有温中、温肺、暖肝、温肾、温心阳等具体功效。常用于治疗脾胃寒证、肺寒痰饮证、寒凝肝经证、肾阳亏虚证、心肾阳虚证等多种里寒证。

（三）配伍

使用温里药应根据不同证候进行适当的选择与配伍。

1. 外寒入里，表寒未解，常与发散风寒药配伍。
2. 寒凝经脉，气滞血瘀，常与行气活血药配伍。
3. 寒湿内蕴，常与健脾化湿药配伍。
4. 亡阳气脱，常与大补元气药配伍。

（四）用药注意

1. 温里药多辛热燥烈，易伤阴动火，故热证及阴虚证忌用。
2. 患者素体阴虚或失血，虽患寒证，不宜过剂，以免重伤其阴，寒去热生，或致动血。
3. 部分药物有毒性，孕妇禁用或慎用；且应注意其炮制方法、剂量及用法等，确保用药安全。

【知识链接】

药食两用

我国传统烹饪善用各类香料增味提香，而这些香料中有很大一部分属于中药里的温里药、理气药、化湿药、解表药等。如肉桂、干姜、丁香、小茴香、八角茴香、胡椒和花椒等，均属药食两用物质，既属于治病的温里药，又属于可食用的香料。

二、常用温里药

附子 Fuzi

始载于《神农本草经》

【来源】为毛茛科植物乌头的子根的加工品。6月下旬至8月上旬采挖，除去母根、须根及泥沙，习称“泥附子”。加工炮制为盐附子、黑顺片、白附片等。

【性味归经】辛、甘，大热；有毒。归心、肾、脾经。

【功效】回阳救逆，补火助阳，散寒止痛。

【应用】

1. 回阳救逆。用于亡阳证。本品辛甘大热，为回阳救逆第一要药。治大汗、大吐、大泻之亡阳证，症见冷汗自出，肢冷脉微，常与干姜、炙甘草等配伍，如四逆汤；治亡阳兼气脱，常与大补元气之人参配伍，如参附汤。

2. 补火助阳。用于阳虚证。本品可温一身之阳，凡阳虚如肾、脾、心诸脏及卫阳虚弱均适用。治肾阳虚衰之腰膝冷痛、阳痿宫冷、夜尿频多，常与泽泻、山茱萸、熟地黄等配伍，如肾气丸；治脾肾阳虚，寒湿内停之脘腹冷痛、寒虚吐泻，常与党参、白术等配伍，如附子理中丸；治脾肾阳虚，水气内停之水肿、小便不利，常与茯苓、白术等配伍，如真武汤；治心阳不足之胸痹心痛，常与人参、桂枝等配伍。

3. 散寒止痛。用于寒痹证。本品能温经通络，驱散经络之风寒湿邪，凡风寒湿痹之周身骨节疼痛均适用，尤善治寒痹痛剧之证。治寒痹痛剧，常与桂枝、白术等配伍，如甘草附子汤；治寒凝气滞之脘腹疼痛，常与木香、延胡索等配伍。

【用法用量】煎服，3～15 g；先煎，久煎。

【用药注意】

1. 本品有毒，内服需炮制；入汤剂宜先煎、久煎，至口尝无麻感为宜；孕妇慎用。

2. 不宜与半夏、瓜蒌、瓜蒌子、瓜蒌皮、天花粉、川贝母、浙贝母、平贝母、伊贝母、湖北贝母、白蔹、白及同用。

【不良反应】内服过量，炮制、煎煮方法不当，药物配伍不合理，均可致毒性反应。

【贮藏】盐附子密闭，置阴凉干燥处；黑顺片及白附片置干燥处，防潮。

【知识链接】

附子的毒性反应及解救方法

乌头全株有毒，以根最毒，主要毒性成分为乌头碱，毒性极强，口服0.2 mg即能使人中毒，且毒性反应极为迅速，可于数分钟内出现中毒症状。1988年，国务院将生附子列入《医疗用毒性药品管理办法》进行管理，如需使用，应在医师指导下进行。

附子中毒，古时多以甘草、远志、黄连、肉桂、绿豆、黑豆等药物解之，现代多以洗胃、注射阿托品等治疗手段解之，并酌情给予催吐剂、活性炭、吸氧等对症治疗方法，必要时还需给予电击转复心律。

干姜 Ganjiang

始载于《神农本草经》

【来源】为姜科植物姜的干燥根茎。冬季采挖，除去须根和泥沙，晒干或低温干燥。趁鲜切片晒干或低温干燥者称为“干姜片”。

【性味归经】辛，热。归脾、胃、肾、心、肺经。

【功效】温中散寒，回阳通脉，温肺化饮。

【应用】

1. 温中散寒。用于脾胃寒证。本品主入脾胃而长于温中散寒，为温暖中焦之主药。凡脾胃寒证，无论外寒内侵之实证，或阳气不足之虚证均适用。治脾胃虚寒之脘腹冷痛、呕吐泄泻，常与党参、白术等配伍，如理中丸；治胃寒之脘腹冷痛、呕吐泄泻，常与高良姜配伍，如二姜丸。

2. 回阳通脉。用于亡阳证。本品能温阳守中，回阳通脉。治亡阳证之冷汗自出、肢冷脉微，常与附子相须为用，如四逆汤。

3. 温肺化饮。用于寒饮喘咳。本品能温肺散寒化饮，治寒饮停肺之喘咳、痰多清稀，常与桂枝、麻黄等配伍，如小青龙汤。

【用法用量】煎服，3～10 g。

【用药注意】本品辛热，阴虚内热者及血热妄行者忌用；孕妇慎用。

【贮藏】置阴凉干燥处，防蛀。

【知识链接】

附药：炮姜

炮姜为干姜的炮制加工品。辛，热。归脾、胃、肾经。功效为温经止血，温中止痛。常用于治疗阳虚失血、吐衄崩漏、脾胃虚寒、腹痛吐泻。

肉桂 Rougui

始载于《神农本草经》

【来源】为樟科植物肉桂的干燥树皮。多于秋季剥取，阴干。

【性味归经】辛、甘，大热。归肾、脾、心、肝经。

【功效】补火助阳，引火归元，散寒止痛，温通经脉。

【应用】

1. 补火助阳。用于肾阳亏虚证。本品能补火助阳，为治命门火衰之要药。治肾阳亏虚之阳痿宫冷、腰膝冷痛、夜尿频多等，常与附子、熟地黄、山茱萸等配伍，如肾气丸。

2. 引火归元。用于虚阳上浮证。本品能使上浮虚阳回归肾中，故曰“引火归元”。治元阳亏虚，虚阳上浮之上热下寒、眩晕目赤、虚喘等，常与五味子、人参、牡蛎等配伍。

3. 散寒止痛，温通经脉。用于经寒血滞诸痛证。本品能散寒止痛、温通经脉，凡诸病因寒因滞而得者，用此治无不效。治寒疝腹痛，常与吴茱萸、小茴香等配伍；治寒凝血滞之痛经、闭经等，常与当归、川芎等配伍，如血府逐瘀汤；治寒湿痹痛，尤以治寒痹腰痛为主，常与独活、桑寄生、杜仲等配伍，如独活寄生汤。

【用法用量】煎服，1 ~5 g；用时捣碎。

【用药注意】有出血倾向者及孕妇慎用；不宜与赤石脂同用。

【贮藏】置阴凉干燥处。

【知识链接】

类药甄选——肉桂与桂枝

肉桂为樟科植物肉桂的干燥树皮（除最外层栓皮）；桂枝为樟科植物肉桂的干燥嫩枝（带木质心）。二者均味辛、甘，归心经，能散寒止痛，温经通脉，可治寒凝血滞证及风寒湿痹证等里寒证。

不同之处在于，桂枝性轻而走上，适宜于上感风寒；肉桂性沉而入下肝肾，适宜于中下焦之里寒证。

吴茱萸 Wuzhuyu

始载于《神农本草经》

【来源】为芸香科植物吴茱萸、石虎或疏毛吴茱萸的干燥近成熟果实。8—11 月果实尚未开裂时，剪下果枝，晒干或低温干燥，除去枝、叶、果梗等杂质。

【性味归经】辛、苦，热；有小毒。归肝、脾、胃、肾经。

【功效】散寒止痛，降逆止呕，助阳止泻。

【应用】

1. 散寒止痛。本品既能散肝经之寒邪，又能疏肝气之郁滞，为治寒凝肝经诸痛证之主药。治厥阴头痛，常与生姜、人参等配伍，如吴茱萸汤；治寒疝腹痛，常与小茴香、川楝子、木香等配伍，如导气汤；治寒湿脚气，常与木瓜、紫苏叶等配伍，如鸡鸣散；治冲任虚寒，瘀血阻滞之痛经，常与桂枝、当归、川芎等配伍，如温经汤。

2. 降逆止呕。用于胃寒呕吐。本品温中散寒，降逆止呕，治中焦虚寒之脘腹胀痛，呕吐吞酸，常与人参、生姜等配伍，如吴茱萸汤。

3. 助阳止泻。用于虚寒泄泻。本品能温脾益肾，助阳止泻，为治脾肾阳虚，五更泄泻之常用药，常与补骨脂、肉豆蔻、五味子等配伍，如四神丸。

【用法用量】煎服，2 ~5 g。外用适量。

【用药注意】本品辛热燥烈，有小毒，故不宜多用、久服；孕妇及阴虚有热者忌用。

【不良反应】多用或久服本品可致腹痛、腹泻、恶心、呕吐等毒性反应。

【贮藏】置阴凉干燥处。

丁香 Dingxiang

始载于《雷公炮制论》

【来源】为桃金娘科植物丁香的干燥花蕾。当花蕾由绿色转红时采摘，晒干。

【性味归经】辛，温。归脾、胃、肺、肾经。

【功效】温中降逆，补肾助阳。

【应用】

1. 温中降逆。用于脾胃虚寒之呃逆、呕吐。本品温中散寒，善于降逆。治脾胃虚寒之呃逆，常与降气止呃之柿蒂配伍；治脾胃虚寒之呕吐，常与降逆止呕之半夏配伍；治脾胃虚寒之食少吐泻，常与豆蔻、人参、半夏曲等配伍，如丁香开胃丸。

本品温中散寒，又能止痛，还可治心腹冷痛，常与肉桂等配伍。

2. 补肾助阳。用于肾阳亏虚证。本品补肾助阳，治肾虚阳痿，常与附子、肉桂、小茴香等配伍。

【用法用量】煎服，1 ~ 3 g；或研末外敷。

【用药注意】本品辛温，热证及阴虚内热者忌用；不宜与郁金同用。

【贮藏】置阴凉干燥处。

【知识链接】

公丁香与母丁香

公丁香为桃金娘科植物丁香的干燥花蕾，母丁香为桃金娘科植物丁香的干燥近成熟果实。

二者功效应用皆相似，但公丁香的药效较母丁香更强，故一般选用公丁香入药。丁香气芳香浓烈，味辛辣，除可以入药外，也可食用，还可用于调味。

高良姜 Gaoliangjiang

始载于《名医别录》

【来源】为姜科植物高良姜的干燥根茎。夏末秋初采挖，除去须根和残留的鳞片，洗净，切段，晒干。

【性味归经】辛，热。归脾、胃经。

【功效】温胃止呕，散寒止痛。

【应用】温胃止呕，散寒止痛。用于脘腹冷痛、胃寒呕吐。本品既能散中焦之寒凝而止痛，又能除胃中之冷逆而止呕。治胃寒脘腹冷痛，可单用，或与炮姜相须为用；治胃寒呕吐，可单用，或与半夏、生姜等配伍。

【用法用量】煎服，3～6 g。

【贮藏】置阴凉干燥处。

小茴香 Xiaohuixiang

始载于《新修本草》

【来源】为伞形科植物茴香的干燥成熟果实。秋季果实初熟时采割植株，晒干，打下果实，除去杂质。

【性味归经】辛，温。归肝、肾、脾、胃经。

【功效】散寒止痛，理气和胃。盐小茴香（取净小茴香，照盐水炙法炒至微黄色）暖肾散寒止痛。

【应用】

1. 散寒止痛。本品适用于下焦寒凝诸痛证，为治寒疝腹痛、睾丸肿痛之要药。治寒疝腹痛，常与乌药、木香、川楝子等配伍，如天台乌药散；治睾丸偏坠，常与橘核、八角茴香等配伍；治冲任虚寒之痛经或肝经受寒之痛经、少腹冷痛，常与当归、川芎、肉桂等配伍。

2. 理气和胃。用于胃寒之脘腹胀痛、食少吐泻。本品为温中快气之药，治胃寒气滞之脘腹胀痛，常与高良姜、香附等配伍；治脾胃虚寒之脘腹胀痛、食少吐泻，常与白术、陈皮、生姜等配伍。

【用法用量】煎服，3～6 g。

【用药注意】阴虚火旺者慎用。

【贮藏】置阴凉干燥处。

拓展学习

一、请查找资料，完成温里药简表（见表2－7－1）

表2－7－1　　温里药简表

药名	性味归经	功效	应用	用法用量
八角茴香				
胡椒				

续表

药名	性味归经	功效	应用	用法用量
花椒				
荜茇				
荜澄茄				

二、完成温里药的总结并画出思维导图

（班级内分组，小组以思维导图形式共同完成对本任务学习的总结。先由各小组成员内部讲解展示，然后各小组选派代表做班级讲解展示。）

目标测验

一、单项选择题

1. 补气养血药中加入适量肉桂，其主要目的是（　　）。

A. 引火归元　B. 鼓舞气血生长　C. 散寒止痛
D. 补而不滞　E. 以上都不是

2. 具有补火助阳、温通血脉、引火归元功效的药物是（　　）。

A. 附子　B. 干姜　C. 肉桂
D. 吴茱萸　E. 桂枝

3. 治脾胃寒证，症见食少吐泻、呕吐呃逆等，宜选用的药物是（　　）。

A. 细辛　B. 丁香　C. 干姜
D. 吴茱萸　E. 黄连

4. 下列除（　　）外，均是附子的主治证。

A. 亡阳欲脱，肢冷脉微　B. 寒凝血瘀，经闭阴疽　C. 命门火衰，阳痿早泄
D. 中寒腹痛，阴寒水肿　E. 阳虚外感，寒痹刺痛

5. 患者王某，女，63 岁。平素脾胃寒，进食喜温热，近一个月自觉胃脘冷痛加重，不欲饮食，时有呕吐，呕吐物清稀量少。宜选用的药物是（　　）。

A. 高良姜　　B. 肉桂　　C. 吴茱萸
D. 附子　　E. 佛手

6. 治寒疝疼痛，睾丸偏坠疼痛，宜选用的药物是（　　）。
A. 肉桂　　B. 沉香　　C. 小茴香
D. 丁香　　E. 吴茱萸

7. 元气大亏，阳气暴脱，亡阳与气脱并见，应选（　　）药对。
A. 附子、黄芪　　B. 附子、人参　　C. 白术、附子
D. 附子、干姜　　E. 附子、肉桂

8. 具有助阳止泻作用的药物是（　　）。
A. 丁香　　B. 干姜　　C. 花椒
D. 小茴香　　E. 吴茱萸

9. 丁香的功效是（　　）。
A. 散寒止痛，降逆止呕，助阳止泻
B. 温中止痛，补火助阳，降逆止呕
C. 降逆止呕，补火助阳，纳气平喘
D. 温中降逆，散寒止痛，温肾助阳
E. 温胃降逆，温肾纳气，助阳止泻

10. 治中焦虚寒之呕吐吞酸，生姜常配伍的药物是（　　）。
A. 丁香　　B. 干姜　　C. 花椒
D. 小茴香　　E. 吴茱萸

二、综合分析题

某男，75 岁。平时体弱多病，几日前天气突然变冷后，症见畏寒肢冷，口唇青紫，咳嗽咳痰清稀量多，不能平卧，肢体浮肿，现神志不清，四肢厥冷，脉微欲绝，遍身汗出。

1. 通过中医辨证论治，宜选用的药物是（　　）。
A. 人参　　B. 附子　　C. 黄芪
D. 吴茱萸　　E. 生地黄

2. 所选药物的正确用法是（　　）。
A. 冲服　　B. 后下　　C. 先煎
D. 包煎　　E. 泡服

3. 治上述病证宜选择的最佳配伍药物是（　　）。
A. 黄芪　　B. 麦冬　　C. 人参
D. 炮姜　　E. 干姜

4. 下列不宜与该药物配伍使用的是（　　）。
A. 莱菔子　　B. 五灵脂　　C. 赤石脂
D. 半夏　　E. 乌药

任务八 理气药

学习目标

知识目标

1. 掌握理气药的概念、功效、配伍和用药注意。
2. 掌握常用理气药的来源、性味归经、功效和临床应用。
3. 熟悉常用理气药的用法用量和用药注意。
4. 了解常用理气药的不良反应和贮藏要求。

能力目标

1. 能够正确运用理气药中药专业知识，具备从事中药饮片调剂、零售、养护等工作的职业能力。
2. 培养理气药的药学服务专业能力，能够熟练地开展药学服务活动。

任务引入

患者黄某，女，27 岁。与家人关系紧张，时常因琐事争吵，进而情绪低落或郁怒。近一个月，自觉乳房胀痛，两侧胁肋胀痛，疲劳头痛，胃口不佳。

【议一议】

1. 请根据以上案例进行辨证。
2. 该患者可以选用哪类药物进行治疗？
3. 使用该类药物有何注意事项？

相关知识

一、理气药基本知识

（一）概念

凡能调理气机，治疗气滞证或气逆证的药物，称为理气药，又谓行气药。行气力强者，亦可称为破气药。

（二）功效

理气药多辛香苦温，主归脾、肝、肺经。主要功效为理气健脾、疏肝解郁、宽胸理气、行气止痛、降逆止呕、止呃平喘。

理气药常用于治疗脾胃气滞、肝气郁滞及肺气壅滞等证。

（三）配伍

使用理气药时，应根据病证的部位和病机的不同，选择适宜的药物进行配伍。

1. 脾胃气滞兼寒湿困脾者，常与温中燥湿药配伍；兼有食积不化者，常与消食导滞药配伍；兼有脾胃虚弱者，常与补脾益气药配伍；兼有湿浊中阻者，常与化湿药配伍。

2. 肝郁气滞兼寒凝肝脉者，常与散寒暖肝药配伍；兼有肝血不足者，常与养血柔肝药配伍。

3. 肺气壅滞兼外邪客肺者，常与宣肺解表药配伍；兼有痰饮阻肺者，常与化痰止咳药配伍；兼有肾虚喘咳者，常与补益肺肾、纳气平喘药配伍。

（四）用药注意

1. 本类药物辛散温燥，易耗气伤阴，故气虚阴亏者慎用。

2. 作用峻猛的破气药易耗气伤胎，故孕妇慎用。

3. 本类药物气多芳香，含挥发性成分，入汤剂一般不宜久煎，以免挥发性有效成分耗散，影响疗效。

二、常用理气药

陈皮 Chenpi

始载于《神农本草经》

【来源】为芸香科植物橘及其栽培变种的干燥成熟果皮。药材分为“陈皮”和“广陈皮”。采摘成熟果实，剥取果皮，晒干或低温干燥。

【性味归经】苦、辛，温。归肺、脾经。

【功效】理气健脾，燥湿化痰。

【应用】

1. 用于脾胃气滞。本品性温，作用温和，长于理气健脾，凡脾胃气滞证皆可选用。治寒湿中阻，脾胃气滞之脘腹胀闷，常与苍术、厚朴等配伍，如平胃散；治中焦气滞，胃失和降之呕恶，常与生姜配伍，如橘皮汤。

2. 用于咳嗽痰多。本品辛散温通，能行能降，既能燥湿化痰，又能宣降肺气，为治痰之要药。治湿痰咳嗽，常与半夏配伍，如二陈汤；治寒痰咳嗽，常与干姜、细辛等配伍。

【用法用量】煎服，3～10 g。

【用药注意】本品辛散苦燥而温，能助热伤津，故舌红少津、内有实热者慎服。

【贮藏】置阴凉干燥处，防霉，防蛀。

【知识链接】

国家级非物质文化遗产——新会陈皮

陈皮，即橘皮，陈化时间越久，价值越高，故称“陈皮”。古语有云“一两陈皮一两金，百年陈皮胜黄金”。

陈皮以广东所产为佳，而“广陈皮”又以新会陈皮为上品，故清代大医师叶天士所开处方“二陈汤”中，特别写明“新会皮”。其炮制技艺流程包含采摘、开皮、反皮、翻皮、晒制、陈化，形成“三年育苗、三年挂果、三批采收、三个品种、三瓣开皮、三年晒皮、三级分皮、三年陈化、长久贮存”的独具地方特色的炮制技艺，并以口手相传的方式延续至今。

2021 年，新会陈皮炮制技艺（中药炮制技艺）入选第五批国家级非物质文化遗产代表性项目名录。

青皮 Qingpi

始载于《本草图经》

【来源】为芸香科植物橘及其栽培变种的干燥幼果或未成熟果实的果皮。5—6 月收集自落的幼果，晒干，习称“个青皮”；7—8 月采收未成熟的果实，在果皮上纵剖成四瓣至基部，除尽瓤瓣，晒干，习称“四花青皮”。

【性味归经】苦、辛，温。归肝、胆、胃经。

【功效】疏肝破气，消积化滞。

【应用】

1. 用于肝郁气滞。本品辛散温通，苦泄下行，药性峻烈，作用力强，长于行气疏肝，破气散结。治肝郁气滞之胸胁胀痛，常与柴胡、郁金等配伍；治肝郁气滞之乳痈肿痛、乳房胀痛或结块，常与瓜蒌、蒲公英等配伍；治疝气肿痛，常与乌药、小茴香等配伍。

2. 用于食积气滞。本品行散降泄，有消积化滞之功。治食积气滞，脘腹胀痛，常与枳实、槟榔等配伍。

【用法用量】煎服，3 ~ 10 g。醋炙疏肝止痛力增强。

【用药注意】本品辛散苦泄，性烈耗气，故气虚津伤者慎服。

【贮藏】置阴凉干燥处。

【知识链接】

类药甄选——陈皮与青皮

陈皮与青皮均可行气消胀利膈，均可治痰湿，积食壅滞中脘或脾胃气滞之胸脘胀痛，不思饮食等。

不同之处在于，陈皮性缓而调气，味辛微苦而偏升，主理脾肺之气；青皮性猛而破气，苦辛性烈而沉降，主理肝胆之气。

枳实 Zhishi

始载于《神农本草经》

【来源】为芸香科植物酸橙及其栽培变种或甜橙的干燥幼果。5—6 月收集自落的果实，除去杂质，自中部横切为两半，晒干或低温干燥，较小者直接晒干或低温干燥。

【性味归经】苦、辛、酸，微寒。归脾、胃经。

【功效】破气消积，化痰散痞。

【应用】

1. 用于肠胃气滞。本品辛散苦降，气锐性猛，作用力强，善行中焦之气，破气散结，消除痞满，为破气消痞之要药。治饮食积滞，湿热蕴结之脘腹痞满胀痛、泻痢、便秘等，常与六神曲、大黄等配伍，如枳实导滞丸。

2. 用于胸痹、结胸。本品破气化痰，为消痞除满之要药。治痰阻气滞之胸痹、结胸，常与黄连、半夏、人参等配伍，如枳实消痞丸。

【用法用量】煎服，3 ~ 10 g；大剂量可用至 15 g；炒后性较平和。外用适量，研末调涂或炒热熨。

【用药注意】本品破气，故脾胃虚弱者及孕妇慎用。

【贮藏】置阴凉干燥处，防蛀。

【知识链接】

附药：枳壳

枳壳与枳实来源相同，即芸香科植物酸橙及其栽培变种或甜橙，枳壳为其接近成熟果实的果皮，枳实为其幼果。二者皆苦辛，均能行气除满、化痰消积，治脾胃气滞及痰阻胸痞。

不同之处在于，枳实性猛，苦泄破气，长于消积除痞导滞，积滞痞闷便秘多用；而枳壳性缓，偏于理气，长于开胸宽中消胀，气滞胸满腹胀多用。

木香 Muxiang

始载于《神农本草经》

【来源】为菊科植物木香的干燥根。秋、冬二季采挖，除去泥沙和须根，切段，大的再纵剖成瓣，干燥后撞去粗皮。

【性味归经】辛、苦，温。归脾、胃、大肠、三焦、胆经。

【功效】行气止痛，健脾消食。

【应用】

1. 用于脾胃气滞。本品具有良好的行气止痛作用，为治气滞胀痛之要药。治脾胃气滞之胸胁脘腹胀满、食积不消、不思饮食，常与砂仁配伍，如木香调气散。

2. 用于肝郁气滞。治肝郁气滞之胸胁胀痛并见黄疸、胆石证、胆绞痛等，常与茵陈、郁金等配伍。

3. 用于泻痢后重。治大肠气滞之泻痢，里急后重，常与黄连配伍，如香连丸。

【用法用量】煎服，3 ~ 6 g。生用行气力强，煨用行气力缓而多用于止泻。

【用药注意】本品辛温香燥，能伤阴助火，故阴虚火旺者慎服。

【贮藏】置干燥处，防潮。

香附 Xiangfu

始载于《名医别录》

【来源】为莎草科植物莎草的干燥根茎。秋季采挖，燎去毛须，置沸水中略煮或蒸透后晒干，或燎后直接晒干。

【性味归经】辛、微苦、微甘，平。归肝、脾、三焦经。

【功效】疏肝解郁，理气宽中，调经止痛。

【应用】

1. 用于肝郁气滞。本品为疏肝解郁、行气止痛之要药，治肝气郁结之胁肋胀痛，寒凝气滞、肝气犯胃之胃脘疼痛、寒疝腹痛，及气、血、火、痰、湿、食六郁之胸膈痞满、脘腹胀痛等证，常为方中主药。

2. 用于月经不调、经闭痛经。本品为妇科调经之要药，善治肝郁气滞之月经不调、经闭痛经、乳房胀痛等，被李时珍誉为“气病之总司，妇科之主帅”。

3. 用于脾胃气滞证。治脾胃气滞之脘腹胀痛，常与高良姜配伍，如良附丸。

【用法用量】煎服，6 ~ 10 g。醋炙止痛力增强。

【用药注意】本品辛温助热，故阴虚血热、气虚下陷或气虚无滞者慎服。

【贮藏】置阴凉干燥处，防蛀。

【知识链接】

类药甄选——木香与香附

木香与香附均为辛香理气止痛之常用药，但二者各有所长。

木香辛香温燥，善调肠胃气滞，且可健脾消食，对肠胃食积气滞之脘腹胀痛、便秘或泻痢后重等证功效显著，煨木香又可止泻。

香附辛香性平，善调肝气郁滞，并能调经止痛，多用于肝郁不舒之胁肋胀痛、月经不调等证。

沉香 Chenxiang

始载于《名医别录》

【来源】为瑞香科植物白木香含有树脂的木材。全年均可采收，割取含树脂的木材，除去不含树脂的部分，阴干。

【性味归经】辛、苦，微温。归脾、胃、肾经。

【功效】行气止痛，温中止呕，纳气平喘。

【应用】

1. 用于胸腹胀闷疼痛。本品辛香性温，能散寒行气而止痛，治寒凝气滞之胸腹胀痛，常与木香、乌药等配伍，如沉香四磨汤；治脾胃虚寒之脘腹冷痛，常与肉桂、干姜等配伍，如沉香桂附丸。

2. 用于胃寒呕吐呃逆。本品能散胃寒、降胃气，治寒邪犯胃或脾胃虚寒之呕吐清水、呃逆等证，常与丁香、白豆蔻、柿蒂等配伍。

3. 用于肾虚气逆喘急。本品辛温，入肾经，既能温肾散寒以纳气，又能苦泄降逆而平喘，治肾虚之气逆喘急，常与肉桂、附子、补骨脂等补肾壮阳药配伍，如黑锡丹。

【用法用量】煎服，1～5 g，后下。

【用药注意】本品辛温助热，故阴虚火旺及气虚下陷者慎服。

【贮藏】密闭，置阴凉干燥处。

乌药 Wuyao

始载于《本草拾遗》

【来源】为樟科植物乌药的干燥块根。全年均可采挖，除去细根，洗净，趁鲜切片，晒干，或直接晒干。

【性味归经】辛，温。归肺、脾、肾、膀胱经。

【功效】行气止痛，温肾散寒。

【应用】

1. 用于寒凝气滞。本品上入脾肺，具宣畅气机、温散寒邪、行气止痛之功，治寒凝气滞之胸腹胁肋闷痛、寒疝腹痛、经寒腹痛，常与木香、高良姜等配伍，如天台乌药散。

2. 用于遗尿、尿频。本品下达肾与膀胱，能温肾散寒、除膀胱冷气、缩尿止遗，治肾阳不足，膀胱虚冷之遗尿、尿频，宜与益智仁等温肾助阳药配伍，如缩泉丸。

【用法用量】煎服，6～10 g。

【用药注意】本品辛温香散，能耗气伤阴，故气阴不足或有内热者慎服。

【贮藏】置阴凉干燥处，防蛀。

荔枝核 Lizhihe

始载于《本草衍义》

【来源】为无患子科植物荔枝的干燥成熟种子。夏季采摘成熟果实，除去果皮和肉质假种皮，洗净，晒干。

【性味归经】甘、微苦，温。归肝、肾经。

【功效】行气散结，祛寒止痛。

【应用】

1. 用于寒疝腹痛、睾丸肿痛。本品既能祛寒止痛，又能行气散结，善行血中之气，治寒凝肝脉，肝气郁结之寒疝腹痛、睾丸肿痛，常与小茴香、吴茱萸、橘核等配伍。

2. 用于肝胃不和。本品甘温，能行气散寒止痛，对于肝胃不和之胃脘疼痛、妇女痛经、产后腹痛等均有较好疗效。

【用法用量】煎服，5～10 g。
【用药注意】本品苦泄温通，能耗气助热，故气虚或有内热者慎服。
【贮藏】置干燥处，防蛀。

拓展学习

一、请查找资料，完成理气药简表（见表2－8－1）

表2－8－1　理气药简表

药名	性味归经	功效	应用	用法用量
大腹皮				
檀香				
川楝子				
青木香				
佛手				
玫瑰花				
薤白				
柿蒂				

二、完成理气药的总结并画出思维导图

（班级内分组，小组以思维导图形式共同完成对本任务学习的总结。先由各小组成员内部讲解展示，然后各小组选派代表做班级讲解展示。）

目标测验

一、单项选择题

1. 香附除能疏肝行气外，还能（　　）。

A. 温肾纳气　　B. 调经止痛　　C. 散结消滞
D. 燥湿化痰　　E. 健脾止泻

2. 木香的功效是（　　）。

A. 行气止痛　　B. 理气健脾　　C. 消积除痞
D. 理气散结　　E. 消食导滞

3. 常与化痰止咳药配伍，治咳嗽痰多的理气药是（　　）。

A. 枳实　　B. 木香　　C. 陈皮
D. 香附　　E. 黄芪

4. 味苦性寒的理气药是（　　）。

A. 枳实　　B. 乌药　　C. 川楝子
D. 香附　　E. 黄芩

5. 枳实治食积停滞之痞满胀痛，是因其具（　　）之功。

A. 化痰除痞　　B. 破气消积　　C. 通阳散结
D. 健脾消食　　E. 活血化瘀

6. 陈皮适用于（　　）。

A. 风寒咳嗽　　B. 阴虚咳嗽　　C. 湿痰咳嗽
D. 肺燥咳嗽　　E. 水饮证

7. 香附调经，适用于（　　）所致的月经不调。

A. 气血虚亏　　B. 气滞血瘀　　C. 寒凝血滞
D. 肝气郁结　　E. 以上均可

8. 具有破气消积、化痰除痞之功效，为消痞除满要药的是（　　）。

A. 厚朴　　B. 木香　　C. 枳实
D. 大黄　　E. 香附

二、综合分析题

某女，25 岁。症见月事不调，精神抑郁，情绪不宁，胸部满闷，胁肋胀痛，痛无定处，脘闷嗳气，不思饮食，大便不调。苔薄腻，脉弦。

1. 通过中医辨证论治，最宜选用的药物是（　　）。

A. 人参　　B. 枳实　　C. 香附

D. 荔枝核　　E. 木香

2. 所选药物的正确用法是（　　）。

A. 冲服　　B. 煎服　　C. 榨汁

D. 泡服　　E. 烊化

3. 治上述病证宜选择的最佳配伍药物是（　　）。

A. 车前子　　B. 枳壳　　C. 山楂

D. 延胡索　　E. 大黄

4. 下列不是该药物功效应用范围的是（　　）。

A. 肝郁气滞胁痛　　B. 肝气郁滞之月经不调，痛经

C. 脾胃气滞证之脘腹胀痛　　D. 肾虚喘证

E. 肝气郁滞之乳房胀痛

任务九　消食药

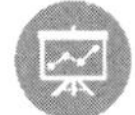

学习目标

知识目标

1. 掌握消食药的概念、功效、配伍和用药注意。
2. 掌握常用消食药的来源、性味归经、功效和临床应用。
3. 熟悉常用消食药的用法用量和用药注意。
4. 了解常用消食药的不良反应和贮藏要求。

能力目标

1. 能够正确运用消食药中药专业知识，具备从事中药饮片调剂、零售、养护等工作的职业能力。
2. 培养消食药的药学服务专业能力，能够熟练地开展药学服务活动。

任务引入

患者张某，女，23岁。过节期间参加家庭聚餐，进食大量油腻食物后突感脘腹胀满疼痛，伴嗳腐吞酸、恶心呕吐。

【议一议】

1. 请根据以上案例进行辨证。
2. 该患者可选用哪类药物进行治疗？
3. 使用该类药物有何注意事项？

相关知识

一、消食药基本知识

（一）概念

凡能消积导滞，促进消化，治疗饮食积滞证的药物，称为消食药。

（二）功效

消食药多味甘性平，主归脾、胃经。主要功效为消食化积、开胃和中。

消食药常用于治疗饮食不节，或暴饮暴食，或素体脾胃虚弱之饮食积滞证，症见脘腹胀闷、嗳气吞酸、恶心呕吐、大便失常等。

（三）配伍

饮食积滞之证，常有兼证，临床用药时，应根据不同病情，选取适当药物配伍应用。

1. 兼有气滞者，常与理气药配伍，以行气导滞。
2. 兼有脾虚者，常与健脾益胃药配伍，以健脾消积。
3. 若积而化热，常与苦寒攻下药配伍，以泻热化积。
4. 兼有湿阻中焦者，常与芳香化湿药配伍，以化湿醒脾、消食开胃。
5. 兼有脾胃虚寒者，常与温里药配伍，以温运脾阳、散寒消食。

（四）用药注意

部分消食药有耗气之弊，素体脾胃虚弱而常停食者，当以调养脾胃为主，不宜单用或过用消食药，以免再伤脾胃。

二、常用消食药

山楂 Shanzha

始载于《本草经集注》

【来源】为蔷薇科植物山里红或山楂的干燥成熟果实。秋季果实成熟时采收，切片，干燥。

【性味归经】酸、甘，微温。归脾、胃、肝经。

【功效】消食健胃，行气散瘀，化浊降脂。

【应用】

1. 用于肉食积滞。本品酸甘微温，善消食化积，能治各种饮食积滞，尤善消肉食积滞。单用有效，或炒焦后与焦神曲、焦麦芽配伍，合为“焦三仙”，如大山楂丸。

2. 用于血瘀气滞。本品具行气血之功，为化瘀血之要药。治气滞血瘀之心腹刺痛、胸痹心痛，常与丹参、葛根等配伍，如心可舒片；治妇女瘀血经闭，行经腹痛或产后瘀阻，可单用或与香附、三棱等配伍，如调经至宝丸。

3. 用于泻痢腹痛、疝气疼痛。本品能行气止痛，治泻痢腹痛，炒炭单用或与白术、茯苓、木香等配伍。

此外，本品对高脂血症、高血压等也有良好疗效。

【用法用量】煎服，9～12 g。生山楂长于消食散瘀，山楂炭长于收涩止泻。

【用药注意】本品味酸，故胃酸过多者忌用，脾胃虚弱而无积滞者慎用。

【贮藏】置通风干燥处，防蛀。

【知识链接】

山楂的食用禁忌

山楂具有促进胃动力、改善冠脉供血、保护心肌、降血压、抗心律失常、降血脂等作用，适合大多数人群食用，但也存在一些饮食禁忌，如：

（1）孕妇、儿童和胃酸分泌过多者、病后体虚者及患牙病者不宜食用。

（2）山楂只消不补，因此脾胃虚弱者不宜多食。

（3）儿童在牙齿发育时，如果长期吃山楂，会对牙齿健康不利，吃完山楂后需要及时漱口刷牙，以防损害牙齿。

（4）山楂片、果丹皮含有大量糖分，因此不建议糖尿病患者食用。

鸡内金 Jineijin

始载于《神农本草经》

【来源】为雉科动物家鸡的干燥沙囊内壁。杀鸡后，取出鸡肫，立即剥下内壁，洗净，干燥。

【性味归经】甘，平。归脾、胃、小肠、膀胱经。

【功效】健胃消食，涩精止遗，通淋化石。

【应用】

1. 用于食积不消、小儿疳积。本品甘平，既可消食化积，又能健运脾胃，广泛用于米面薯芋、肉食等各种食滞证。治食积不消，脘腹胀满，常与六神曲配伍，如复方鸡内金片；治小儿脾虚疳积，常与山楂、麦芽、青皮或白术、使君子等配伍，如疳积散。

2. 用于遗尿、遗精。单用或与菟丝子、桑螵蛸等配伍。

3. 用于石淋涩痛、胆胀胁痛。本品能通淋化石，治石淋涩痛，多与金钱草、海金沙等配伍；治胆胀胁痛，常与郁金、金钱草等配伍。

【用法用量】煎服，3～10 g；研末服，每次1.5～3 g。研末服效果优于煎服。

【用药注意】本品消食化积力强，故脾虚无积滞者慎服。

【贮藏】置干燥处，防蛀。

麦芽 Maiya

始载于《名医别录》

【来源】为禾本科植物大麦的成熟果实经发芽干燥的炮制加工品。将麦粒用水浸泡后，保持适宜温、湿度，待幼芽长至约 5 mm 时，晒干或低温干燥。

【性味归经】甘，平。归脾、胃经。

【功效】行气消食，健脾开胃，回乳消胀。

【应用】

1. 用于饮食积滞。本品甘平，善消食化积，尤善消米面薯芋类淀粉性食积。治饮食积滞之脘腹胀痛，也可治脾虚食少，食后饱胀等，单用或与山楂、六神曲等配伍。

2. 用于乳房胀痛、断乳。本品可回乳消胀，用于断乳或乳汁郁积引起的乳房胀痛，可单用炒麦芽煎服。

3. 用于肝气郁滞证。本品又能疏肝解郁，还可辅助治疗肝郁胁痛、肝胃气痛等。

【用法用量】煎服，10～15 g；回乳炒用 60 g。生麦芽善消食化积，炒麦芽善回乳消胀，焦麦芽善消食止泻。

【用药注意】本品能回乳，故妇女哺乳期不宜用。

【贮藏】置通风干燥处，防蛀。

莱菔子 Laifuzi

始载于《本草衍义补遗》

【来源】为十字花科植物萝卜的干燥成熟种子。夏季果实成熟时采割植株，晒干，搓出种子，除去杂质，再晒干。

【性味归经】辛、甘，平。归肺、脾、胃经。

【功效】消食除胀，降气化痰。

【应用】

1. 用于食积气滞。本品既能消食又善行气，最宜治疗食积气滞，症见脘腹胀满疼痛、嗳气吞酸，常与山楂、六神曲、陈皮等配伍，如保和丸。

2. 用于痰盛喘咳。本品入肺经，善降气化痰，治咳嗽痰多、胸闷食少，常与芥子、紫苏子等配伍，如三子养亲汤。

【用法用量】煎服，5～12 g，打碎入煎。生品长于祛痰；炒后药性缓和，有香气，可避免生品服后恶心的副作用，且长于消食除胀。

【用药注意】本品辛散耗气，故气虚及无食积、痰滞者慎用；不宜与人参等补气药同用。

【贮藏】置通风干燥处，防蛀。

拓展学习

一、请查找资料，完成消食药简表（见表2－9－1）

表2－9－1　消食药简表

药名	性味归经	功效	应用	用法用量
稻芽				
谷芽				
六神曲				

二、完成消食药的总结并画出思维导图

（班级内分组，小组以思维导图形式共同完成对本任务学习的总结。先由各小组成员内部讲解展示，然后各小组选派代表做班级讲解展示。）

目标测验

一、单项选择题

1. 治食积不化、消化不良、小儿疳积宜首选（　　）。

A. 山楂　B. 六神曲　C. 鸡内金
D. 麦芽　E. 谷芽

2. 山楂的功效是（　　）。

A. 消食回乳　B. 消食散瘀　C. 消食化痰
D. 消食止痛　E. 排石

3. “焦四仙”是由“焦三仙”配（　　）炒焦而组成的。

A. 槟榔　B. 鸡内金　C. 使君子
D. 枳实　E. 谷芽

4. 治饮食积滞，常配伍使用的药物类别是（　　）。
A. 理气药　B. 温里药　C. 泻下药
D. 补益药　E. 补阳药
5. 能消食、回乳的药物是（　　）。
A. 麦芽　B. 六神曲　C. 鸡内金
D. 芒硝　E. 山楂
6. 莱菔子不能与（　　）配伍。
A. 人参　B. 丹参　C. 沙参
D. 甘草　E. 当归

二、综合分析题

患儿，男，3 岁。症见不思乳食，面色萎黄，困倦乏力，食则饱胀，呕吐酸馊，大便溏薄酸臭。

1. 通过中医辨证论治，最宜选用的药物是（　　）。
A. 人参　B. 乌药　C. 黄芪
D. 鸡内金　E. 茯苓
2. 所选药物的正确用法是（　　）。
A. 研末服　B. 后下　C. 包煎
D. 泡服　E. 烊化
3. 治上述病证宜选择的最佳配伍药物是（　　）。
A. 麦芽　B. 西洋参　C. 金钱草
D. 生姜　E. 金银花
4. 下列不是该药物功效应用范围的是（　　）。
A. 肾虚遗精，遗尿　B. 饮食积滞　C. 高脂血症
D. 石淋　E. 小儿疳积

任务十　驱虫药

学习目标

知识目标

1. 掌握驱虫药的概念、功效、配伍和用药注意。
2. 掌握常用驱虫药的来源、性味归经、功效和临床应用。
3. 熟悉常用驱虫药的用法用量和用药注意。

4. 了解常用驱虫药的不良反应和贮藏要求。

能力目标

1. 能够正确运用驱虫药中药专业知识，具备从事中药饮片调剂、零售、养护等工作的职业能力。

2. 培养驱虫药的药学服务专业能力，能够熟练地开展药学服务活动。

任务引入

患者孙某，女，27 岁。自去年冬天开始时感脐周腹痛，胃脘嘈杂，不思饮食，面黄肌瘦，病甚时呕蛔，大便亦有成虫排出，舌苔薄白，中厚而腻，脉象沉细而弦。

【议一议】

1. 请根据以上案例进行辨证。
2. 该患者可以选用哪类药物进行治疗？
3. 使用该类药物有何注意事项？

相关知识

一、驱虫药基本知识

（一）概念

凡能驱除或杀灭人体寄生虫，治疗虫证的药物，称为驱虫药。

（二）功效

本类药物主归大肠、脾、胃经，部分药物有毒。主要功效为麻痹、驱除或杀灭人体寄生虫，常用于治疗各种肠道寄生虫病（如蛔虫病、绦虫病、蛲虫病、钩虫病、姜片虫病等）。

肠道寄生虫多由饮食不洁，食入虫卵或幼虫侵入人体所致。虫居肠道，壅滞气机，久则伤及气血，损伤脾胃。虫证患者多表现为绕脐腹痛、不思饮食或多食善饥、嗜食异物，迁延日久则可见面色萎黄、形体消瘦、浮肿乏力、青筋暴露等症状。

部分药物具有健脾消积疗疳之功，还可用于治疗小儿疳积证之潮热体瘦、腹部膨大、多食不化。

（三）配伍

应用驱虫药时，必须根据寄生虫的种类、病人体质强弱、病势的缓急及兼证的不同，分别选用恰当的药物，以增强驱虫效果。

1. 应用驱虫药时，常与泻下药配伍，以促进虫体及残存驱虫药从大便排出。
2. 饮食积滞者，常与消积导滞药配伍。
3. 脾胃虚弱者，常与健脾和胃药配伍。

4. 体质虚弱者，常与补益药配伍。根据病情需要，可先补后攻或攻补兼施。

（四）用药注意

1. 本类药物一般应在空腹时服用，使药力较易作用于虫体，以收驱虫之效。

2. 无泻下作用的药物，应加服泻下药，促使虫体排出。

3. 毒性较大的药物，应注意剂量、用法，以免中毒或损伤正气。

4. 虫证患者，在发热或腹痛剧烈时，应以安虫止痛或解热为主，待疼痛或发热缓解后再驱虫。

5. 孕妇及年老体弱者应慎用。

二、常用驱虫药

使君子 Shijunzi

始载于《开宝本草》

【来源】为使君子科植物使君子的干燥成熟果实。秋季果皮变紫黑色时采收，除去杂质，干燥。

【性味归经】甘，温。归脾、胃经。

【功效】杀虫消积。

【应用】

1. 用于蛔虫病、蛲虫病。本品味甘气香，既有良好的驱杀蛔虫之功，又有滑利通肠之性，为驱蛔之要药，尤宜于小儿。治小儿蛔虫病，轻症可单用本品，炒香嚼服或研末冲服，重症可与苦楝皮、槟榔等配伍，如使君子散；治蛲虫病，可单味炒熟或研粉调服，亦可与百部、大黄、槟榔等同为末服。

2. 用于小儿疳积。本品健脾消疳，治小儿疳积之面色萎黄、形体消瘦、不思饮食或多食善饥、腹大腹痛有虫，常与槟榔、麦芽等配伍，如肥儿丸。

3. 用于虫牙痛。可单用使君子煎汤，频漱，或以香油浸泡使君子仁，临卧时嚼服，久而自愈。

【用法用量】使君子 9～12 g，捣碎入煎剂；使君子仁 6～9 g，多入丸散或单用，作 1～2 次分服。小儿每岁 1～1.5 粒，炒香嚼服，1 日总量不超过 20 粒。

【用药注意】服药时忌饮浓茶。

【不良反应】大量服用可致呃逆、眩晕、呕吐、腹泻。

【贮藏】置通风干燥处，防霉，防蛀。

槟榔 Binglang

始载于《名医别录》

【来源】为棕榈科植物槟榔的干燥成熟种子。春末至秋初采收成熟果实，用水煮后，干燥，除去果皮，取出种子，干燥。

【性味归经】苦、辛，温。归胃、大肠经。

【功效】杀虫，消积，行气，利水，截疟。

【应用】

1. 用于肠道寄生虫病。本品对绦虫、蛔虫、姜片虫等肠道寄生虫均有驱杀作用，治绦虫病疗效最佳，且兼泻下之功。治绦虫病，可单用本品 60 g 作末服，或与南瓜子配伍，效果更佳；治蛔虫病，常与雷丸、苦楝皮配伍；治姜片虫病，常与乌梅、甘草配伍。

2. 用于食积气滞。本品辛散苦泄，善行胃肠之气，消积导滞，兼能缓泻通便。治食积，常以焦槟榔与焦麦芽、焦神曲、焦山楂配伍，合称“焦四仙”；治食积气滞、腹胀便秘，常与木香、大黄等配伍，如木香槟榔丸。

3. 用于湿热泻痢。本品入大肠经，行气消积，治湿热积滞大肠之痢疾泄泻，里急后重，可与木香、黄连、芍药等配伍，如芍药汤。

4. 用于水肿、脚气。本品具利水之功，治寒湿之水肿、二便不利，常与泽泻、木通、商陆等配伍，如疏凿饮子；治寒湿之脚气肿痛，常与吴茱萸、木瓜等配伍，如鸡鸣散。

5. 用于疟疾。治疟疾寒热久发不止，常与常山、草果等配伍，如截疟七宝饮。

【用法用量】煎服，3 ~ 10 g；驱绦虫、姜片虫 30 ~ 60 g。

【用药注意】脾虚便溏或气虚下陷者忌用，孕妇慎用。

【贮藏】置通风干燥处，防蛀。

苦楝皮 Kulianpi

始载于《名医别录》

【来源】为楝科植物川楝或楝的干燥树皮和根皮。春、秋二季剥取，晒干，或除去粗皮，晒干。

【性味归经】苦，寒；有毒。归肝、脾、胃经。

【功效】杀虫，疗癣。

【应用】

1. 用于蛔虫病、蛲虫病。本品苦寒有毒，对各种肠道寄生虫均有驱杀作用，为广谱驱虫药，尤善驱杀蛔虫。治蛔虫病，可单用水煎、煎膏或制成片剂、糖浆剂服用，亦可与使君子、槟榔等配伍，如化虫丸。

2. 用于疥癣瘙痒。本品苦寒能清热燥湿、杀虫止痒。治疥疮、头癣、体癣、湿疮、湿疹等皮肤瘙痒，可单用研末，以猪脂调涂患处。

【用法用量】煎服，3 ~ 6 g。外用适量，研末，用猪脂调敷患处。

【用药注意】本品有毒，不可过服或久服；孕妇及肝肾功能不全者慎用。

【贮藏】置通风干燥处，防潮。

雷丸 Leiwan

始载于《神农本草经》

【来源】为白蘑科真菌雷丸的干燥菌核。秋季采挖，洗净，晒干。

【性味归经】微苦，寒。归胃、大肠经。

【功效】杀虫消积。

【应用】

1. 用于绦虫病、钩虫病、蛔虫病。本品生用能杀虫，对各种肠道寄生虫均有驱杀作用。治绦虫病，可单用研末吞服；治钩虫病、蛔虫病、小儿虫积腹痛，可与槟榔、使君子、苦楝皮等配伍，如安虫丸。

2. 用于小儿疳积。本品苦寒，能杀虫消疳。治小儿疳积，常与使君子配伍，如消疳散；治食积兼虫证，常与山楂、六神曲、使君子等配伍。

【用法用量】15～21 g，不宜入煎剂，一般研粉服，一次 5～7 g，饭后用温开水调服，一日 3 次，连服 3 天。

【用药注意】脾胃虚寒者慎服。

【贮藏】置阴凉干燥处。

鹤虱 Heshi

始载于《新修本草》

【来源】为菊科植物天名精的干燥成熟果实。秋季果实成熟时采收，晒干，除去杂质。

【性味归经】苦、辛，平；有小毒。归脾、胃经。

【功效】杀虫消积。

【应用】用于虫积腹痛。本品具有杀虫消积之功。对蛔虫、蛲虫、绦虫等引发的虫积腹痛均有效。可单味做丸、散服用，亦可与槟榔、苦楝皮、使君子等同用，以增强杀虫之效，如化虫丸。

【用法用量】煎服，3～9 g。或入丸散。

【用药注意】孕妇及体弱者慎用。

【贮藏】置阴凉干燥处。

榧子 Feizi

始载于《名医别录》

【来源】为红豆杉科植物榧的干燥成熟种子。秋季种子成熟时采收，除去肉质假种皮，洗净，晒干。

【性味归经】甘，平。归肺、胃、大肠经。

【功效】杀虫消积，润肺止咳，润燥通便。

【应用】

1. 用于虫积腹痛。对蛔虫、蛲虫、绦虫等引发的虫积腹痛均有效。且能润肠通便，驱虫时不必加服泻药。治蛔虫病，常与使君子、苦楝皮配伍；治钩虫病，常单用或与槟榔、南瓜子等配伍。

2. 用于肠燥便秘。本品甘润，入大肠经，有润肠通便之效，可与火麻仁、郁李仁、瓜蒌子等润肠通便药同用。

3. 用于肺燥咳嗽。本品甘润平和，尚有润肺止咳的作用。但力弱，以轻症为宜，或与川贝母、瓜蒌子、炙桑叶等润肺止咳药配伍。

【用法用量】煎服，9～15 g。或炒熟嚼服，每次服用 15 g。

【用药注意】大便溏薄者不宜用。

【贮藏】置阴凉干燥处，防蛀。

拓展学习

一、请查找资料，完成驱虫药简表（见表 2－10－1）

表 2－10－1　驱虫药简表

药名	性味归经	功效	应用	用法用量
南瓜子				
鹤草芽				
绵马贯众				

二、完成驱虫药的总结并画出思维导图

（班级内分组，小组以思维导图形式共同完成对本任务学习的总结。先由各小组成员内部讲解展示，然后各小组选派代表做班级讲解展示。）

目标测验

一、单项选择题

1. 下列不能驱绦虫的药物是（　　）。

A. 槟榔　　B. 南瓜子　　C. 使君子

D. 鹤草芽　　E. 雷丸

2. 既能够治蛔虫病和蛲虫病，又善治小儿疳积的药物是（　　）。

A. 使君子　　B. 苦楝皮　　C. 鹤草芽

D. 南瓜子　　E. 槟榔

3. 槟榔的功效是（　　）。

A. 杀虫消积，行气活血　　B. 杀虫消积，行气止泻

C. 杀虫消积，行气止咳　　D. 杀虫消积，行气利水，截疟

E. 杀虫消积，行气止痢

4. 为提高疗效，驱虫药当与（　　）配伍。

A. 清热解毒药　　B. 消食药　　C. 泻下药

D. 行气药　　E. 解毒杀虫燥湿止痒药

5. 雷丸治绦虫病，其内服用法为（　　）。

A. 久煎　　B. 后下　　C. 入丸、散剂

D. 另煎兑服　　E. 熬膏

6. 下列各项中不属于槟榔主治病证的是（　　）。

A. 疟疾　　B. 水肿　　C. 胆结石

D. 食积气滞　　E. 肠道寄生虫病

二、综合分析题

患者李某，男，12 岁，近日出现呕吐、腹痛等症状，经化验后确诊为蛔虫病。

1. 通过中医辨证论治，最宜选用的药物是（　　）。

A. 槟榔　　B. 鹤草芽　　C. 使君子

D. 南瓜子　　E. 雷丸

2. 该药物的性味特点是（　　）。

A. 苦、寒　　B. 甘、温　　C. 甘、平

D. 苦、涩、凉　　E. 微寒、微温

3. 小儿内服该药物，每日最大用量是（　　）。

A. 20 粒　　B. 25 粒　　C. 30 粒

D. 40 粒　　E. 50 粒

任务十一　止血药

学习目标

知识目标

1. 掌握止血药的概念、功效、分类、配伍和用药注意。

2. 掌握常用止血药的来源、性味归经、功效和临床应用。

3. 熟悉常用止血药的用法用量和用药注意。

4. 了解常用止血药的不良反应和贮藏要求。

能力目标

1. 能够正确运用止血药中药专业知识，具备从事中药饮片调剂、零售、养护等工作的职业能力。

2. 培养止血药的药学服务专业能力，能够熟练地开展药学服务活动。

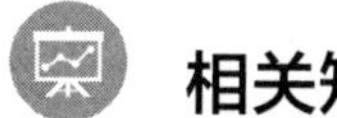

患者王某，男，17 岁。平素喜食热饮，今鼻、齿龈出血，血色鲜红，量多，鼻燥口臭，齿龈肿痛，脘部灼热，时有痛感，舌质红，苔黄，脉洪数。

【议一议】

1. 请根据以上案例进行辨证。

2. 哪些止血药具“凉血止血”之功?

3. 哪些药物外用可止鼻衄?

相关知识

一、止血药基本知识

（一）概念

凡能制止体内外出血，治疗各种出血证的药物，称为止血药。

（二）功效

止血药均入血分，主归心、肝、脾经。主要功效为止血，能消除动血之因，制止体内外各种出血。

（三）分类

根据性能（有寒、温、散、敛之异）、功效及主治病证的不同，止血药可分为凉血止血药、化瘀止血药、收敛止血药、温经止血药四类。

（四）配伍

使用止血药时，应根据出血的不同类型，进行相应选择和必要配伍。

1. 治血热妄行之出血，应选择凉血止血药，并与清热泻火、清热凉血药配伍。

2. 治阴虚火旺、阴虚阳亢之出血，常与滋阴降火、滋阴潜阳药配伍。

3. 治瘀血内阻，血不循经之出血，应选择化瘀止血药，并与行气活血药配伍。

4. 治虚寒之出血，应选择温经止血药或收敛止血药，并与益气健脾温阳之品配伍。

5. 前人有云“下血必升举，吐衄必降气”，故对于便血、崩漏等下部出血证，常与升举之品配伍；而对于衄血、吐血等上部出血证，常与降气之品配伍。

（五）用药注意

1. 应用止血药时，应注意“止血不留瘀”，尤其是收敛止血药和凉血止血药，易恋邪、凉遏而留瘀，故出血兼有瘀滞者不宜单独使用；大剂量使用时，应适当加入行气、活血之品以防留瘀。

2. 若大量出血，气随血脱，当急投大补元气之药，以救气脱。

二、常用止血药

（一）凉血止血药

本类药物药性寒凉，味多甘苦，入血分，能清泄血分之热而止血。常用于治疗血热妄行之出血证。出血属热者，十之八九，因此在止血药中，凉血止血药数量较多，应用也较广。

应用本类药物时，治热盛之出血，宜与清热凉血药配伍；治血热夹瘀之出血，宜与化瘀止血药配伍，或与少量化瘀行气之品配伍；治急性出血较甚者，宜与收敛止血药配伍以加强止血之效。

本类药物原则上不宜用于虚寒性出血证，不宜过量久服。

大蓟 Daji

始载于《名医别录》

【来源】为菊科植物蓟的干燥地上部分。夏、秋二季花开时采割地上部分，除去杂质，晒干。

【性味归经】甘、苦，凉。归心、肝经。

【功效】凉血止血，散瘀解毒消痈。

【应用】

1. 用于血热出血。本品凉血止血，善治血热妄行之出血证，如衄血、吐血、尿血、便血、崩漏、外伤出血等。可单用鲜品捣汁服，或与小蓟、侧柏叶等配伍，如十灰散。

2. 用于疮痈肿毒。本品性凉苦泄，同时有破血散瘀、解毒消痈之功，内服、外用皆可，用鲜品效果更好。治疮痈肿毒，红肿热痛，常单用鲜品捣烂外敷。

【用法用量】煎服，9 ~ 15 g。

【用药注意】脾胃虚寒而无瘀滞者忌服。

【不良反应】可引起少数人胃内不适或恶心等胃肠道反应。

【贮藏】置通风干燥处。

【知识链接】

附药：小蓟

小蓟为菊科植物刺儿菜的干燥地上部分，生用或炒炭用。其味苦、甘，性凉。归心、肝经。功效为凉血止血、解毒消痈，与大蓟相似，但药力稍弱，为治血热妄行及疮痈肿毒之要药，多与大蓟同用。

类药甄选——大蓟与小蓟

大蓟与小蓟皆甘苦性凉，入心肝血分，均能凉血止血、散瘀解毒消痈，常相须为用，治血热出血及热毒疮疡。

不同之处在于，大蓟凉血止血、解毒消痈力强，多用于吐血、咯血等上窍之出血；小蓟力缓，兼能利尿，以治血尿、血淋等下窍之出血为佳。

地榆 Diyu

始载于《神农本草经》

【来源】为蔷薇科植物地榆或长叶地榆的干燥根。后者习称“绵地榆”。春季将发芽时或秋季植株枯萎后采挖，除去须根，洗净，干燥，或趁鲜切片，干燥。

【性味归经】苦、酸、涩，微寒。归肝、大肠经。

【功效】凉血止血，解毒敛疮。

【应用】

1. 用于血热出血。本品味苦性寒入血分，长于泄热而凉血止血；味兼酸涩，又能收敛止血；又因性沉降而走下焦，作用偏于下焦血热之便血、痔血、血痢、崩漏等。治血热之便血、痔血，常与槐花、栀子等配伍；治妇科血热之崩漏，常与生地黄、黄芩、蒲黄等配伍；治血热之血痢，常与黄连、木香等配伍。

2. 用于水火烫伤、痈肿疮毒。本品泻火解毒，兼可敛疮，为治水火烧烫伤之要药。治烧烫伤，可单味研末，麻油调敷，或与黄连、冰片等配伍；治湿疹、皮肤溃烂，可单用本品浓煎，纱布浸药汁后外敷，也可与煅石膏、枯矾等配伍，研细撒于患处，或与凡士林调和，制成软膏外涂；治疮痈初期未成脓者，可单用本品煎汁温洗或湿敷，也可用鲜品配伍清热解毒药，捣烂外敷。

【用法用量】煎服，9 ~ 15 g。外用适量，研末涂敷患处。止血多炒炭用，解毒敛疮多生用。

【用药注意】本品性寒凉酸涩，凡虚寒之便血、下痢、崩漏、出血有瘀者慎用。对于大面积烧伤，不宜使用地榆制剂外涂，以防其所含水解型鞣质被身体大量吸收而引发中毒性肝炎。

【贮藏】置通风干燥处，防蛀。

槐花 Huaihua

始载于《日华子本草》

【来源】为豆科植物槐的干燥花及花蕾。夏季花开放或花蕾形成时采收，及时干燥，除去枝、梗及杂质。前者习称“槐花”，后者习称“槐米”。

【性味归经】苦，微寒。归肝、大肠经。

【功效】凉血止血，清肝泻火。

【应用】

1. 用于血热出血。本品性寒凉而苦降，归肝、大肠经，善清泄大肠之火热而凉血止血，故以治疗下部出血为擅长，如便血、痔血等。治便血，常与荆芥、侧柏叶等配伍；治吐血、衄血，常与白茅根等配伍。

2. 用于肝热目赤、头痛眩晕。本品能清肝火，治肝火上炎之头痛头胀、肝热目赤、头痛眩晕等，可单用煎汤代茶，或与夏枯草、菊花等配伍。现代临床亦常用于高血压属肝火偏旺者，有清肝明目降压之功。

【用法用量】煎服，5～10 g。外用适量。止血多炒炭用，清肝泻火宜生用。

【用药注意】脾胃虚寒及阴虚发热而无实火者慎用。

【贮藏】置干燥处，防潮，防蛀。

白茅根 Baimaogen

始载于《神农本草经》

【来源】为禾本科植物白茅的干燥根茎。春、秋二季采挖，洗净，晒干，除去须根和膜质叶鞘，捆成小把。

【性味归经】甘，寒。归肺、胃、膀胱经。

【功效】凉血止血，清热利尿。

【应用】

1. 用于血热出血。本品性寒味甘，不燥不腻，善清肺胃膀胱之热而凉血止血。治咯血、吐血、衄血、尿血等，可单用，或与其他凉血止血药配伍。

2. 用于热淋、水肿。治热淋，常与木通、滑石等配伍；治水肿、小便不利，常与车前子等配伍。

此外，本品还可清肺胃热，治热病烦渴、胃热呕吐，常与芦根、竹茹等配伍；治肺热咳嗽，常与桑白皮配伍；治湿热黄疸，常与茵陈、栀子等配伍。

【用法用量】煎服，9～30 g，鲜品加倍。以鲜品为佳，可捣汁服。多生用，止血亦可炒炭用。

【用药注意】本品药性寒凉，脾胃虚寒者及孕妇慎用。

【贮藏】置干燥处。

（二）化瘀止血药

本类药物既能止血，又能化瘀，具有“止血不留瘀，血散不妄行”的优点，常用于治疗瘀血内阻，血不循经之出血证。因能化除瘀血，大多还可用于治疗跌打损伤、经闭、心腹疼痛等瘀滞证。

三七 Sanqi

始载于《本草纲目》

【来源】为五加科植物三七的干燥根和根茎。秋季花开前采挖，洗净，分开主根、支根及根茎，干燥。支根习称“筋条”，根茎习称“剪口”。

【性味归经】甘、微苦，温。归肝、胃经。

【功效】散瘀止血，消肿定痛。

【应用】

1. 用于出血。本品止血不留瘀，化瘀不伤正，凡体内外各种出血皆可应用，尤以有瘀者最为宜，为止血之要药。治咯血、吐血、衄血、便血、崩漏等，可单味研末吞服，也可与花蕊石、血余炭等配伍，增强散瘀止血功效，如化血丹；治外伤出血，可单味研末外敷，止血定痛。

2. 用于瘀血。本品善化瘀，通利血脉，为伤科之要药。治跌扑肿痛，可单味研末，黄酒或白开水送服。以疗伤止血著名的“云南白药”，三七是其主要组成药。

此外，近年来以其化瘀之功，治冠心病、心绞痛、缺血性脑血管病、脑出血后遗症等，均有较好疗效。

【用法用量】煎服，3～9 g；研粉吞服，一次1～3 g。外用适量。

【用药注意】孕妇慎用；本品性温，凡出血而见阴虚口干者，需与滋阴凉血药配伍。

【贮藏】置阴凉干燥处，防蛀。

蒲黄 Puhuang

始载于《神农本草经》

【来源】为香蒲科植物水烛香蒲、东方香蒲或同属植物的干燥花粉。夏季采收蒲棒上部的黄色雄花序，晒干后碾轧，筛取花粉。

【性味归经】甘，平。归肝、心包经。

【功效】止血，化瘀，通淋。

【应用】

1. 用于出血。蒲黄性平，既能止血，又能化瘀，用于体内外各种出血，无论属寒属热，有无瘀滞皆可，尤以属实夹瘀者最为宜。治吐血、衄血、咯血、崩漏等，可单味冲服，也可与其他止血药配伍；治外伤出血，可单味外敷。

2. 用于瘀血痛证。本品生用可化瘀止痛，治胸腹刺痛、跌扑肿痛等，常与五灵脂配伍，如失笑散。

3. 用于血淋涩痛。蒲黄能化瘀止血，治血淋涩痛，常与生地黄、冬葵子等配伍。

【用法用量】煎服，5～10 g，包煎。外用适量，敷患处。止血多炒用（生用亦可），散瘀多生用。

【用药注意】孕妇慎用。

【贮藏】置通风干燥处，防潮，防蛀。

茜草 Qiancao

始载于《神农本草经》

【来源】为茜草科植物茜草的干燥根和根茎。春、秋二季采挖，除去泥沙，干燥。

【性味归经】苦，寒。归肝经。

【功效】凉血，祛瘀，止血，通经。

【应用】

1. 用于出血。本品苦寒降泄，专入肝经血分，既能凉血止血，又能活血化瘀，用于血热妄行或血瘀脉络之出血证，尤以血热夹瘀之出血证最为适宜。治血热妄行之吐血、衄血，常与大蓟、侧柏叶等配伍，如十灰散；治血热之崩漏，常与地黄、蒲黄等配伍；治冲任不固之崩漏，则常与黄芪、白术、海螵蛸等配伍，如安冲汤。

2. 用于瘀血。本品能消瘀滞、通血脉、利关节，尤以妇科之血瘀证最为适宜。治血瘀之经闭、痛经，常与桃仁、红花、当归等配伍，以活血调经；治跌打损伤、关节痹痛，单味药泡酒服，或与其他活血疗伤药及祛风通络药配伍。

【用法用量】煎服，6～10 g。止血多炒炭用，活血通经生用或酒炒用。

【用药注意】本品苦寒泄降，凡脾胃虚弱、精虚血少、阴虚火旺者慎用。

【贮藏】置干燥处。

（三）收敛止血药

本类药物多味涩，或为炭类，或质黏，能收敛止血。广泛用于各种出血证，尤以出血而无明显瘀滞者最为适宜。

本类止血药因性收涩，有留瘀恋邪之弊，可配伍活血之品。

白及 Baiji

始载于《神农本草经》

【来源】为兰科植物白及的干燥块茎。夏、秋二季采挖，除去须根，洗净，置沸水中煮或蒸至无白心，晒至半干，除去外皮，晒干。

【性味归经】苦、甘、涩，微寒。归肺、肝、胃经。

【功效】收敛止血，消肿生肌。

【应用】

1. 用于出血。本品质黏味涩，止血作用佳，为收敛止血之要药。适用于体内外诸出血证，如咯血、吐血及外伤出血。且本品主归肺、胃经，为治疗肺胃出血之要药。治咯血，可单用，如白及片；治吐血，常与阿胶配伍，如止血胶；治外伤出血，可单用研末外掺或水调外敷。

2. 用于疮疡肿毒、皮肤皲裂。本品质黏味涩，能收敛疮口而生肌，为外疡消肿生肌之要药。治疮疡痈肿初起者，常与金银花、天花粉等配伍，以达解毒散结之功，如内消散；治痈肿已溃，患处久不愈合，可单用研末外用，以达生肌敛疮之功；治手足皲裂、肛裂时，可单用研末，麻油调涂于患处，促使裂口愈合。

【用法用量】煎服，6～15 g；研末吞服 3～6 g。外用适量。

【用药注意】不宜与川乌、制川乌、草乌、制草乌、附子同用。

【贮藏】置通风干燥处。

血余炭 Xueyutan

始载于《五十二病方》

【来源】为人发制成的炭化物。取头发，除去杂质，碱水洗去油垢，清水漂净，晒干，焖煅成炭，放凉。

【性味归经】苦，平。归肝、胃经。

【功效】收敛止血，化瘀，利尿。

【应用】用于出血。本品能收敛止血，同时也能散瘀，故止血而不致留瘀。可用于衄血、咯血、吐血、血淋、便血及崩漏等出血证，常与其他止血药配伍。治上部出血，可以本品研末后加入鲜藕汁半杯，内服；治下部出血，常与棕榈炭配伍。

此外，血余炭还有补阴利尿之功，治小便不通，常与滑石配伍。

【用法用量】煎服，5～10 g。

【贮藏】置干燥处。

仙鹤草 Xianhecao

始载于《本草图经》

【来源】为蔷薇科多年生草本植物龙芽草的干燥地上部分。夏、秋二季茎叶茂盛时采割，除去杂质，干燥。

【性味归经】苦、涩，平。归心、肝经。

【功效】收敛止血，截疟，止痢，解毒，补虚。

【应用】

1. 用于出血。本品味涩收敛而性平，可用于咯血、吐血、衄血、便血、崩漏等多种出血证，无论属热属寒均可随证配伍用之。

2. 用于脱力劳伤证。本品有补虚强壮之功，治劳力过度之脱力劳伤证，症见神倦乏力、面色萎黄而食欲正常，常与大枣配伍。

3. 用于阴痒带下。可取本品 120 g，煎浓汁冲洗阴道。

4. 用于腹泻、痢疾。治赤白痢、久泻久痢，可单用本品煎服。

此外，本品还用于疟疾，治疟疾寒热，每日发作，胸腹饱胀，可单以本品研末，于发作前 2 h 吞服；有解毒消肿之功，治疮疖痈肿，可单用熬膏调蜜外涂，或与酒、水炖服。

【用法用量】煎服，6～12 g。外用适量。

【用药注意】本品具有敛涩之性，用治腹泻痢疾，当以慢性泻痢为宜。

【贮藏】置干燥处。

（四）温经止血药

本类药物多药性温热，能温内脏、益脾阳、固冲脉而统摄血液，具温经止血之功。常用于治疗脾不统血、冲脉不固之虚寒出血，如便血、崩漏、紫癜等。

如治脾不统血之出血，常与益气健脾药配伍；如治肾虚冲脉失固之出血，常与益肾暖宫补摄之品配伍。

此类中药药性温热，血热妄行及阴虚火旺之出血证忌用。

艾叶 Aiye

始载于《名医别录》

【来源】为菊科植物艾的干燥叶。夏季花未开时采摘，除去杂质，晒干。

【性味归经】辛、苦，温；有小毒。归肝、脾、肾经。

【功效】温经止血，散寒止痛；外用祛湿止痒。

【应用】

1. 用于出血。本品气香味辛，性温散寒，能暖气血而温经脉，为温经止血之要药，适用于虚寒性出血病证，尤以妇女崩漏下血最为适宜。治下元虚冷，冲任不固之崩漏、胎漏下血，常与阿胶、生地黄等配伍，如胶艾汤；治血热妄行之吐血、衄血，常与生地黄、生荷叶、生侧柏叶等大量凉血止血药配伍，既可防止寒凉太过而留瘀，又能加强止血之效。

2. 用于少腹冷痛。治脾胃虚寒之少腹冷痛，多与干姜、肉桂等配伍，亦可将熟艾叶装入布袋兜于脐部，或将本品捣绒，制成艾条、艾炷，熏灸体表穴位，使热气内注筋骨，温煦气血，透达经络。

3. 用于经寒不调、宫冷不孕。本品辛温，入肝、脾、肾三阴经，能温经脉、逐寒湿、止冷痛，尤善调经、止血安胎。治虚寒之月经不调、痛经、宫冷不孕，多与香附、当归等配伍，如艾附暖宫丸。

【用法用量】煎服，3 ~9 g。外用适量，供灸治或熏洗用。

【用药注意】本品药性温燥，阴虚血热者慎用。

【贮藏】置阴凉干燥处。

炮姜 Paojiang

始载于《神农本草经》

【来源】为姜科植物姜的干燥根茎经炮制加工而成。

【性味归经】辛，热。归脾、胃、肾经。

【功效】温经止血，温中止痛。

【应用】

1. 用于虚寒出血。治虚寒性吐血、便血，常与人参、黄芪、附子等配伍；治冲任虚寒，崩漏下血，常与棕榈炭、乌梅炭等配伍。

2. 用于腹痛、腹泻。治寒凝腹痛，常与高良姜配伍，如二姜丸；治产后血虚寒凝，小腹疼痛，常与当归、川芎、桃仁等配伍，如生化汤。

【用法用量】煎服，3 ~9 g。

【贮藏】置阴凉干燥处，防蛀。

拓展学习

一、请查找资料，完成止血药（凉血止血药、化瘀止血药、收敛止血药、温经止血药）简表（见表2－11－1、表2－11－2、表2－11－3、表2－11－4）

表2－11－1　凉血止血药简表

药名	性味归经	功效	应用	用法用量
小蓟				
苎麻根				
侧柏叶				

表2－11－2　化瘀止血药简表

药名	性味归经	功效	应用	用法用量
花蕊石				
降香				

表2－11－3　收敛止血药简表

药名	性味归经	功效	应用	用法用量
紫珠叶				
大叶紫珠				

续表

药名	性味归经	功效	应用	用法用量
广东紫珠				
藕节				
棕榈炭				

表 2－11－4　温经止血药简表

药名	性味归经	功效	功效应用	用法用量
灶心土				

二、完成止血药的总结并画出思维导图

（班级内分组，小组以思维导图形式共同完成对本任务学习的总结。先由各小组成员内部讲解展示，然后各小组选派代表做班级讲解展示。）

目标测验

一、单项选择题

1. 大面积烧伤的患者不宜使用的药物是（　　）。

A. 蒲黄　　B. 地榆　　C. 槐花

D. 白及　　E. 茜草

2. 主治脾不统血、冲脉失固之虚寒性出血的药物是（　　）。

A. 凉血止血药　　B. 化瘀止血药　　C. 收敛止血药

D. 温经止血药　　E. 活血祛瘀药

3. 主治热病烦渴、胃热呕哕、肺热咳嗽的药物是（　　）。

A. 地榆　　B. 白及　　C. 白茅根

D. 蒲黄　　E. 茜草

4. 既善化瘀止血，又善活血止痛，还兼能补虚强体的药物是（　　）。

A. 槐花　　B. 艾叶　　C. 三七

D. 藕节　　E. 炮姜

5. 炒炭善化瘀凉血而止血，生用则活血凉血而化瘀通经的药物是（　　）。

A. 大蓟　　B. 小蓟　　C. 地榆

D. 槐花　　E. 茜草

6. 炮姜的功效是（　　）。

A. 温经止血，散寒助阳　　B. 收敛止血，解毒，杀虫

C. 化瘀止血，活血定痛　　D. 温经止血，温中止痛

E. 活血祛瘀，利尿

7. 蒲黄的功效是（　　）。

A. 收敛止血，活血祛瘀，利尿　　B. 收敛止血，解毒，杀虫

C. 收敛止血，止痢，截疟　　D. 收敛止血，解毒敛疮

E. 收敛止血，消肿生肌

8. 常用于治疗烫伤、手足皲裂、肛裂的药物是（　　）。

A. 白茅根　　B. 地榆　　C. 三七

D. 白及　　E. 槐花

9. 性温能活血，而血热及阴虚火旺者不宜单用的药物是（　　）。

A. 三七　　B. 大蓟　　C. 艾叶

D. 侧柏叶　　E. 紫珠

10. 白茅根的功效应用不包括（　　）。

A. 凉血　　B. 利尿　　C. 化瘀

D. 止血　　E. 清热

11. 不属于血余炭的功效的是（　　）。

A. 收敛止血　　B. 化瘀　　C. 利尿

D. 止血安胎

二、综合分析题

患者李某，男，36 岁。素有胃痛史。某日于午饭后，自觉胃中灼热、嘈杂，于半夜突发腹痛、欲便，下酱黑色血便，量多。患者面色㿠白，神疲倦卧，肢冷，欲吐，肠鸣，舌苔微黄薄腻，脉细弱。

1. 通过中医辨证论治，最宜选用的药物是（　　）。

A. 炮姜　　B. 三七　　C. 槐花

D. 白茅根　　E. 血余炭

2. 治上述病证宜选择的最佳配伍药物是（　　）。

A. 炮姜+侧柏炭　　B. 三七+侧柏炭　　C. 炮姜+白茅根
D. 地榆+白及　　E. 干姜+侧柏炭

任务十二　活血化瘀药

学习目标

知识目标

1. 掌握活血化瘀药的概念、功效、分类、配伍和用药注意。
2. 掌握常用活血化瘀药的来源、性味归经、功效和临床应用。
3. 熟悉常用活血化瘀药的用法用量和用药注意。
4. 了解常用活血化瘀药的不良反应和贮藏要求。

能力目标

1. 能够正确运用活血化瘀药中药专业知识，具备从事中药饮片调剂、零售、养护等工作的职业能力。
2. 培养活血化瘀药的药学服务专业能力，能够熟练地开展药学服务活动。

任务引入

患者张某，28岁。产后出血时间过长，子宫复旧不全，月经量少、淋漓不净。某药店中药师推荐服用中成药益母草膏。

【议一议】

1. 益母草膏的组方主要有哪些中药？
2. 益母草在治疗中主要具备哪些功效？

相关知识

一、活血化瘀药基本知识

（一）概念

凡能通利血脉，促进血行，消散瘀血，治疗瘀血证的药物，称为活血化瘀药，又称为活血祛瘀药，简称活血药。其中活血化瘀作用较强者，又称为破血药或逐瘀药。

（二）功效

活血化瘀药多具辛、苦味，部分动物类药物具咸味，辛能行血，苦能泄滞，咸能入血；且性多偏温，温通气血，主入心、肝经，使血脉通畅，瘀滞消散，从而达到活血化瘀之功。

活血化瘀药常用于治疗瘀血证，症见刺痛、痛处固定不移、肿块、舌紫黯等。部分药物兼有止痛、调经、疗伤、消癥、通经、通痹、消痈等作用，可用于治疗内科的头、胸、腹、胁部疼痛，癥瘕积聚，中风半身不遂，肢体麻木，风湿痹痛；妇科的月经不调、痛经、经闭、产后瘀阻腹痛；伤科的跌打损伤，筋伤骨折，瘀肿疼痛；外科的疮疡肿毒等兼有瘀血证者。

瘀血既是病理产物，又是致病因素，所以活血化瘀药的应用范围广泛，遍及临床内、外、妇、伤各科。

（三）分类

根据性能、功效及主治病证的不同，活血化瘀药可分为活血止痛药、活血调经药、活血疗伤药和破血消癥药四类。

（四）配伍

使用本类药物时，应辨证审因，针对病情，合理配伍用药。

1. 气与血关系密切，气滞可致血瘀，血瘀也常兼见气滞，“气行则血行”，故须与行气药配伍，以增强活血化瘀作用。

2. 寒凝血瘀者，须与温里药配伍，以温里散寒。

3. 瘀热互结者，须与清热凉血药配伍。

4. 风湿痹痛者，须与祛风湿药配伍。

5. 癥瘕积聚者，须与软坚散结药配伍。

6. 正气不足或因虚致瘀者，须与补虚药配伍，以扶正祛邪。

（五）用药注意

1. 活血化瘀力较强或具有毒性的活血化瘀药，用量不宜过大，应中病即止，以免破泄太过，耗血动血，损伤正气。

2. 体虚而兼瘀血者，尤其是月经过多或血虚经闭者，虽有瘀血证，也应慎用活血化瘀药。

3. 出血而无瘀血者忌用。

4. 孕妇慎用或禁用。

二、常用活血化瘀药

（一）活血止痛药

本类药物味辛性温，大多具有辛散温通之性，主入肝、心经。既入血分，又入气分，故以活血行气止痛为主要功效，主要用于气滞血瘀痛证，如头痛，心、腹、胸、胁痛，痛经，产后瘀阻腹痛，风湿痹痛，跌打损伤等。部分药物兼有清心凉血、利胆退黄、通经、消肿生肌等作用，还可用于热病神昏、癫痫、血热出血、肝胆湿热、风湿痹痛、疮疡肿毒兼瘀血证。

川芎 Chuanxiong

始载于《神农本草经》

【来源】为伞形科植物川芎的干燥根茎。夏季当茎上的节盘显著突出，并略带紫色时采挖，除去泥沙，晒后烘干，再去须根。生用、醋炙或酒炙用。

【性味归经】辛，温。归肝、胆、心包经。

【功效】活血行气，祛风止痛。

【应用】

1. 活血行气。用于胸痹心痛、胸胁刺痛、跌扑肿痛、月经不调、经闭痛经、癥瘕腹痛。本品辛香行散，温通血脉，主入肝经，通达气血，既能活血，又能行气，为“血中气药”，功善止痛，为血瘀气滞痛证之要药，常与当归同用。胸中血瘀，症见胸痛如针刺而有定处，舌质黯红或有瘀点，脉弦紧者，常与当归、桃仁、红花等同用，如血府逐瘀汤；肝气郁结，症见胁肋疼痛，苔薄，脉弦者，常与香附、柴胡、白芍等同用，即柴胡疏肝散；跌扑损伤，瘀肿疼痛，常与乳香、没药、三七等同用。

本品“下调经水”“下行血海”，为妇科活血调经之要药，冲任虚寒，瘀血阻滞，症见漏下不止或经停不至，脉细而涩者，常与当归、吴茱萸、桂枝等同用，如温经汤；产后瘀阻腹痛，症见恶露不下，小腹刺痛，脉迟细者，常与当归、桃仁、炮姜等同用，如生化汤。

2. 祛风止痛。用于头痛、风湿痹痛。本品主升散，“上行头目”，能祛风止痛，为治头痛之要药。有“头痛不离川芎”“头痛须用川芎”之说，风寒、风热、风湿、血虚、血瘀等多种头痛均可随证配伍应用。外感风邪头痛，症见偏正头痛，或恶风发热，舌苔薄白，脉浮者，常与薄荷、荆芥等同用，如川芎茶调散；治风热头痛，常与菊花等同用，如川芎散；治风湿头痛，常与羌活等同用，如羌活胜湿汤；治血虚头痛，常与当归等同用；治血瘀头痛，常与麝香等同用，如通窍活血汤。

本品“旁通四肢”，能祛风止痛、活血通痹，可用于治疗风寒湿痹，关节疼痛，常与独活、桑寄生、桂枝等同用，如独活寄生汤。

【用法用量】煎服，3～10 g。

【用药注意】本品辛温升散，故阴虚火旺、妇女月经过多者及孕妇均当慎用。

【贮藏】置阴凉干燥处，防蛀。

郁金 Yujin

始载于《药性论》

【来源】为姜科植物温郁金、姜黄、广西莪术或蓬莪术的干燥块根。前两者分别习称“温郁金”“黄丝郁金”，其余按性状不同习称“桂郁金”或“绿丝郁金”。冬季茎叶枯萎后采挖，除去泥沙和细根，蒸或煮至透心，干燥。生用或醋炙用。

【性味归经】辛、苦，寒。归肝、心、肺经。

【功效】活血止痛，行气解郁，清心凉血，利胆退黄。

【应用】

1. 活血止痛。用于胸胁刺痛、胸痹心痛、经闭痛经、乳房胀痛。本品辛散苦泄，性寒清热，主入肝经，通达气血，既能活血止痛，又能疏肝行气，为血瘀气滞痛证之要药，尤长于治疗胸、胁、腹痛。因其味苦性寒，入血分能活血凉血，故尤善于治疗血瘀气滞而有郁热者。治血瘀气滞之胸痹、胁肋胀痛，常与木香同用，如颠倒木金散；气滞血瘀，肝郁化热，症见经行腹痛，乳房胀痛，脉弦者，常与柴胡、香附等同用，如宣郁通经汤。

2. 行气解郁。用于热病神昏，癫痫发狂。本品辛散苦泄性寒，入肝、心经，能清心凉血、解郁开窍，治湿温病，湿浊蒙蔽清窍所致胸脘痞闷、神志不清，常与石菖蒲、竹沥等同用，如菖蒲郁金汤；治痰浊蒙蔽心窍所致癫痫发狂，常与白矾、牛黄等同用，如白金丸。

3. 清心凉血。用于血热吐衄。本品苦泄性寒以清泄火热，辛行入肝经以疏肝解郁，性寒入血分以凉血止血，善于治疗肝郁化火，气火上逆，迫血妄行之吐血、衄血及妇女倒经，常与生地黄、栀子等同用，如生地黄汤。

4. 利胆退黄。用于黄疸尿赤。本品苦寒清泄，主入肝经，能疏肝利胆，用于湿热黄疸，常与茵陈、栀子、大黄等同用；用于肝胆结石，胆胀胁痛，常与金钱草等同用。

【用法用量】煎服，3～10 g。

【用药注意】本品不宜与丁香、母丁香同用。

【贮藏】置干燥处，防蛀。

延胡索 Yanhusuo

始载于《雷公炮炙论》

【来源】为罂粟科植物延胡索的干燥块茎。夏初茎叶枯萎时采挖，除去须根，洗净，置沸水中煮或蒸至恰无白心时，取出，晒干。

【性味归经】辛、苦，温。归肝、脾经。

【功效】活血，行气，止痛。

【应用】

1. 活血。用于经闭痛经、产后瘀阻。本品辛散苦泄，性温，能活血，为活血行气止痛之要药。膈下瘀血证，症见肚腹积块，痛处不移，舌黯红或有瘀斑，脉弦者，常与桃仁、红花、当归等同用，如膈下逐瘀汤。

2. 行气。用于胸胁脘腹疼痛、胸痹心痛。本品主入肝经，“能行血中气滞，气中血滞”。气机郁滞不通，气郁化火，症见胸胁脘腹诸痛或痛经，舌红，苔黄，脉弦数者，常与川楝子同用，如金铃子散。

3. 止痛。用于胸痹心痛、跌扑肿痛。本品专治一身上下诸痛。跌打损伤，瘀肿疼痛，可单用本品研末以酒送服，亦常与乳香、没药、三七等同用。

【用法用量】煎服，3～10 g；研末吞服，每次 1.5～3 g。

【用药注意】孕妇慎用。

【贮藏】置干燥处，防蛀。

（二）活血调经药

本类药物味辛、苦，性温，主入肝经血分。有活血化瘀、调经止痛的功效，主要用于瘀血阻滞所致的月经不调、经闭、痛经、产后恶露不下、瘀阻腹痛等。亦可用于其他瘀血所致胸腹肋部刺痛、癥瘕积聚、跌打损伤、疮疡肿毒等。部分药物兼有凉血、养血、补肝肾、清热解毒、疏肝行气、利水消肿等作用，还可用治瘀热互结、气虚血亏、肝肾不足、风湿痹痛所致的疼痛、疮疡肿毒、肝气郁滞、水肿等兼瘀血证者。

丹参 Danshen

始载于《神农本草经》

【来源】为唇形科植物丹参的干燥根和根茎。春、秋二季采挖，除去泥沙，干燥。

【性味归经】苦，微寒。归心、肝经。

【功效】活血祛瘀，通经止痛，清心除烦，凉血消痈。

【应用】

1. 活血祛瘀。用于胸痹心痛、脘腹胀痛、癥瘕积聚、热痹疼痛。本品能活血化瘀止痛，为治疗血瘀诸痛证之要药。又因其性偏凉，故对血热而有瘀滞者尤为相宜。治血瘀气滞，胸痹心痛，症见心胸、胃脘刺痛，痛有定处，疼痛拒按，常与檀香、砂仁等同用，如丹参饮；治跌扑肿痛、疮疡肿毒、癥瘕积聚等，常与乳香、没药、当归同用，如活络效灵丹；治风湿热痹，关节红肿热痛，常与忍冬藤、秦艽等同用。

2. 通经止痛。用于月经不调、经闭痛经。本品苦泄，归心、肝经，主入血分，能“破宿血，补新血”，调经止痛，祛瘀生新，为治疗瘀血阻滞之经产病证之要药。因其性微寒，故“血热而滞者宜之”。治妇人瘀血阻滞之月经不调、产后恶露不下者，可单用本品研末，酒调服，如丹参散；亦常与当归、益母草等同用，如宁坤至宝丹。

3. 清心除烦。用于心烦不眠。本品性寒，主入心经，能清心凉血、除烦安神，多治热入营分证，症见身热夜甚，高热神昏，心烦少寐，时有谵语，斑疹隐隐，舌红绛，脉细数，常与生地黄、黄连、麦冬等同用，如清营汤；治阴虚血少，神志不安证，症见心悸失眠，虚烦，手足心热，舌红少苔，脉细数，常与酸枣仁、五味子、麦冬等同用，如天王补心丹。

4. 凉血消痈。用于疮疡肿痛。治热毒瘀阻所致疮痈肿痛，常与金银花、连翘等同用，如消乳汤。

【用法用量】煎服，10 ~ 15 g。

【用药注意】不宜与藜芦同用。

【贮藏】置干燥处。

红花 Honghua

始载于《新修本草》

【来源】为菊科植物红花的干燥花。夏季花由黄变红时采摘，阴干或晒干。

【性味归经】辛，温。归心、肝经。

【功效】活血通经，散瘀止痛。

【应用】

1. 活血通经。用于经闭、痛经、恶露不行。本品辛行温通，入心、肝经，既能活血化瘀，又能通经止痛，为治疗妇科经产瘀血诸证之常用药。治瘀血阻滞之经闭、痛经、产后恶露不行，常与桃仁相须为用；治妇人腹中血气刺痛，可单用本品酒煎服，如红蓝花酒，亦可与桃仁、当归、川芎等同用，如膈下逐瘀汤；治血瘀痛经，症见妇女经期提前，经行腹痛，血中有血块等，常与桃仁、当归、川芎等同用，如桃红四物汤；治产后瘀阻腹痛，常与蒲黄、荷叶等同用，如红花散。

2. 散瘀止痛。用于胸痹心痛、胸胁刺痛、瘀滞腹痛、癥瘕痞块。本品能活血化瘀，为治疗血瘀诸痛证之常用药，多用于瘀血阻滞之胸腹胁刺痛及癥瘕积聚。治胸痹心痛，常与丹参、桂枝、瓜蒌等同用；治胸中血瘀证，症见胸痛，痛如针刺而有定处，舌质黯红或有瘀点，脉涩，常与桃仁、川芎、当归等同用，如血府逐瘀汤；治瘀血留于胁下，症见胁肋刺痛、瘀肿，痛不可忍，常与桃仁、大黄、柴胡等同用，如复元活血汤；治癥瘕积聚，常与桃仁、三棱、莪术等同用。治跌打损伤，瘀肿疼痛，可单用本品制为红花油、红花酊涂擦，亦常与血竭、乳香、没药等同用，如七厘散；治疮疡肿痛，可单用本品捣取汁服，亦常与当归、赤芍、连翘等同用。

【用法用量】煎服，3 ~ 10 g。

【用药注意】孕妇慎用。

【贮藏】置阴凉干燥处，防潮，防蛀。

牛膝 Niuxi

始载于《神农本草经》

【来源】为苋科植物牛膝的干燥根。冬季茎叶枯萎时采挖，除去须根和泥沙，捆成小把，晒至干皱后，将顶端切齐，晒干。

【性味归经】苦、甘、酸，平。归肝、肾经。

【功效】逐瘀通经，补肝肾，强筋骨，利尿通淋，引血下行。

【应用】

1. 逐瘀通经。本品苦泄，入肝、肾经，性善下行，能逐瘀通经，用于瘀血阻滞证，为治疗妇科经产瘀血诸证之常用药。治瘀血阻滞之经闭、痛经、产后瘀阻腹痛，常与当归、桃仁、红花等同用，如血府逐瘀汤；治胞衣不下，常与当归、瞿麦、冬葵子等同用，如牛膝汤；治跌打损伤，瘀肿疼痛，常与续断、当归、红花等同用，如舒筋活血汤。

2. 补肝肾，强筋骨。本品能补肝肾，长于治疗下半身腰膝关节疼痛，为治疗肝肾不足之证的常用药，常用于治疗肾虚腰痛和久痹腰膝酸痛无力。治肝肾不足、阴虚内热之痿证，症见腰膝酸软，筋骨痿弱，眩晕耳鸣，舌红少苔，脉细弱，常与黄柏、知母、龟甲等同用，如虎潜丸；治肝肾不足，腰膝酸软无力，常与杜仲、续断等同用，如续断丸。本品亦可强筋骨。治筋骨无力，痹证日久，气血不足，症见腰膝疼痛，肢节屈伸不利，苔白脉细弱，常与独活、桑寄生、杜仲等同用，如独活寄生汤；治湿热下注之痿痹，症见两脚麻木肿痛，痿软无力，常与苍术、黄柏同用，如三妙丸。

3. 利尿通淋。用于淋证、水肿。本品既能利尿通淋，又能活血化瘀，为治疗下焦水饮内停病症之常用药，“血不利则为水”，故尤宜于水瘀互结之水肿。治热淋、血淋、石淋，常与冬葵子、瞿麦、篇蓄等同用，如牛膝汤；治肾阳虚水肿，症见腰重脚肿，小便不利，常与附子、车前子、茯苓等同用，如加味肾气丸。

4. 引血下行。用于头痛、眩晕、牙痛、口疮、吐血、衄血。本品苦泄，能引上炎之火（血）下行，多用于肝阳上亢和火热上炎之证。治阴虚阳亢，症见头痛眩晕，目胀耳鸣，脉弦长有力，常与赭石、生龙骨、白芍等同用，如镇肝熄风汤；治胃热阴虚，症见头痛牙痛，齿衄，舌红苔黄而干，常与石膏、知母、麦冬等同用，如玉女煎；治火热上炎，迫血妄行之吐血、衄血，常与郁金、栀子等同用。

本品“能引诸药下行”，临床用药欲其下行者，可用作引经药。

【用法用量】煎服，5 ~ 12 g。

【用药注意】孕妇慎用。

【贮藏】置阴凉干燥处，防潮。

益母草 Yimucao

始载于《神农本草经》

【来源】为唇形科植物益母草的新鲜或干燥地上部分。鲜品春季幼苗期至初夏花前期采割；干品夏季茎叶茂盛、花未开或初开时采割，晒干，或切段晒干。

【性味归经】苦、辛，微寒。归肝、心包、膀胱经。

【功效】活血调经，利尿消肿，清热解毒。

【应用】

1. 活血调经。用于月经不调、经闭痛经、恶露不尽。本品辛行苦泄，入血分，功善活血调经，为治疗妇科经产病的要药，血瘀经产诸证多用，故有“益母”之称。治瘀血阻滞的月经不调、痛经、经闭，可单用本品熬膏服，如益母草膏，亦常与川芎、当归、赤芍等同用，如益母丸；治产后恶露不尽、瘀阻腹痛，或难产、胎死腹中，既可单味煎汤或熬膏服，又常与当归、川芎、乳香等同用，如送胞汤；治跌打损伤，瘀肿疼痛，可与川芎、乳香、没药等同用。

2. 利尿消肿。用于水肿、尿少。本品既能利水消肿，又能活血化瘀，尤宜于水瘀互结之水肿，治疗时可单用本品，或与白茅根、车前草等同用；治血热及瘀滞之血淋、尿血，常与车前子、石韦、木通等同用。

3. 清热解毒。用于疮疡肿毒。本品既能活血化瘀，又能清热解毒。治疗时可单用本品煎汤外洗或鲜品捣敷，亦可与黄柏、苦参、蒲公英等同用煎汤内服。

【用法用量】煎服，9 ~ 30 g；鲜品 12 ~ 40 g。

【用药注意】孕妇慎用。

【贮藏】干益母草置干燥处，鲜益母草置阴凉潮湿处。

桃仁 Taoren

始载于《神农本草经》

【来源】为蔷薇科植物桃或山桃的干燥成熟种子。果实成熟后采收，除去果肉和核壳，取出种子，晒干。

【性味归经】苦、甘，平。归心、肝、大肠经。

【功效】活血祛瘀，润肠通便，止咳平喘。

【应用】

1. 活血祛瘀。用于经闭痛经、癥瘕痞块、跌扑损伤。本品苦泄，入心、肝经，能活血化瘀，祛瘀力较强，有破血之功，为治疗血瘀证之要药。治瘀血阻滞之经闭痛经、产后腹痛、癥瘕痞块、跌扑损伤，常与红花相须为用；治血瘀痛经之妇女经期提前、经行腹痛、血中有血块等，常与红花、当归、川芎等同用，如桃红四物汤；治产后瘀血腹痛，症见恶露不下，小腹刺痛，脉迟细，常与当归、炮姜、川芎等同用，如生化汤；治瘀血蓄积之癥瘕痞块，常与桂枝、牡丹皮、赤芍等同用，如桂枝茯苓丸；治下焦蓄血证，症见少腹急结，小便自利，至夜发热，谵语烦躁，痛经，脉沉实而涩，常与大黄、芒硝、桂枝等同用，如桃核承气汤；治瘀血留于胁下之胁肋刺痛瘀肿，痛不可忍，常与红花、大黄、柴胡等同用，如复元活血汤。

本品能活血祛瘀以消痈，为治疗肺痈及肠痈之常用药。治热毒壅肺，痰瘀互结之肺痈，症见咳嗽痰多，甚则咳吐腥臭脓血，胸中隐隐作痛，舌红，苔黄腻，脉滑数，常与苇茎、冬瓜仁、薏苡仁等同用，如苇茎汤；治湿热瘀滞之肠痈初起，症见右下腹疼痛拒按，甚则局部肿痞，牵引则剧痛，发热，舌苔薄黄而腻，脉滑数，常与大黄、芒硝、牡丹皮等同用，如大黄牡丹汤。

2. 润肠通便。本品为种仁类药物，富含油脂，能润肠通便。治肠燥便秘，症见大便秘结，不思饮食，常与当归、火麻仁等同用，如润肠丸；治津枯便秘，症见大便干燥，艰涩难出，舌燥少津，脉细涩，常与苦杏仁、柏子仁、郁李仁等同用，如五仁丸。

3. 止咳平喘。本品苦泄，能止咳平喘，可单用本品煮粥食，亦常与苦杏仁同用，如双仁丸。

【用法用量】煎服，5～10 g。

【用药注意】孕妇慎用。

【贮藏】置阴凉干燥处，防蛀。

【知识链接】

类药甄选——桃仁与红花

桃仁与红花均具有活血祛瘀之功，治血瘀诸证，治疗妇科瘀血阻滞经产诸证、胸腹胁痛、癥瘕积聚、跌扑损伤、疮疡肿毒等，常相须为用。

不同之处在于，桃仁能活血化瘀以消痈，兼润肠通便，止咳平喘；而红花质轻升浮，祛瘀力较缓，但兼通经止痛。

（三）活血疗伤药

本类药物味辛、苦、咸，主入肝、肾经，辛行苦泄，故以活血化瘀、消肿止痛、续筋接骨为主要功效，主要用于跌打损伤、瘀肿疼痛、骨折筋伤等伤科疾患，亦可用于其他瘀血所致胸腹肋部刺痛、癥瘕积聚、月经不调经闭痛经、产后瘀阻腹痛、疮疡肿毒等。部分药物兼有止痛、止血、生肌敛疮、收湿、补肾强骨等作用，还可用于瘀肿疼痛、外伤出血、吐血、衄血、疮疡不敛、湿疹、湿疮、痔疮、肾虚腰痛、筋骨痿软等兼瘀血证。

土鳖虫 Tubiechong

始载于《神农本草经》

【来源】为鳖蠊科昆虫地鳖或冀地鳖的雌虫干燥体。捕捉后，置沸水中烫死，晒干或烘干。

【性味归经】咸，寒；有小毒。归肝经。

【功效】破血逐瘀，续筋接骨。

【应用】

1. 破血逐瘀。用于血瘀经闭、产后瘀阻腹痛、癥瘕痞块。本品入血分，能破血逐瘀，多用于瘀血阻滞重症，为治疗血瘀经产病及癥瘕痞块之常用药。治血瘀经闭、产后瘀阻腹痛，常与大黄、桃仁等同用，如下瘀血汤；治瘀血内停之干血痨，症见形体羸弱，肌肤甲错，闭经，舌质紫黯或有瘀斑，脉迟涩，常与水蛭、虻虫、干漆、大黄、桃仁等同用，如大黄䗪虫丸；用于脘腹癥瘕积聚，痛有定处，按之不移，或女子经闭，常与鳖甲、大黄、桃仁等同用，如鳖甲煎丸。

2. 续筋接骨。用于跌打损伤、筋伤骨折。本品味咸性寒，主入肝经，性善走窜，活血化瘀力较强，能破血逐瘀、续筋接骨，为伤科常用药，可外用亦可内服。治骨折筋伤、瘀肿疼痛，可单用本品研末调敷，或研末黄酒冲服，亦常与骨碎补、乳香、自然铜等同用，如接骨紫金丹；治骨折筋伤后期，筋骨软弱无力，常与续断、杜仲等同用，如壮筋续骨丸。

【用法用量】煎服，3 ~ 10 g。

【用药注意】孕妇禁用。

【贮藏】置通风干燥处，防蛀。

马钱子 Maqianzi

始载于《本草纲目》

【来源】为马钱科植物马钱的干燥成熟种子。冬季采收成熟果实，取出种子，晒干，

【性味归经】苦，温；有大毒。归肝、脾经。

【功效】通络止痛，散结消肿。

【应用】

1. 通络止痛。本品善“开通经络，透达关节”，且止痛力强，为治疗风湿顽痹、疼痛、麻木瘫痪之常用药。治风湿顽痹、麻木瘫痪，可单用本品，亦可与麻黄、乳香、全蝎、地龙等同用；治手足麻木、半身不遂，可与甘草同用为末，炼蜜为丸服。

2. 散结消肿。用于痈疽疮毒、咽喉肿痛。本品苦泄，能散结消肿，有大毒，能以毒攻毒，可用于痈疽、恶疮、丹毒、咽喉肿痛等。治痈疽疮毒，可单用本品研末外敷，亦常与乳香等同用，如马钱散；治喉痹肿痛，常与山豆根、青木香等分研末吹喉，如番木鳖散。

【用法用量】0.3～0.6 g，炮制后入丸散用。

【用药注意】孕妇禁用；不宜多服、久服及生用；运动员慎用；有毒成分能经皮肤吸收，外用不宜大面积涂敷。

【贮藏】置干燥处。

【知识链接】

马钱子的不良反应

本品有大毒，含有番木鳖碱（士的宁）等有毒成分，能产生兴奋脊髓反射等作用，应用不当可引起口干、头晕、烦躁不安、肢体颤动、惊厥、血压升高、呼吸困难甚至昏迷、死亡等中毒表现。据报道，麝香、延胡索可能会增强马钱子的毒性，故不宜同用。

骨碎补 Gusuibu

始载于《药性论》

【来源】为水龙骨科植物槲蕨的干燥根茎。全年均可采挖，除去泥沙，干燥，或再燎去茸毛（鳞片）。

【性味归经】苦，温。归肝、肾经。

【功效】疗伤止痛，补肾强骨；外用消风祛斑。

【应用】

1. 疗伤止痛。用于跌扑闪挫、筋骨折伤。本品入肝、肾经，既能活血疗伤止痛，又能补肾强筋骨，为伤科之要药，内服外用均可。治跌扑损伤，可单用本品浸酒服，亦可水煎服，或与没药、自然铜、龟甲等同用，如骨碎补散。

2. 补肾强骨。用于肾虚腰痛、筋骨痿软、耳鸣耳聋、牙齿松动。本品性温助阳，入肾经，能温补肾阳、强筋健骨，可用于治疗肾阳虚损之证。治肾虚腰痛脚弱，常与补骨脂、牛膝等同用，如神效方；治肾虚耳鸣、耳聋、牙痛，常与熟地黄、山茱萸、杜仲等同用；治肾虚久泻，既可单用本品研末，入猪肾中煨熟食之，亦可与补骨脂、益智仁、吴茱萸、肉豆蔻、山药、菟丝子等同用。

3. 外用消风祛斑。用于斑秃、白癜风。本品外用能消风祛斑，治疗斑秃、白癜风，可单用本品浸酒，取浸液外涂。

【用法用量】煎服，3～9 g；外用适量，研末捣敷或浸酒擦患处。

【贮藏】置干燥处。

（四）破血消癥药

本类药物味辛、苦、咸，性温，多有毒性，主入肝经血分，辛行苦泄咸软，温通，药性峻猛，走而不守，故以破血消癥为主要功效，活血作用较强，易耗血、动血、伤阴、耗气，主要用于瘀血阻滞时间较长、程度较重的癥腹积聚证，亦可用于其他瘀血阻滞所致的经闭、胸腹胁部刺痛，癥瘕积聚、跌打损伤、疮疡肿毒等。部分药物兼有止痛、通经、行气破气、化痰软坚、消积等作用，还可用于瘀肿疼痛、中风偏瘫、气结痰凝、食积等兼瘀血证。

莪术 Ezhu

始载于《药性论》

【来源】为姜科植物蓬莪术、广西莪术或温郁金的干燥根茎。后者习称“温莪术”。冬季茎叶枯萎后采挖，蒸或煮至透心，晒干或低温干燥后除去须根和杂质。

【性味归经】辛、苦，温。归肝、脾经。

【功效】行气破血，消积止痛。

【应用】

1. 行气破血。用于癥瘕痞块、瘀血经闭、胸痹心痛。本品辛行苦泄温通，既能入血分，又能入气分，既能破血逐瘀，又能行气止痛，活血化瘀力较强，为破血消癥之要药。善于治疗血瘀气结之癥瘕积聚证，因其性温，故多用于寒凝血瘀气滞诸痛重症，常与三棱相须为用。治经闭腹痛、腹中痞块，常与三棱、当归、香附等同用，如莪术散；治胁下痞块，常与三棱、柴胡、鳖甲等同用；治胸痹心痛，常与丹参、川芎等同用；治体虚瘀血久留不去，常与黄芪、党参等同用；治跌打损伤，瘀肿疼痛，常与川楝子、硼砂同用，如正元散。

2. 消积止痛。本品辛散苦泄，既能行气止痛，又能消食化积。治食积气滞、脘腹胀痛，常与青皮、槟榔等同用，如莪术丸；治脾虚食积、脘腹胀痛，常与党参、白术、黄芪等同用，如理冲汤。

【用法用量】煎服，6～9 g。

【用药注意】孕妇禁用。

【贮藏】置干燥处，防蛀。

三棱 Sanleng

始载于《本草拾遗》

【来源】为黑三棱科植物黑三棱的干燥块茎。冬季至次年春采挖，削去外皮，晒干。

【性味归经】辛、苦，平。归肝、脾经。

【功效】破血行气，消积止痛。

【应用】

1. 破血行气。用于癥瘕痞块、瘀血经闭、痛经、胸痹心痛。本品苦辛平，既能入气分，又能入血分，破血之力较强，为破血消癥之要药，多用于血瘀气结之重症，常与莪术相须为用，如三棱丸。治癥瘕痞块，常与大黄、桃仁等同用；治瘀血阻滞之经闭、痛经，常与红花、当归等同用。

2. 消积止痛。本品辛行苦泄，既能消积，又能行气，多用于食积气滞、脘腹胀痛，常与青皮、麦芽等同用，如三棱煎。

【用法用量】煎服，5 ~ 10 g。

【用药注意】孕妇禁用；不宜与芒硝、玄明粉同用。

【贮藏】置通风干燥处，防蛀。

【知识链接】

类药甄选——莪术与三棱

莪术与三棱均入肝、脾经，入血分，具有破血行气、消积止痛之功，治血瘀气滞之癥瘕痞块、经闭、胸痹心痛、食积气滞、脘腹疼痛等证，常相须为用。

不同之处在于，莪术苦辛温香，行气之力较强，能破气中之血，偏于破气消积；而三棱苦平不香，破血之力较强，能破血中之气，偏于破血通经。

拓展学习

一、请查找资料，完成活血化瘀药（活血止痛药、活血调经药、活血疗伤药、破血消癥药）简表（见表2－12－1、表2－12－2、表2－12－3、表2－12－4）

表2－12－1　　活血止痛药简表

药名	性味归经	功效	应用	用法用量
乳香				
没药				
姜黄				
五灵脂				

表 2－12－2　活血调经药简表

药名	性味归经	功效	应用	用法用量
鸡血藤				
王不留行				
月季花				
泽兰				

表 2－12－3　活血疗伤药简表

药名	性味归经	功效	应用	用法用量
自然铜				
苏木				
血竭				
儿茶				
北刘寄奴				

表 2－12－4 破血消癥药简表

药名	性味归经	功效	应用	用法用量
水蛭				
斑蝥				

二、完成活血化瘀药的总结并画出思维导图

（班级内分组，小组以思维导图形式共同完成对本任务学习的总结。先由各小组成员内部讲解展示，然后各小组选派代表做班级讲解展示。）

目标测验

一、单项选择题

1. 川芎茶调散中川芎作为君药的作用是（　　）。

A. 疏风止痛，且可清利头目

B. 散寒止痛，并能有效治疗少阴经头痛

C. 风药中之润剂，可疏散上半部风邪

D. 祛风活血而止头痛，可有效治疗少阳、厥阴经头痛证

E. 清热解毒

2. 郁金的入药部位是（　　）。

A. 姜科植物温郁金的根茎

B. 鸢尾科植物温郁金的根

C. 姜科植物姜黄的根茎

D. 姜科植物广西莪术的块根

E. 鸢尾科植物温郁金的块根

3. 十九畏歌中与郁金不能相配的药物是（　　）。

A. 犀角　B. 乌头　C. 巴豆

D. 丁香　E. 川芎

4. 不宜与丹参同用的是（　　）。

A. 郁金　　B. 牵牛子　　C. 甘遂

D. 藜芦　　E. 郁金

5. 益母草最宜于的水肿是（　　）。

A. 风水证　　B. 脾虚水肿　　C. 肾虚水肿

D. 水瘀互结水肿　　E. 风水水肿

6. 下列为桃仁功效的是（　　）。

A. 通经止痛　　B. 解毒消肿　　C. 润肠通便

D. 利水通淋　　E. 清热解毒

7. 下列不是牛膝功效的是（　　）。

A. 逐瘀通经　　B. 补肝肾　　C. 润肠通便

D. 强筋骨　　E. 利尿通淋

8. 三棱和莪术都可以应用于（　　）。

A. 风寒感冒　　B. 跌打损伤　　C. 食积胀痛

D. 恶心呕吐　　E. 便秘

9. 马钱子的毒性程度是（　　）。

A. 无毒　　B. 有毒　　C. 有小毒

D. 有大毒　　E. 有剧毒

10. 骨碎补外用可以治疗（　　）。

A. 红肿热痛　　B. 脱发　　C. 皮炎

D. 白癜风　　E. 痔疮

二、综合分析题

张某，男，38 岁，平时就患有偏正头痛，几日前天气骤然变冷，其早晨起床后就出现了感冒症状，症见恶风发热，鼻塞，舌苔薄白，脉浮，某中药师推荐了川芎茶调散。

1. 中医辨证张某所患病证为（　　）。

A. 风热感冒　　B. 暑湿感冒　　C. 风寒头痛

D. 气虚感冒　　E. 风寒咳嗽

2. 川芎善于治疗（　　）。

A. 少阳头痛　　B. 太阳头痛　　C. 阳明头痛

D. 少阴头痛　　E. 太阴头痛

3. 下列关于川芎说法不正确的是（　　）。

A. 血中气药　　B. 上行头目　　C. 下调血海

D. 气中血药　　E. 旁达四肢

任务十三　化痰止咳平喘药

学习目标

知识目标

1. 掌握化痰止咳平喘药的概念、功效、分类、配伍和用药注意。
2. 掌握常用化痰止咳平喘药的来源、性味归经、功效和临床应用。
3. 熟悉常用化痰止咳平喘药的用法用量和用药注意。
4. 了解常用化痰止咳平喘药的不良反应和贮藏要求。

能力目标

1. 能够正确运用化痰止咳平喘药中药专业知识，具备从事中药饮片调剂、零售、养护等工作的职业能力。

2. 培养化痰止咳平喘药的中药学服务专业能力，能够熟练地开展药学服务活动。

任务引入

患者王某，男，48 岁。咳嗽数日，症见痰稠色黄，咳之不爽，胸膈痞闷，咽干口渴，舌苔黄腻，脉滑数。

患者李某，女，52 岁。干咳数日，症见咳嗽痰少，不易咳出，大便秘结，舌苔薄黄，脉数。

【议一议】

1. 请对上述两位患者进行简单的辨证。
2. 两位患者分别应该选用哪种化痰止咳平喘药？请简要说明。

相关知识

一、化痰止咳平喘药基本知识

（一）概念

凡能化痰或祛痰、制止咳嗽和平定喘息，治疗痰证、咳嗽、喘息的药物，称为化痰止咳平喘药。

（二）功效

化痰药味多苦、辛，主入肺、脾经。苦可燥泄，辛能行散。能祛除或消散痰浊，以治疗痰浊内阻或流窜全身所致的各种病证。止咳平喘药味多苦，主入肺经，有沉降的作用趋向。其多蜜炙用，以增强润肺止咳的作用，能止咳平喘，以治疗咳嗽、喘息等。

（三）分类

根据性能、功效及主治病证的不同，化痰止咳平喘药可分为温化寒痰药、清化热痰药、止咳平喘药三类。

（四）配伍

1. 因咳嗽、喘息、痰常同时出现，故化痰药与止咳平喘药常相互配伍使用。

2. 无论外感、内伤皆可致咳嗽、喘息、痰，故应用本类药物，宜因证作适当配伍。兼有表证者，常与解表药配伍；兼有里寒者，常与温里药配伍；兼有里热者，常与清热药配伍；兼有气滞者，常与理气药配伍；虚劳咳喘者，常与补虚药配伍；治癫痫、惊厥，常与开窍药、安神药、平肝息风药配伍；治瘰疬、瘿瘤、癥瘕，常与软坚散结药配伍；治阴疽流注，常与温阳通滞散结之品配伍等。

（五）用药注意

1. 温化寒痰药由于其性温燥，不宜用于热痰、燥痰、阴虚内热者。

2. 清化热痰药由于其性寒凉，不宜用于寒痰、湿痰、脾胃虚寒者。

3. 部分止咳平喘药，因易成瘾、恋邪，宜慎用。

4. 兼有表证者，不能过早或单纯使用止咳药。

5. 咳嗽兼有咯血者，不宜用强烈、刺激性的化痰药，否则可能促进出血。

6. 麻疹初起之咳嗽，宜以清宣为主，不宜止咳，尤不宜用性温收敛之化痰止咳药，以免助热或影响透疹，导致疹出不畅。

二、常用化痰止咳平喘药

（一）温化寒痰药

温化寒痰药大多味辛性温，具有燥湿化痰、温肺散寒的功效，主要用于治疗寒痰、湿痰。

半夏 Banxia

始载于《神农本草经》

【来源】为天南星科植物半夏的干燥块茎。夏、秋二季采挖，洗净，除去外皮和须根，晒干。

【性味归经】辛，温；有毒。归脾、胃、肺经。

【功效】燥湿化痰，降逆止呕，消痞散结。

【应用】

1. 用于湿痰、寒痰。本品味辛性温而燥，为燥湿化痰、温化寒痰之要药，尤善治脏腑之湿痰。治痰湿壅滞之咳嗽声重、痰白质稀，常与陈皮、茯苓等配伍，如二陈汤；治湿痰上犯清阳之头痛、眩晕，甚则呕吐痰涎，常与天麻、白术等配伍以化痰息风，如半夏白术天麻汤。

2. 用于呕吐。本品味苦降逆和胃，为止呕之要药。对于各种原因引起的呕吐，皆可随证配伍使用。治痰饮或胃寒之胃气上逆呕吐尤宜，常与生姜配伍，如小半夏汤；治胃热呕吐，常与黄连配伍；治胃阴虚呕吐，常与石斛、麦冬配伍；治胃气虚呕吐，常与人参、白蜜配伍，如大半夏汤。

3. 用于心下痞满、结胸、梅核气。本品辛开散结，化痰消痞。治痰热阻滞之心下痞满，常与干姜、黄连、黄芩等配伍，以苦辛通降，开痞散结，如半夏泻心汤；治痰热结胸，常与瓜蒌、黄连等配伍，如小陷胸汤；治气郁痰凝之梅核气，常与紫苏叶、厚朴、茯苓等配伍，以行气解郁，化痰散结，如半夏厚朴汤。

4. 用于瘿瘤、痰核、痈疽肿毒及毒蛇咬伤。本品内服能消痰散结，外用能消肿止痛。治瘿瘤、痰核，常与昆布、海藻、贝母等配伍；治痈疽发背、无名肿毒初起、毒蛇咬伤，可生品研末调敷或鲜品捣敷。

【用法用量】内服一般炮制后使用，3 ~9 g。清半夏长于化湿痰，姜半夏长于降逆止呕，法半夏长于燥湿和胃，竹沥半夏长于清化热痰，半夏曲长于化痰消食。外用适量，磨汁涂或研末以酒调敷患处。

【用药注意】不宜与川乌、制川乌、草乌、制草乌、附子同用；生品内服宜慎。

【贮藏】置通风干燥处，防蛀。

【知识链接】

半夏体质

半夏有毒，用法不当可引起口腔发痒、呕吐泄泻、呼吸困难、全身麻木、肺水肿、休克等中毒现象。因此，必须在专业医师的指导下服用，避免造成不必要的损害。

据全国名中医黄煌阐述，半夏体质为适合长时间或大量服用半夏及其类方的体质，此类患者多表现为痰热内蕴、痰气交阻、风痰上扰、痰湿内阻等。

天南星 Tiannanxing

始载于《神农本草经》

【来源】为天南星科植物天南星、异叶天南星或东北天南星的干燥块茎。秋、冬二季茎叶枯萎时采挖，除去须根及外皮，干燥。

【性味归经】苦、辛，温；有毒。归肺、肝、脾经。

【功效】燥湿化痰，祛风止痉，散结消肿；外用治痈肿、蛇虫咬伤。

【应用】

1. 用于湿痰、寒痰。本品性温而燥，有较强的燥湿化痰之功。治湿痰阻肺、咳喘痰多、胸膈胀闷，常与半夏相须为用，并与枳实、橘红等配伍，如导痰汤；治热痰咳嗽，常与黄芩配伍，如小黄丸。

2. 用于风痰眩晕、中风、癫痫、破伤风。本品归肝经，走经络，善祛风痰而止痉厥。治风痰眩晕，常与半夏、天麻等配伍；治风痰留滞经络，半身不遂、手足顽麻、口眼㖞斜等，常与半夏、川乌、白附子等配伍，如青州白丸子；治破伤风角弓反张、痰涎壅盛，常与白附子、天麻、防风等配伍，如玉真散。治癫痫，常与半夏、全蝎、僵蚕等配伍，如五痫丸。

3. 用于痈疽肿痛、蛇虫咬伤。本品外用能消肿散结止痛。治痈疽肿痛、痰核，可研末醋调敷；治毒蛇咬伤，常与雄黄配伍外敷。

【用法用量】外用生品适量，研末以醋或酒调敷患处。内服制用，3 ~9 g。

【用药注意】孕妇慎用；生品内服宜慎。

【贮藏】置通风干燥处，防霉、防蛀。

【知识链接】

类药甄选——半夏与天南星

半夏与天南星均辛温有毒，内服均能燥湿化痰，为治寒痰、湿痰之要药；生品外用均能散结消肿，治痈疽肿毒、瘰疬痰核等证。

不同之处在于，半夏主入脾、胃经，温燥之性弱于天南星，善除脾胃湿痰；天南星主归肝经，温燥之性强于半夏，善治顽痰与祛除经络风痰。半夏还能降逆止呕、消痞散结，治呕吐、胸脘痞闷、梅核气、瘿瘤等证；天南星还能祛风止痉，治中风口眼㖞斜、破伤风等。

附药：胆南星

胆南星为制天南星的细粉与牛、羊或猪胆汁经加工而成，或为生天南星细粉与牛、羊或猪胆汁经过发酵加工而成。其味苦、微辛，性凉。归肺、肝、脾经。具有清热化痰、息风定惊的作用。主要用于痰热咳嗽、咯痰黄稠、中风痰迷、癫狂惊痫。

白附子 Baifuzi

始载于《中药志》

【来源】为天南星科植物独角莲的干燥块茎。秋季采挖，除去须根和外皮，晒干。

【性味归经】辛，温；有毒。归胃、肝经。

【功效】祛风痰，定惊搐，解毒散结，止痛。

【应用】

1. 用于中风、惊风癫痫、破伤风。本品辛温，善祛风痰而解痉止痛，故适用于上述诸证。治中风之痰壅、口眼㖞斜、语言蹇涩，常与全蝎、僵蚕等配伍；治风痰壅盛之惊风癫痫，常与半夏、天南星等配伍；治破伤风，常与防风、天麻、天南星等配伍。

2. 用于瘰疬痰核、毒蛇咬伤。治瘰疬痰核，可鲜品捣烂外敷；治毒蛇咬伤，可磨汁内服并外敷，亦可与其他解毒药同用。

3. 用于头痛。本品既祛风痰，又能止痛，其性上行，尤擅治头面部诸疾。治痰厥头痛、眩晕，常与半夏、天南星等配伍；治偏正头痛，常与白芷等配伍。

【用法用量】煎服，3～6 g，一般炮制后用。外用生品适量捣烂，熬膏或研末以酒调敷患处。

【用药注意】孕妇慎用；生品内服宜慎。

【不良反应】误服、过量服用本品，可使人口舌麻辣、咽喉部灼热并有梗塞感、舌体僵硬、语言不清，继则四肢发麻、头晕眼花、恶心呕吐、流涎、面色苍白、神志呆滞、唇舌肿胀、口腔黏膜及咽部红肿，严重者可导致死亡。

【贮藏】置通风干燥处，防蛀。

芥子 Jiezi

始载于《名医别录》

【来源】为十字花科植物白芥或芥的干燥成熟种子。前者习称“白芥子”，后者习称“黄芥子”。夏末秋初果实成熟时采割植株，晒干，打下种子，除去杂质。

【性味归经】辛，温。归肺经。

【功效】温肺豁痰利气，散结通络止痛。

【应用】

1. 用于寒痰喘咳、悬饮。本品辛温，能散肺寒、利气机、通经络、化寒痰、逐水饮。治寒痰壅肺，咳喘胸闷，痰多难咳，常与紫苏子、莱菔子等配伍，如三子养亲汤；治悬饮咳喘，胸满胁痛，常与甘遂、大戟等配伍以豁痰逐饮，如控涎丹。

2. 用于阴疽流注、肢体麻木、关节肿痛。本品温通经络，善散“皮里膜外之痰”，又能消肿散结止痛。治痰湿流注之阴疽肿毒，常与鹿角胶、肉桂、熟地黄等配伍，以温阳化滞，消痰散结，如阳和汤；治痰湿阻滞经络之肢体麻木或关节肿痛，常与马钱子、没药等配伍，如白芥子散，亦可单用研末，醋调敷患处。

【用法用量】煎服，3～9 g。外用适量。

【用药注意】本品辛温走散，宜耗气伤阴，久咳肺虚及阴虚火旺者忌用；消化道溃疡、出血者及皮肤过敏者忌用。用量不宜过大。

【贮藏】置通风干燥处，防潮。

旋覆花 Xuanfuhua

始载于《神农本草经》

【来源】为菊科植物旋覆花或欧亚旋覆花的干燥头状花序。夏、秋二季花开放时采收，除去杂质，阴干或晒干。

【性味归经】苦、辛、咸，微温。归肺、脾、胃、大肠经。

【功效】降气，消痰，行水，止呕。

【应用】

1. 用于痰饮蓄结、胸膈痞满、喘咳痰多。本品苦降辛开，降气化痰而平喘咳，消痰行水而除痞满。治外感风寒，内蕴痰湿之痰饮蓄结、胸膈痞满、喘咳痰多，常与半夏、麻黄等配伍，如金沸草散；治热痰咳喘，痰黄黏稠，常与瓜蒌、黄芩、桑白皮等配伍。

2. 用于呕吐、噫气。本品善降胃气而止呕噫。治痰浊中阻之嗳气呕吐，常与半夏、生姜、赭石等配伍。

【用法用量】煎服，3～9 g，包煎。

【用药注意】因本品有绒毛，易刺激咽喉作痒而致呛咳呕吐，故须布包入煎。

【贮藏】置干燥处，防潮。

白前 Baiqian

始载于《名医别录》

【来源】为萝藦科植物柳叶白前或芫花叶白前的干燥根茎和根。秋季采挖，洗净，晒干。

【性味归经】辛、苦，微温。归肺经。

【功效】降气，消痰，止咳。

【应用】用于咳嗽痰多、胸满喘急。本品性微温而不燥烈，长于祛痰、降肺气以平咳喘。无论属寒属热，外感内伤，新嗽久咳均可用之，尤以痰湿或寒痰阻肺，肺气失降者为宜。治外感风寒咳嗽，咯痰不爽，常与荆芥、桔梗等宣肺解表之品配伍，如止嗽散；治咳喘浮肿，喉中痰鸣，不能平卧，常与紫菀、半夏、大戟等配伍以逐饮平喘，如白前汤；治内伤肺热咳喘，常与清泻肺热之桑白皮、葶苈子等配伍，如白前丸；治肺气阴两虚久咳，常与益气润肺之黄芪、沙参等配伍。

【用法用量】煎服，3～10 g。

【用药注意】本品对胃有一定的刺激性，有消化道溃疡和胃有出血者慎用。

【贮藏】置通风干燥处。

（二）清化热痰药

清化热痰药大多味苦性寒，具有清化热痰的功效，主要用于痰热咳喘。

川贝母 Chuanbeimu

始载于《神农本草经》

【来源】为百合科植物川贝母、暗紫贝母、甘肃贝母、梭砂贝母、太白贝母或瓦布贝母的干燥鳞茎。按性状不同分别习称“松贝”“青贝”“炉贝”和“栽培品”。夏、秋二季或积雪融化后采挖，除去须根、粗皮及泥沙，晒干或低温干燥。

【性味归经】苦、甘，微寒。归肺、心经。

【功效】清热润肺，化痰止咳，散结消痈。

【应用】

1. 用于阴虚劳嗽、肺热燥咳。本品性微寒味苦能清泄肺热化痰，又味甘质润能润肺止咳，尤宜于内伤久咳、燥痰、热痰之证。治阴虚劳嗽，干咳少痰，痰中带血，常与沙参、麦冬等配伍以养阴润肺化痰止咳；治肺热、肺燥咳嗽，常与知母等配伍以清肺润燥，化痰止咳，如二母散。

2. 用于瘰疬、乳痈、肺痈。本品能清化郁热、化痰散结。治痰火郁结之瘰疬，常与玄参、牡蛎等配伍，如消瘰丸；治热毒壅结之乳痈、肺痈，常与蒲公英、鱼腥草等配伍以清热解毒，消肿散结。

【用法用量】煎服，3～10 g；研粉冲服，一次 1～2 g。

【用药注意】不宜与川乌、制川乌、草乌、制草乌、附子同用。

【贮藏】置通风干燥处，防蛀。

浙贝母 Zhebeimu

始载于《轩岐救正论》

【来源】为百合科植物浙贝母的干燥鳞茎。初夏植株枯萎时采挖，洗净。大小分开，大者除去芯芽，习称“大贝”；小者不去芯芽，习称“珠贝”。分别撞擦，除去外皮，拌以煅过的贝壳粉，吸去擦出的浆汁，干燥；或取鳞茎，大小分开，洗净，除去芯芽，趁鲜切成厚片，洗净，干燥，习称“浙贝片”。

【性味归经】苦，寒。归肺、心经。

【功效】清热化痰止咳，解毒散结消痈。

【应用】

1. 用于风热、痰热咳嗽。本品功似川贝母而偏苦泄，长于清化热痰，降泄肺气。多用于治风热咳嗽或痰热郁肺咳嗽，前者常与桑叶、牛蒡子等配伍，后者多与瓜蒌、知母等配伍。

2. 用于肺痈、乳痈、瘰疬、疮毒。本品苦泄清解热毒，化痰散结消痈。治肺痈咳吐脓血，常与鱼腥草、芦根、桃仁等配伍；治乳痈、疮毒，常与连翘、蒲公英等配伍，内服外用均可；治痰火瘰疬结核，常与玄参、牡蛎等配伍，如消瘰丸。

【用法用量】煎服，5～10 g。

【用药注意】不宜与川乌、制川乌、草乌、制草乌、附子同用。

【贮藏】置干燥处，防蛀。

瓜蒌 Gualou

始载于《神农本草经》

【来源】为葫芦科植物栝楼或双边栝楼的干燥成熟果实。秋季果实成熟时，连果梗剪下，置通风处阴干。

【性味归经】甘、微苦，寒。归肺、胃、大肠经。

【功效】清热涤痰，宽胸散结，润燥滑肠。

【应用】

1. 用于肺热咳嗽。本品甘寒而润，善清肺热、润肺燥而化热痰、燥痰。治肺热咳嗽，痰浊黄稠，常与黄芩、胆南星、枳实等配伍，如清气化痰丸；治燥热伤肺，干咳无痰或痰少质黏，咯吐不利，常与川贝母、天花粉、桔梗等配伍。

2. 用于胸痹、结胸。本品能利气开郁，导痰浊下行而奏宽胸散结之效。治痰气互结，胸阳不通之胸痹心痛不得卧，常与薤白、半夏等配伍，如栝楼薤白白酒汤、栝楼薤白半夏汤；治痰热结胸，胸膈痞满，按之则痛，常与黄连、半夏等配伍，如小陷胸汤。

3. 用于乳痈、肺痈、肠痈。本品能清热散结消肿，常配清热解毒药以治痈证。治乳痈初起，常与当归、乳香、没药等配伍，如神效瓜蒌散；治肺痈咳吐脓血，常与鱼腥草、芦根等配伍；治肠痈，常与败酱草、红藤等配伍。

4. 用于肠燥便秘。瓜蒌仁润燥滑肠，治肠燥便秘，常与火麻仁、郁李仁、生地黄等配伍。

【用法用量】煎服，9～15 g。

【用药注意】不宜与川乌、制川乌、草乌、制草乌、附子同用。

【贮藏】置阴凉干燥处，防霉，防蛀。

【知识链接】

附药：瓜蒌子、瓜蒌皮、炒瓜蒌子

瓜蒌子为葫芦科植物栝楼或双边栝楼的干燥成熟种子。秋季采摘成熟果实，剖开，取出种子，洗净，晒干。瓜蒌子味甘性寒，归肺、胃、大肠经，具有润肺化痰、滑肠通便的功效，用于燥咳痰黏、肠燥便秘。

瓜蒌皮为葫芦科植物栝楼或双边栝楼的干燥成熟果皮。秋季采摘成熟果实，剖开，除去果瓤及种子，阴干。瓜蒌皮味甘性寒，归肺、胃经，具有清热化痰、利气宽胸的功效，用于痰热咳嗽、胸闷胁痛。

炒瓜蒌子为瓜蒌子的炮制加工品（炒制）。炒瓜蒌子味甘性寒，但炒后寒性减弱，归肺、胃、大肠经，具有润肺化痰、滑肠通便的功效，用于燥咳痰黏、肠燥便秘。

桔梗 Jiegeng

始载于《神农本草经》

【来源】为桔梗科植物桔梗的干燥根。春、秋二季采挖，洗净，除去须根，趁鲜剥去外皮或不去外皮，干燥。

【性味归经】苦、辛，平。归肺经。

【功效】宣肺，利咽，祛痰，排脓。

【应用】

1. 用于咳嗽痰多、胸闷不畅。本品辛散苦泄，宣开肺气，祛痰，无论寒热皆可应用。治风寒咳嗽，常与紫苏叶、苦杏仁等配伍，如杏苏散；治风热咳嗽，常与桑叶、菊花、苦杏仁等配伍，如桑菊饮；治痰滞胸痞，常与枳壳配伍。

2. 用于咽痛音哑。本品能宣肺泄邪以利咽开音。治外邪犯肺，咽痛音哑，常与甘草、牛蒡子等配伍，如桔梗汤及加味甘桔汤；治热毒壅盛之咽喉肿痛，常与射干、马勃、板蓝根等配伍以清热解毒利咽。

3. 用于肺痈吐脓。本品性散上行，能利肺气以排壅肺之脓痰。治肺痈咳嗽胸痛，咯痰腥臭，常与甘草配伍，如桔梗汤；或再与鱼腥草、冬瓜仁等配伍以加强清肺排脓之效。

【用法用量】煎服，3～10 g。

【用药注意】本品性质升散，使用宜适量，过量易导致恶心呕吐。

【贮藏】置通风干燥处，防蛀。

【知识链接】

药食同源——桔梗

桔梗为药食同源物质之一，常见的食用方法有凉拌、腌制、清炒等。

桔梗泡菜是典型的腌制产品，是我国东北地区人民和朝鲜族人民的一道风味美食。做法是将新鲜的桔梗剥去外皮，用水泡去苦味后，切成细丝，加调料拌食，或加工成朝鲜咸菜。

竹茹 Zhuru

始载于《本草经集注》

【来源】为禾本科植物青秆竹、大头典竹或淡竹的茎秆的干燥中间层。全年均可采制，取新鲜茎，除去外皮，将稍带绿色的中间层刮成丝条，或削成薄片，捆扎成束，阴干。前者称“散竹茹”，后者称“齐竹茹”。

【性味归经】甘，微寒。归肺、胃、心、胆经。

【功效】清热化痰，除烦，止呕。

【应用】

1. 用于痰热咳嗽、心烦不寐。本品甘寒性润，善清化热痰。治痰热咳嗽，常与瓜蒌、桑白皮等配伍；治胆火挟痰之惊悸不宁、心烦失眠，常与枳实、半夏、茯苓等配伍，如温胆汤。

2. 用于胃热呕吐、妊娠恶阻。本品能清热降逆止呕，为治热性呕逆之要药。常与黄连、黄芩、生姜等配伍，如竹茹饮；治胃虚有热之呕吐，常与人参、陈皮、生姜等配伍，如橘皮竹茹汤；治胎热之恶阻呕逆，胎动不安，常与枇杷叶、陈皮等配伍。

【用法用量】煎服，5～10 g。生用清热化痰，姜汁炙用止呕。

【贮藏】置干燥处，防霉，防蛀。

前胡 Qianhu

始载于《名医别录》

【来源】为伞形科植物白花前胡的干燥根。冬季至次春茎叶枯萎或未抽花茎时采挖，除去须根，洗净，晒干或低温干燥。

【性味归经】苦、辛，微寒。归肺经。

【功效】降气化痰，散风清热。

【应用】

1. 用于痰热咳喘。本品辛散苦降，性寒清热，宜于痰热壅肺，肺失宣降之咳喘胸满、咯痰黄稠量多，常与苦杏仁、桑白皮、浙贝母等配伍。

因本品寒性不大，亦可用于湿痰、寒痰证，常与白前相须为用。

2. 用于风热咳嗽。本品味辛性微寒，又能疏散风热，宣发肺气，化痰止咳。治外感风热，咳嗽痰多，常与桑叶、牛蒡子、桔梗等配伍；治风寒咳嗽，可与辛温发散宣肺之品如荆芥、紫苏叶等配伍。

【用法用量】煎服，3～10 g。

【贮藏】置阴凉干燥处，防霉，防蛀。

胖大海 Pangdahai

始载于《本草纲目拾遗》

【来源】为梧桐科植物胖大海的干燥成熟种子。

【性味归经】甘，寒。归肺、大肠经。

【功效】清热润肺，利咽开音，润肠通便。

【应用】

1. 用于肺热声哑、干咳无痰。本品甘寒质轻，能清宣肺气，化痰利咽开音。治肺热声哑、干咳无痰，常单味泡服，亦可与桔梗、甘草等配伍。

2. 用于热结便秘、头痛目赤。本品能润肠通便，清泄火热。治热结便秘、头痛目赤，可单味泡服，或与清热泻下药配伍以增强药效。

【用法用量】2～3 枚，沸水泡服或煎服。

【用药注意】本品性寒，脾虚便溏者慎用。不宜久服。

【贮藏】置干燥处，防霉，防蛀。

天竺黄 Tianzhuhuang

始载于《蜀本草》

【来源】为禾本科植物青皮竹或华思劳竹等秆内的分泌液干燥后的块状物。秋、冬二季采收。

【性味归经】甘，寒。归心、肝经。

【功效】清热豁痰，凉心定惊。

【应用】用于热病神昏、中风痰迷、小儿惊痫。本品清热化痰、清心定惊之功与竹沥相似而无寒滑之弊。治热病神昏谵语，常与牛黄、连翘、淡竹叶等配伍；治中风痰壅、痰热癫痫等，常与黄连、石菖蒲、郁金等配伍；治小儿痰热惊风、抽搐、夜啼，常与麝香、胆南星、朱砂等配伍。

【用法用量】煎服，3 ~ 9 g。

【用药注意】本品性寒，脾虚便溏者慎用。

【贮藏】密闭，置干燥处。

海藻 Haizao

始载于《神农本草经》

【来源】为马尾藻科植物海蒿子或羊栖菜的干燥藻体。前者习称“大叶海藻”，后者习称“小叶海藻”。夏、秋二季采捞，除去杂质，洗净，晒干。

【性味归经】苦、咸，寒。归肝、胃、肾经。

【功效】消痰软坚散结，利水消肿。

【应用】

1. 用于瘿瘤、瘰疬、睾丸肿痛。本品味咸，能软坚消痰散结。治瘿瘤，常与昆布、贝母等配伍；治瘰疬，常与夏枯草、玄参、连翘等配伍，如内消瘰疬丸；治睾丸肿胀疼痛，常与橘核、昆布、川楝子等配伍，如橘核丸。

2. 用于痰饮水肿。本品有利水消肿之功，但单用力薄，多与茯苓、猪苓、泽泻等利湿药配伍。

【用法用量】煎服，6 ~ 12 g。

【用药注意】不宜与甘草同用。

【贮藏】置干燥处。

昆布 Kunbu

始载于《名医别录》

【来源】为海带科植物海带或翅藻科植物昆布的干燥叶状体。夏、秋二季采捞，晒干。

【性味归经】咸，寒。归肝、胃、肾经。

【功效】消痰软坚散结，利水消肿。

【应用】

1. 用于瘿瘤、瘰疬、睾丸肿痛。本品功似海藻，亦能消痰软坚散结，常与海藻相须为用。

2. 用于痰饮水肿。本品利水消肿之功亦似海藻，但作用较弱。

【用法用量】煎服，6 ~ 12 g。

【贮藏】置干燥处。

（三）止咳平喘药

止咳平喘药大多味苦，性或寒或热，具有制止咳嗽、平定喘息的功效，主要用于外感或内伤之咳嗽、喘息。

苦杏仁 Kuxingren

始载于《神农本草经》

【来源】为蔷薇科植物山杏、西伯利亚杏、东北杏或杏的干燥成熟种子。夏季采收成熟果实，除去果肉和核壳，取出种子，晒干。

【性味归经】苦，微温；有小毒。归肺、大肠经。

【功效】降气止咳平喘，润肠通便。

【应用】

1. 用于咳嗽气喘。本品主入肺经，味苦降泄，肃降兼宣发肺气而能止咳平喘，为治咳喘之要药，随证配伍可治多种咳喘病证。治风寒咳喘，胸闷气逆，常与麻黄、甘草等配伍，以散风寒宣肺平喘，如三拗汤；治风热咳嗽，发热汗出，常与桑叶、菊花等配伍，以散风热宣肺止咳，如桑菊饮；治燥热咳嗽，痰少难咯，常与桑叶、浙贝母、沙参等配伍，以清肺润燥止咳，如桑杏汤、清燥救肺汤；治肺热咳喘，常与石膏等配伍以清肺泄热宣肺平喘，如麻杏石甘汤。

2. 用于肠燥便秘。本品质润多脂，味苦而下气，故能润肠通便。治肠燥便秘，常与柏子仁、郁李仁等配伍，如五仁丸。

【用法用量】煎服，5 ~ 10 g，生品入煎剂后下。

【用药注意】内服不宜过量，以免中毒。

【贮藏】置阴凉干燥处，防蛀。

【知识链接】

苦杏仁的中毒症状及解救方法

苦杏仁中毒后，首先会出现口苦、流涎、恶心、呕吐、腹泻等消化系统症状，并有头晕、头痛等神经系统症状。稍重则感心悸、胸闷，并有不同程度的呼吸困难。严重者将出现呼吸微弱、意识不清、瞳孔散大、血压下降等危重症候，甚至会呼吸麻痹、心跳停止而死亡。

苦杏仁中毒后，首先应进行催吐，如果有必要可进行洗胃和灌肠。其次，可以使用亚甲蓝静推对患者进行对症治疗。一旦患者呼吸、心跳停止，应持续进行心肺复苏，并应用解毒药物持续进行抢救治疗。

款冬花 Kuandonghua

始载于《神农本草经》

【来源】为菊科植物款冬的干燥花蕾。12 月或地冻前当花尚未出土时采挖，除去花梗和泥沙，阴干。

【性味归经】辛、微苦，温。归肺经。

【功效】润肺下气，止咳化痰。

【应用】用于咳喘。本品辛温而润，治咳喘无论寒热虚实，皆可随证配伍。治寒咳，常与干姜、紫菀、五味子等配伍，如款冬煎；治肺热咳喘，常与知母、桑叶、川贝母等配伍，如款冬花汤；治肺气虚弱，咳嗽不已，常与人参、黄芪等配伍；治阴虚燥咳，常与沙参、麦冬等配伍；治喘咳日久，痰中带血，常与百合配伍，如百花膏；治肺痈咳吐脓痰者，常与桔梗、薏苡仁等配伍，如款花汤。

【用法用量】煎服，5～10 g。外感暴咳宜生用，内伤久咳宜蜜炙用。

【用药注意】本品辛温，易耗气助热，咯血或肺痈咳吐脓血者慎服。

【贮藏】置干燥处，防潮，防蛀。

【知识链接】

款冬花名称由来

款冬花，又名钻冻、颗冻、款冻、冬花等，原因在于它会在冬天先于叶开花。宋代医药学家寇宗奭在《本草衍义》中描述："百草中，惟此罔顾冰雪，最先春也，世又谓之钻冻。虽在冰雪之下，至时亦生芽。"入药所用的并不是盛开的花朵，而是隐藏在土中尚未开放的花蕾，需在立冬前后15天左右，地冻前，苞片显紫色时采收。明代药学家李时珍在《本草纲目》中记载："洛水至岁末凝厉时，款冬生于草冰之中，则颗冻之，名以此而得。后人讹为款冬，乃款冻尔。款者至也，至冬而花也。"故以此缘由作为"款冬花"的命名。

百部 Baibu

始载于《名医别录》

【来源】为百部科植物直立百部、蔓生百部或对叶百部的干燥块根。春、秋二季采挖，除去须根，洗净，置沸水中略烫或蒸至无白心，取出，晒干。

【性味归经】甘、苦，微温。归肺经。

【功效】润肺下气止咳，杀虫灭虱。

【应用】

1. 用于新久咳嗽、肺痨咳嗽、顿咳。本品甘润苦降，微温不燥，功专润肺止咳，无论外感、内伤、暴咳、久嗽，皆可用之，可单用或配伍应用。治风寒咳嗽，常与荆芥、桔梗、紫菀等配伍，如止嗽散；治气阴两虚，久咳不已，常与黄芪、沙参、麦冬等配伍，如百部汤；治阴虚肺痨咳嗽，常与沙参、麦冬、川贝母等配伍。

2. 用于体虱、蛲虫病、阴痒。本品有杀虫灭虱之功，以治蛲虫病为多用，可将本品浓煎，睡前保留灌肠；治阴道滴虫之阴痒，可单用，或与蛇床子、苦参等配伍煎汤坐浴外洗；治头虱、体虱及疥癣，可制成水煎剂外搽。

【用法用量】煎服，3～9 g。久咳虚嗽宜蜜炙用，杀虫灭虱宜生用。外用适量，水煎或酒浸。

【用药注意】因其伤胃滑肠，脾虚食少便溏者慎用。

【贮藏】置通风干燥处，防潮。

枇杷叶 Pipaye

始载于《名医别录》

【来源】为蔷薇科植物枇杷的干燥叶。全年均可采收，晒至七八成干时，扎成小把，再晒干。

【性味归经】苦，微寒。归肺、胃经。

【功效】清肺止咳，降逆止呕。

【应用】

1. 用于肺热咳嗽、气逆喘急。本品味苦能降，性寒能清，具有清降肺气之功。可单用制膏服用，或与黄芩、桑白皮、栀子等配伍，如枇杷清肺饮；治燥热咳喘，咯痰不爽，常与桑叶、麦冬、阿胶等宣燥润肺之品配伍，如清燥救肺汤。

2. 用于胃热呕吐、哕逆。本品能清胃热、降胃气而止呕吐、哕逆，常与陈皮、竹茹等配伍。

【用法用量】煎服，6～10 g。止咳宜炙用，止呕宜生用。

【用药注意】因其微寒，寒邪咳嗽或胃寒呕吐者慎用。

【贮藏】置干燥处。

【知识链接】

川贝枇杷膏与蛇胆川贝枇杷膏

川贝枇杷膏和蛇胆川贝枇杷膏均为止咳化痰中成药，因其组方稍有不同，故在使用上稍有差别。二者均有川贝母、枇杷叶、桔梗等，都有润肺止咳、化痰平喘的药效。但蛇胆川贝枇杷膏中加有蛇胆汁，蛇胆汁性凉味苦微甘，有行气祛痰、祛风除湿的功效，故蛇胆川贝枇杷膏药性偏寒，用于风热犯肺引起的咳嗽、痰多、胸闷、气喘最为适合；而川贝枇杷膏中另有化橘红、苦杏仁等润肺止咳化痰药，并用茯苓兼顾健脾，以化生痰之源，组方凉而不寒，润肺燥的同时对伤风引起的咳嗽、痰稠、痰多气喘、咽喉干痒及声音嘶哑有较好的疗效。

紫菀 Ziwan

始载于《神农本草经》

【来源】为菊科植物紫菀的干燥根和根茎。春、秋二季采挖，除去有节的根茎（习称“母根”）和泥沙，编成辫状晒干，或直接晒干。

【性味归经】辛、苦，温。归肺经。

【功效】润肺下气，消痰止咳。

【应用】用于咳喘。本品甘润苦泄，性温而不热，质润而不燥，长于润肺下气，开肺郁，化痰浊而止咳。对咳嗽之证，无论外感内伤、病程长短、寒热虚实，皆可用之。治风寒咳嗽，常与荆芥、桔梗、百部等配伍；治阴虚劳嗽，痰中带血，常与阿胶、贝母等配伍以养阴润肺，化痰止嗽，如王海藏紫菀汤。

此外，本品还可取其开宣肺气之力，治肺痈、胸痹及小便不通等证。

【用法用量】煎服，5～10 g。外感暴咳生用，肺虚久咳蜜炙用。

【贮藏】置阴凉干燥处，防潮。

紫苏子 Zisuzi

始载于《本草经集注》

【来源】为唇形科植物紫苏的干燥成熟果实。秋季果实成熟时采收，除去杂质，晒干。

【性味归经】辛，温。归肺经。

【功效】降气化痰，止咳平喘，润肠通便。

【应用】

1. 用于痰壅气逆、咳嗽气喘。本品性主降，长于降肺气、化痰涎，气降痰消则咳喘自平。治痰壅气逆之咳嗽气喘、痰多胸痞，甚则不能平卧，常与芥子、莱菔子等配伍，如三子养亲汤；治上盛下虚之久咳痰喘，常与肉桂、当归、厚朴等温肾化痰下气之品配伍，如苏子降气汤。

2. 用于肠燥便秘。本品富含油脂，能润燥滑肠，又能降泄肺气以助大肠传导。治肠燥便秘，常与苦杏仁、火麻仁、瓜蒌仁等配伍。

【用法用量】煎服，3～10 g。

【用药注意】因其耗气滑肠，故阴虚咳喘及脾虚便溏者慎用。

【贮藏】置通风干燥处，防蛀。

桑白皮 Sangbaipi

始载于《神农本草经》

【来源】为桑科植物桑的干燥根皮。秋末叶落时至次春发芽前采挖根部，刮去黄棕色粗皮，纵向剖开，剥取根皮，晒干。

【性味归经】甘，寒。归肺经。

【功效】泻肺平喘，利水消肿。

【应用】

1. 用于肺热咳喘。本品甘寒性降，主入肺经，能清泻肺火，兼泻肺中水气而平喘。治肺热咳喘，常与地骨皮配伍；治水饮停肺，胀满喘急，常与麻黄、苦杏仁、葶苈子等宣肺逐饮之药配伍；治肺虚有热之咳喘气短、潮热、盗汗，常与人参、五味子、熟地黄等补虚药配伍。

2. 用于水肿。本品能泻降肺气、通调水道而利水消肿，尤宜于风水、皮水等阳水实证。

治水肿胀满尿少、面目肌肤浮肿，常与茯苓皮、大腹皮、陈皮等配伍。

此外，本品还有清肝降压止血之功，可治衄血、咯血及肝阳肝火偏旺之高血压症。

【用法用量】煎服，6～12 g。

【用药注意】因其耗气滑肠，故阴虚咳喘及脾虚便溏者慎用。

【贮藏】置通风干燥处，防潮，防蛀。

白果 Baiguo

始载于《日用本草》

【来源】为银杏科植物银杏的干燥成熟种子。秋季种子成熟时采收，除去肉质外种皮，洗净，稍蒸或略煮后，烘干。

【性味归经】甘、苦、涩，平；有毒。归肺、肾经。

【功效】敛肺定喘，止带缩尿。

【应用】

1. 用于痰多咳喘。本品性涩而收，能敛肺定喘，且兼有一定化痰之功，为治喘咳痰多所常用。治寒喘由风寒之邪引发者，配麻黄辛散，敛肺而不留邪，开肺而不耗气；治肺肾两虚之虚喘，常与五味子、核桃仁等配伍以补肾纳气，敛肺平喘；治外感风寒、内有蕴热而喘者，常与麻黄、黄芩等配伍；治肺热燥咳，喘咳无痰，常与天冬、麦冬、款冬花等配伍以润肺止咳。

2. 用于带下白浊、遗尿尿频。本品收涩而固下焦。治脾肾亏虚之妇女带下，色清质稀者，常与山药、莲子等健脾益肾之品配伍；治湿热带下，色黄腥臭，常与黄柏、车前子等配伍，以化湿清热止带；治小便白浊，可单用或与萆薢、益智仁等配伍；治遗精、尿频、遗尿，常与熟地黄、山茱萸、覆盆子等配伍，以补肾固涩。

【用法用量】煎服，5～10 g。

【用药注意】生食有毒。

【贮藏】置通风干燥处。

【知识链接】

附药：银杏叶

银杏叶为银杏科植物银杏的干燥叶。秋季叶尚绿时采收，及时干燥。味甘、苦、涩，性平。归心、肺经。功效为活血化瘀、通络止痛、敛肺平喘、化浊降脂。主要用于瘀血阻络、胸痹心痛、中风偏瘫、肺虚咳喘、高脂血症。

罗汉果 Luohanguo

始载于《岭南采药录》

【来源】为葫芦科植物罗汉果的干燥果实。秋季果实由嫩绿色变深绿色时采收，晾数天后，低温干燥。

【性味归经】甘，凉。归肺、大肠经。

【功效】清热润肺，利咽开音，滑肠通便。

【应用】

1. 用于肺热燥咳、咽痛失音。本品味甘性凉，善清肺热、化痰饮，且可利咽止痛，常用治痰嗽、气喘，可单味煎服，或与百部、桑白皮等配伍；治咽痛失音，可单用泡茶饮。

2. 用于肠燥便秘。本品甘润，可生津润肠通便，治肠燥便秘，常与蜂蜜泡饮。

【用法用量】煎服，9～15 g。

【贮藏】置干燥处，防霉，防蛀。

葶苈子 Tinglizi

始载于《神农本草经》

【来源】为十字花科植物播娘蒿或独行菜的干燥成熟种子。前者习称“南葶苈子”，后者习称“北葶苈子”。夏季果实成熟时采割植株，晒干，搓出种子，除去杂质。

【性味归经】辛、苦，大寒。归肺、膀胱经。

【功效】泻肺平喘，行水消肿。

【应用】

1. 用于痰涎壅肺、喘咳痰多。本品苦降辛散，性寒清热，专泻肺中水饮及痰火而平喘咳。治痰涎壅肺，喘咳痰多，胸胁胀满，不得平卧，常佐大枣以缓其性，如葶苈大枣泻肺汤，还可与紫苏子、桑白皮、苦杏仁等配伍。

2. 用于胸腹水肿、小便不利。本品泄肺气之壅闭而通调水道，利水消肿。治腹水肿满属湿热蕴阻者，常与防己、椒目、大黄等配伍，如己椒苈黄丸；治结胸、腹水肿满，常与苦杏仁、大黄、芒硝等配伍，如大陷胸丸。

【用法用量】煎服，3～10 g，包煎。

【贮藏】置干燥处。

洋金花 Yangjinhua

始载于《履巉岩本草》

【来源】为茄科植物白花曼陀罗的干燥花。4—11 月花初开时采收，晒干或低温干燥。

【性味归经】辛，温；有毒。归肺、肝经。

【功效】平喘止咳，解痉定痛。

【应用】

1. 用于哮喘咳嗽。本品为麻醉镇咳平喘药，对成人或老人咳喘无痰或痰少，而他药乏效者用之。可散剂单服，或配烟叶制成卷烟燃吸，现也常配入复方用治慢性喘息性支气管炎、支气管哮喘。

2. 用于脘腹冷痛、风湿痹痛、跌打损伤。本品有良好的麻醉止痛作用，可广泛用于多种疼痛疾病。单用即有效，也可与川乌、草乌、姜黄等配伍；治风湿痹痛、跌打疼痛，除煎汤内服外，还可煎水外洗或敷。

3. 用于麻醉。近代以本品为主，或单以本品提取物东莨菪碱制成中药麻醉药，广泛用于各种外科手术麻醉，效果较好。

4. 用于癫痫、小儿慢惊。本品有解痉止搐之功，常与全蝎、天麻、天南星等息风止痉药配伍以增强药效。

【用法用量】内服，0.3～0.6 g，宜入丸散；亦可作卷烟分次燃吸（一日量不超过1.5 g）。外用适量。

【用药注意】孕妇，外感及痰热咳喘、青光眼、高血压及心动过速患者禁用。

【贮藏】置干燥处，防霉，防蛀。

华山参 Huashanshen

始载于《陕西中草药》

【来源】为茄科植物漏斗泡囊草的干燥根。春季采挖，除去须根，洗净，晒干。

【性味归经】甘、微苦，温；有毒。归肺、心经。

【功效】温肺祛痰，平喘止咳，安神镇惊。

【应用】用于寒痰喘咳。本品性温，能温肺散寒，又能化痰，临床多用于长年久咳，可短期见效，对哮喘症有特效。常与麦冬、甘草等配伍。

此外，本品还用治虚寒腹泻、失眠。

【用法用量】煎服，0.1～0.2 g。

【用药注意】不宜多服，以免中毒；青光眼患者禁服；孕妇及前列腺重度肥大者慎用。

【贮藏】置通风干燥处，防蛀。

拓展学习

一、请查找资料，完成化痰止咳平喘药（温化寒痰药、清化热痰药、止咳平喘药）简表（见表2－13－1、表2－13－2、表2－13－3）

表2－13－1　温化寒痰药简表

药名	性味归经	功效	应用	用法用量
猪牙皂				

表 2－13－2 清化热痰药简表

药名	性味归经	功效	应用	用法用量
竹沥				
黄药子				
海蛤壳				
海浮石				
礞石				
瓦楞子				

表 2－13－3 止咳平喘药简表

药名	性味归经	功效	应用	用法用量
矮地茶				

二、完成化痰止咳平喘药的总结并画出思维导图

（班级内分组，小组以思维导图形式共同完成对本任务学习的总结。先由各小组成员内部讲解展示，然后各小组选派代表做班级讲解展示。）

目标测验

一、单项选择题

1. 不宜与川乌、制川乌、草乌、制草乌、附子同用的药物是（　　）。

A. 半夏　B. 海藻　C. 大蓟
D. 芫花　E. 甘草

2. 尤善治脏腑之湿痰的药物是（　　）。
A. 川贝母　B. 浙贝母　C. 半夏
D. 天南星　E. 白附子

3. 生品一般不做内服，炮制品具有燥湿化痰、祛风止痉、散结消肿作用的药物是（　　）。
A. 半夏　B. 天南星　C. 白附子
D. 芥子　E. 旋覆花

4. 川贝母除了清热润肺、化痰止咳外，还具有（　　）的功效。
A. 祛风止痉　B. 降逆止呕　C. 散结消痈
D. 利咽开音　E. 润肠通便

5. 下列不属于瓜蒌功效应用的是（　　）。
A. 痰热咳喘　B. 胸痹、结胸　C. 肺痈、肠痈、乳痈
D. 肠燥便秘　E. 呕吐

6. 天南星的入药部位是（　　）。
A. 块根　B. 块茎　C. 根茎
D. 根　E. 鳞茎

7. 浙贝母的入药部位是（　　）。
A. 块根　B. 块茎　C. 根茎
D. 根　E. 鳞茎

8. 下列（　　）不是桔梗的功效。
A. 宣肺　B. 理气　C. 利咽
D. 祛痰　E. 排脓

9. 瓜蒌的功效是（　　）。
A. 清热涤痰，宽胸散结，润燥滑肠
B. 清热涤痰，宽胸散结，纳气平喘
C. 清热涤痰，纳气平喘，润燥滑肠
D. 清热涤痰，宽胸散结，温中降逆
E. 清热化痰，宽胸散结，润燥滑肠

10. 性质升散，使用宜适量，过量易导致恶心呕吐的药物是（　　）。
A. 瓜蒌　B. 半夏　C. 桔梗
D. 竹茹　E. 旋覆花

11. 下列不属于苦杏仁功效的是（　　）。
A. 降气　B. 止咳　C. 平喘
D. 化痰　E. 润肠通便

12. 外感暴咳宜生用，内伤久咳宜蜜炙用的药物是（　　）。

A. 款冬花　　B. 竹茹　　C. 枇杷叶
D. 瓜蒌　　E. 桑白皮

13. 以干燥块根入药的药物是（　　）。
A. 半夏　　B. 百部　　C. 白附子
D. 桔梗　　E. 紫菀

14. 具有杀虫灭虱功效的药物是（　　）。
A. 半夏　　B. 天南星　　C. 瓜蒌
D. 百部　　E. 苦杏仁

15. 止咳宜炙用，止呕宜生用的药物是（　　）。
A. 桑白皮　　B. 苦杏仁　　C. 款冬花
D. 枇杷叶　　E. 百部

16. 下列属于前胡功效的是（　　）。
A. 降气化痰　　B. 止咳平喘　　C. 清热解毒
D. 化痰止咳　　E. 降气止呕

17. 下列药物可以用开水泡服的是（　　）。
A. 白前　　B. 胖大海　　C. 苦杏仁
D. 款冬花　　E. 紫苏子

18. 下列药物具有清热豁痰、凉心定惊功效的是（　　）。
A. 桔梗　　B. 前胡　　C. 天南星
D. 天竺黄　　E. 瓜蒌

19. 不宜与甘草同用的药物是（　　）。
A. 人参　　B. 海藻　　C. 细辛
D. 乌头　　E. 白及

20. 下列药物具有泻肺平喘、行水消肿功效的是（　　）。
A. 马兜铃　　B. 枇杷叶　　C. 天南星
D. 罗汉果　　E. 葶苈子

二、多项选择题

1. 来源于蔷薇科的药物有（　　）。
A. 苦杏仁　　B. 桑白皮　　C. 紫菀
D. 款冬花　　E. 枇杷叶

2. 下列属于浙贝母功效的是（　　）。
A. 清热润肺　　B. 清热化痰止咳　　C. 解毒散结消痈
D. 润肠通便　　E. 利水消肿

3. 下列属于半夏常用炮制品种的是（　　）。
A. 清半夏　　B. 姜半夏　　C. 法半夏

D. 竹沥半夏　E. 半夏曲

4. 下列不是川贝母常见品种的是（　　）。

A. 松贝　B. 珠贝　C. 青贝

D. 大贝　E. 炉贝

5. 下列属于桔梗功效应用的是（　　）。

A. 咳嗽痰多　B. 胸闷不畅　C. 咽喉肿痛

D. 失音　E. 肺痈吐脓

三、综合分析题

患者，男，46岁。咳嗽数日，痰液黄稠，经医师诊断为风热咳嗽，开具川贝止咳露，其药物组成为川贝母、枇杷叶、百部、前胡、桔梗、桑白皮等，功能止嗽祛痰。

1. 上述药物中来源于百合科的是（　　）。

A. 川贝母　B. 枇杷叶　C. 百部

D. 前胡　E. 桔梗

2. 上述药物中能够用于新久咳嗽、百日咳、肺痨咳嗽的是（　　）。

A. 川贝母　B. 枇杷叶　C. 百部

D. 前胡　E. 桑白皮

3. 日常中川贝母的正确用法是（　　）。

A. 先煎　B. 后下　C. 久煎

D. 包煎　E. 研粉冲服

任务十四　安神药

学习目标

知识目标

1. 掌握安神药的概念、功效、分类、配伍和用药注意。
2. 掌握常用安神药的来源、性味归经、功效和临床应用。
3. 熟悉常用安神药的用法用量和用药注意。
4. 了解常用安神药的不良反应和贮藏要求。

能力目标

1. 能够正确运用安神药中药专业知识，具备从事中药饮片调剂、零售、养护等工作的职业能力。

2. 培养安神药的药学服务专业能力，能够熟练地开展药学服务活动。

任务引入

患者张某，女，38 岁。近半年来睡眠欠佳，夜寐梦多，日间时有心悸，健忘，疲惫；面色少华，唇甲苍白，苔薄淡白，脉细。

【议一议】

1. 请根据以上案例进行辨证。
2. 该患者可以选用哪类药物进行治疗？
3. 使用该类药物有何注意事项？

相关知识

一、安神药基本知识

（一）概念

凡能安定神志，治疗心神不宁证的药物，称为安神药。

（二）功效

本类药物主入心、肝经，主要功效为重镇安神或养心安神。常用于治疗心神不宁之心悸怔忡、失眠多梦等，亦可作为治疗惊风、癫狂等病证的辅助药物。

（三）分类

根据性能、功效及主治病证的不同，安神药可分为重镇安神药及养心安神药两类。

（四）配伍

使用安神药须根据不同的病因、病机，选择适宜的安神药，还应结合兼证进行相应的配伍。当以息风止痉或化痰开窍为主时，本类药物常居辅助地位。

1. 心火亢盛者，常与清心降火药配伍。
2. 痰热扰心者，常与化痰、清热药配伍。
3. 肝阳上亢者，常与平肝潜阳药配伍。
4. 血瘀气滞者，常与活血行气药配伍。
5. 血亏阴虚者，常与补血、养阴药及养心安神药配伍。
6. 心脾气虚者，常与补气药配伍。
7. 惊风、癫痫者，常与祛痰开窍或平肝息风药配伍。

（五）用药注意

1. 矿石、介类安神药多属治标之品，应中病即止。
2. 矿石、介类安神药，如做丸、散服，易伤脾胃，故不宜长期服用，并须酌情配伍养胃健脾之品。
3. 入煎剂宜打碎先煎或久煎。

4. 个别药物有毒，须控制用量，以防中毒。

二、常用安神药

（一）重镇安神药

本类药物多为矿石、化石类药物，多入心、肝二经，质重沉降，安神作用强，常用于治疗邪气内扰之心神不宁，又称为镇惊安神药或镇心安神药。

朱砂 Zhusha

始载于《神农本草经》

【来源】为硫化物类矿物辰砂族辰砂，主含硫化汞（HgS）。采挖后，选取纯净者，用磁铁吸净含铁的杂质，再用水淘去杂石和泥沙。

【性味归经】甘，微寒；有毒。归心经。

【功效】清心镇惊，安神，明目，解毒。

【应用】

1. 用于心神不宁。本品质重镇怯，专入心经，既可重镇安神，又能清心安神，为镇心、清火、安神定志之要药。治心火亢盛，内扰神明之心神不宁、心悸易惊、失眠多梦，常与黄连、栀子、磁石等配伍，如朱砂安神丸；治心肾不交之视物昏花、耳聋，常与磁石、肉桂、远志等配伍。

2. 用于癫痫、惊风。治热入心包，痰热内闭之高热烦躁、神昏谵语、惊厥抽搐，常与牛黄、麝香、黄连等开窍、清热息风药配伍，如安宫牛黄丸；治小儿惊风，常与牛黄、全蝎、钩藤等配伍，如牛黄散；治癫痫卒昏抽搐，常与磁石等配伍，如磁朱丸；治小儿癫痫，可与雄黄、珍珠等研细末为丸服，如五色丸。

3. 用于口疮、喉痹、疮疡肿毒。本品性寒，不论内服、外用，均有清热解毒之功。治热毒蕴结之口疮、喉痹，可与冰片、硼砂等配伍外用，如冰硼散；治疮疡肿毒，常与雄黄、山慈菇等配伍。

【用法用量】0.1～0.5 g，多入丸散服，不宜入煎剂。外用适量。入药宜生用，忌火煅。

【用药注意】本品有毒，不宜大量服用，也不宜少量久服；孕妇及肝肾功能不全者禁用。

【不良反应】长期或超量服用，轻者易引起疲倦无力、头痛头晕、食欲不振、肌肉意向性震颤、甲状腺肿大等朱砂中毒症状，严重可导致心、肝、肾及脑损伤。

【贮藏】置干燥处。

磁石 Cishi

始载于《神农本草经》

【来源】为氧化物类矿物尖晶石族磁铁矿，主含四氧化三铁（Fe_3O_4）。采挖后，除去杂石，选择吸铁能力强者（称“活磁石”或“灵磁石”）入药。生用或火煅醋淬研细用。

【性味归经】咸，寒。归肝、心、肾经。

【功效】镇惊安神，平肝潜阳，聪耳明目，纳气平喘。

【应用】

1. 用于心神不宁。本品入心经、走肾经而镇心益肾，善治肾虚肝旺，扰动心神及惊恐气乱、神不守舍的心神不安证，常与朱砂相须为用，如磁朱丸。

2. 用于肝阳上亢之眩晕。本品能平肝阳、益肾阴、敛浮阳。常与石决明、牡蛎等同用。

3. 用于肝肾阴虚之目暗耳聋。本品能益肾阴，具有聪耳明目之功。治耳鸣耳聋，多配山茱萸、熟地黄等，如耳聋左慈丸；治目暗不明、视物不清，常配枸杞子、菟丝子等。

4. 用于肾虚气喘。本品能益肾纳气平喘。多与蛤蚧、五味子等同用。

【用法用量】煎服，9～30 g，先煎；入丸散，每次 1～3 g。镇惊安神、平肝潜阳宜生用；聪耳明目、纳气平喘宜火煅醋淬后用。

【用药注意】吞服不易消化，如入丸散，不可多服久服。脾胃虚弱者慎服。

【贮藏】置干燥处。

（二）养心安神药

本类药物多为植物种子、种仁类药物，甘润滋养，安神作用稍弱，常用于治疗阴血不足、心脾两虚、心肾不交之心悸怔忡、虚烦不眠、健忘多梦、遗精、盗汗等。

酸枣仁 Suanzaoren

始载于《神农本草经》

【来源】为鼠李科植物酸枣的干燥成熟种子。秋末冬初采收成熟果实，除去果肉及核壳，收集种子，晒干。

【性味归经】甘、酸，平。归肝、胆、心经。

【功效】养心补肝，宁心安神，敛汗，生津。

【应用】

1. 用于心神不宁。本品味甘，入心、肝经，能养心阴、益肝血而安神，为养心安神之要药。治心肝阴血亏虚之虚烦不眠、惊悸多梦，常与麦冬、制何首乌等配伍，如安神胶囊；治肝虚有热之虚烦不眠，常与知母、茯苓、川芎等配伍，如酸枣仁汤；治心脾两虚之惊悸不安、体倦失眠，常与黄芪、当归、党参等补养气血药配伍，如归脾汤；治心肾不足，阴亏血少之心悸失眠、健忘梦遗，常与麦冬、生地黄、远志等配伍。

2. 用于体虚多汗。本品味酸收敛，治气虚自汗、阴虚盗汗，常与五味子、山茱萸、黄芪等益气固表止汗药配伍。

3. 用于伤津口渴。本品尚有敛阴生津止渴之功，治伤津口渴、咽干，常与生地黄、麦冬、天花粉等养阴生津药配伍。

【用法用量】煎服，10～15 g。

【用药注意】本品味酸性敛，故内有实邪郁火者慎服。

【贮藏】置阴凉干燥处，防蛀。

柏子仁 Baiziren

始载于《神农本草经》

【来源】为柏科植物侧柏的干燥成熟种仁。秋、冬二季采收成熟种子，晒干，除去种皮，收集种仁。

【性味归经】甘，平。归心、肾、大肠经。

【功效】养心安神，润肠通便，止汗。

【应用】

1. 用于心神不宁。本品养血安神之功不及酸枣仁，但能交通心肾。治心阴不足之心悸怔忡、虚烦失眠，常与五味子、人参、牡蛎等配伍，如柏子仁丸；治心肾不交之心悸少寐、失眠健忘，常与麦冬、熟地黄、石菖蒲等配伍，如柏子养心丸。

2. 用于肠燥便秘。本品能润滑大肠，有润肠通便之功。治年老、体虚、产后阴血亏虚之肠燥便秘，常与火麻仁、郁李仁等配伍，如五仁丸。

此外，本品质润，可滋补阴液，治阴虚盗汗、小儿惊痫等。

【用法用量】煎服，3 ~ 10 g。大便溏者宜用柏子仁霜代替柏子仁。

【用药注意】便溏及多痰者慎用。

【贮藏】置阴凉干燥处，防热，防蛀。

【知识链接】

类药甄选——柏子仁与酸枣仁

柏子仁与酸枣仁均味甘性平，有养心安神之功，用治阴血不足、心神失养所致的心悸怔忡、失眠、健忘等，常相须为用。

但柏子仁质润多脂，能润肠通便而治肠燥便秘；酸枣仁安神作用较强，且味酸收敛止汗作用亦优，体虚自汗、盗汗较常选用。

远志 Yuanzhi

始载于《神农本草经》

【来源】为远志科植物远志或卵叶远志的干燥根。春、秋二季采挖，除去须根和泥沙，晒干或抽取木心晒干。

【性味归经】苦、辛，温。归心、肾、肺经。

【功效】安神益智，交通心肾，祛痰，消肿。

【应用】

1. 用于心神不宁。本品上开心气而宁心安神，下通肾气而强志不忘，为交通心肾、安神定志之佳品。治心肾不交之心神不宁，常配人参、龙齿等，如安神定志丸。

2. 用于痰阻心窍之癫痫发狂、神志恍惚。本品既能祛痰，又开心窍。治痰阻心窍之癫痫抽搐，常配半夏、天麻等；治痰迷癫狂，常配石菖蒲、郁金等；治咳嗽痰多黏稠、咳吐不爽，常配苦杏仁、桔梗。

3. 用于痈疽疮毒、乳痈肿痛。治痈疽，无论寒热虚实均可。单研末黄酒送服，或外用调敷患处。

【用法用量】煎服，3~10 g。外用适量，研末调敷。

【用药注意】本品对胃有刺激性，故溃疡病及胃炎患者慎用。

【贮藏】置通风干燥处。

灵芝 Lingzhi

始载于《神农本草经》

【来源】为多孔菌科真菌赤芝或紫芝的干燥子实体。全年采收，除去杂质，剪除附有朽木、泥沙或培养基质的下端菌柄，阴干或在40~50 ℃烘干。

【性味归经】甘，平。归心、肺、肝、肾经。

【功效】补气安神，止咳平喘。

【应用】

1. 用于心神不宁。治心气血虚或心脾两虚之心神失养、神疲体倦、心悸失眠、食欲不振。可单用研末吞服或配当归、酸枣仁、龙眼肉等补血养心安神药。

2. 用于肺虚咳喘。可单用或配补气、敛肺化痰药同用。

【用法用量】煎服，6~12 g；研末服，每次1.5~3 g，每日2~3次。

【贮藏】置干燥处，防霉，防蛀。

合欢皮 Hehuanpi

始载于《神农本草经》

【来源】为豆科植物合欢的干燥树皮。夏、秋二季剥取，晒干。

【性味归经】甘，平。归心、肝、肺经。

【功效】解郁安神，活血消肿。

【应用】

1. 用于心神不宁、忧郁失眠。本品为疏肝解郁、悦心安神之佳品。适用于情志不遂、愤怒忧郁之烦躁不宁、失眠多梦等，单用，或与首乌藤、郁金等同用。

2. 用于肺痈疮肿、跌扑伤痛。本品能活血祛瘀、消肿止痛。治跌打骨折，配红花、桃仁等；治内外疮痈肿毒，常配蒲公英、紫花地丁、连翘等。

【用法用量】煎服，6~12 g。外用适量，研末调敷。

【用药注意】孕妇慎用。

【贮藏】置通风干燥处。

拓展学习

一、请查找资料完成安神药简表（见表 2－14－1）

表 2－14－1　　安神药简表

药名	性味归经	功效	应用	用法用量
龙骨				
琥珀				

二、完成安神药的总结并画出思维导图

（班级内分组，小组以思维导图形式共同完成对本任务学习的总结。先由各小组成员内部讲解展示，然后各小组选派代表做班级讲解展示。）

目标测验

一、单项选择题

1. 安神药主要的归经是（　　）。

A. 心、肾经　　B. 心、肝经　　C. 脾、肾经

D. 心、肺经　　E. 肺、肾经

2. 既能镇心安神，又可清热解毒的药物是（　　）。

A. 磁石　　B. 琥珀　　C. 朱砂

D. 珍珠　　E. 龙骨

3. 忌火煅的药物是（　　）。

A. 龙骨　　B. 磁石　　C. 珍珠

D. 琥珀　　E. 朱砂

4. 治心神不宁兼耳鸣、喘促，宜选择的药物是（　　）。

A. 朱砂　　B. 琥珀　　C. 龙骨

D. 珍珠　　E. 磁石

5. 既能安神益智，又能祛痰开窍、消散痈肿的药物是（　　）。

A. 柏子仁　　B. 远志　　C. 石菖蒲

D. 人参　　E. 郁金

6. 能养心安神、润肠通便、止汗的药物是（　　）。

A. 柏子仁　　B. 白芍　　C. 浮小麦

D. 远志　　E. 麻黄

7. 酸枣仁与柏子仁均有的功效是（　　）。

A. 养心安神，止呕　　B. 养心安神，通便　　C. 养心安神，止泻

D. 养心安神，开窍　　E. 养心安神，止汗

8. 既能解郁安神，又能活血消肿的药物是（　　）。

A. 远志　　B. 合欢皮　　C. 柏子仁

D. 龙骨　　E. 首乌藤

9. 朱砂内服入丸散的用量是（　　）。

A. 1～3 g　　B. 1.5～3 g　　C. 0.1～0.5 g

D. 0.5～1.5 g　　E. 6～10 g

二、综合分析题

患者，女，48 岁。时常面部潮热，心悸失眠，夜间盗汗，手脚心发热，脉细数。建议用酸枣仁配伍治疗。

1. 酸枣仁的功效是（　　）。

A. 安神益智，祛痰开窍　　B. 清心安神，清热解毒　　C. 安神定惊，平抑肝阳

D. 养心安神，敛汗　　E. 养心安神，祛风通络

2. 酸枣仁的用药注意是（　　）。

A. 自汗盗汗者慎用　　B. 内有实火郁热者慎用　　C. 忌火煅

D. 溃疡病及胃炎患者禁用　　E. 溶血出血证忌用

任务十五　平肝息风药

学习目标

知识目标

1. 掌握平肝息风药的概念、功效、分类、配伍和用药注意。
2. 掌握常用平肝息风药的来源、性味归经、功效和临床应用。
3. 熟悉常用平肝息风药的用法用量和用药注意。

4. 了解常用平肝息风药的不良反应和贮藏要求。

能力目标

1. 能够正确运用平肝息风药中药专业知识，具备从事中药饮片调剂、零售、养护等工作的职业能力。

2. 培养平肝息风药的药学服务专业能力，能够熟练地开展药学服务活动。

任务引入

患者李某，男，2 岁。症见高热惊厥，四肢抽搐。医生开具中药处方，内含石决明、珍珠母、钩藤、牛黄、金银花等。

【议一议】

1. 处方中石决明、钩藤是什么药物，具有什么功效?

2. 石决明、钩藤应该怎么煎煮?

相关知识

一、平肝息风药基本知识

（一）概念

凡能平肝潜阳或息风止痉的药物，称为平肝息风药。

（二）功效

平肝息风药皆入肝经，多为介类、昆虫等动物类药物及矿石类药物，主要功效为平肝潜阳、息风止痉。

本类药物主要用于治疗肝阳上亢、肝风内动的病证。部分药物又可用于治疗心神不宁、目赤肿痛、呕吐、呃逆、喘息、血热出血及风中经络之口眼㖞斜、痹痛等证。

（三）分类

根据性能、功效及主治病证的不同，平肝息风药可分为平抑肝阳药和息风止痉药两类。

（四）配伍

使用平肝息风药时，应根据引起肝阳上亢、肝风内动的病因、病机及兼证的不同，进行相应的配伍。

1. 阴虚阳亢者，常与滋养肾阴药配伍；肝火上炎者，常与清泻肝火药配伍；脾虚慢惊风者，常与补气健脾药配伍。

2. 兼心神不安、失眠多梦者，常与安神药配伍；兼窍闭神昏者，常与开窍药配伍；兼痰邪者，常与祛痰药配伍。

3. 肝阳化风之肝风内动，常用息风止痉药与平肝潜阳药配伍；热极生风之肝风内动，常与清热泻火解毒药配伍；阴血亏虚之肝风内动，常与补养阴血药配伍。

（五）用药注意

1. 平肝息风药有性偏寒凉或性偏温燥之不同，故当注意甄别使用。脾虚慢惊者，不宜用寒凉之品；阴虚血亏者，当忌温燥之品。

2. 平肝息风药多为介类或矿石类，用量可稍大，宜打碎先煎。

二、常用平肝息风药

（一）平抑肝阳药

凡能平抑肝阳，常用于治疗肝阳上亢证的药物，称为平抑肝阳药，又称为平肝潜阳药。

本类药物多为质重之介类或矿石类药物，主入肝经。

石决明 Shijueming

始载于《名医别录》

【来源】为鲍科动物杂色鲍、皱纹盘鲍、羊鲍、澳洲鲍、耳鲍或白鲍的贝壳。夏、秋二季捕捞，去肉，洗净，干燥。

【性味归经】咸，寒。归肝经。

【功效】平肝潜阳，清肝明目。

【应用】

1. 平肝潜阳。本品咸寒清热，质重潜阳，专入肝经，有清泄肝热、潜降肝阳、清利头目之效，为“凉肝镇肝之要药”。治邪热灼阴，肝阳上亢之筋脉拘急、手足蠕动、头痛眩晕，常与白芍、生地黄、牡蛎等配伍，如阿胶鸡子黄汤；治肝阳上亢而有热象，头晕头痛、烦躁易怒，常与夏枯草、黄芩、菊花等配伍，如平肝潜阳汤。

2. 清肝明目。本品清肝火而明目退翳，且“内服外点，皆决能明目”，为眼科之要药。治疗肝火上炎目赤肿痛，常与黄连、龙胆、夜明砂等配伍，如黄连羊肝丸；治风热目赤、翳膜遮睛，常与蝉蜕、菊花、木贼等配伍；治目生翳障，常与木贼、荆芥、桑叶等配伍，如石决明散；治肝虚血少，目涩昏暗、青盲雀目属虚证者，常与熟地黄、枸杞子、菟丝子等配伍。

此外，煅石决明还有收敛、制酸、止痛、止血等作用，可用于胃酸过多之胃脘痛；如研末外敷，可用于外伤出血。

【用法用量】煎服，6～20 g，先煎。平肝、清肝宜生用，外用点眼宜煅用、水飞。

【用药注意】本品咸寒易伤脾胃，故脾胃虚寒、食少便溏者慎用。

【贮藏】置干燥处。

珍珠母 Zhenzhumu

始载于《本草图经》

【来源】为蚌科动物三角帆蚌、褶纹冠蚌或珍珠贝科动物马氏珍珠贝的贝壳。去肉，洗净，干燥。

【性味归经】咸，寒。归肝、心经。

【功效】平肝潜阳，安神定惊，明目退翳。

【应用】

1. 平肝潜阳。本品咸寒入肝经，有平肝潜阳、清肝泻火之功效。治肝阳上亢之头痛眩晕、惊悸失眠，常与赭石、磁石等配伍，以增强平肝潜阳、醒脑安神之功。

2. 安神定惊。本品质重入心，有镇惊安神之效。治心悸失眠、头晕耳鸣、神志不宁等，常与五味子、地黄等配伍，如安神补心丸；治高热、惊风、抽搐等，常与水牛角、栀子等配伍，以达清热解毒、镇惊开窍之效，如清开灵注射液。

3. 明目退翳。本品性寒清热，入肝经，有清肝明目之效。治肝虚目暗、视物昏花等，常与枸杞子、女贞子等配伍，以达养肝明目之效。

本品外用可治多种眼疾，现代常将其制成眼膏或眼药水，均有一定疗效，如珍视明滴眼液。

【用法用量】煎服，10～25 g，先煎；或入丸、散剂。外用适量。

【用药注意】脾胃虚寒者慎用。

【贮藏】置干燥处，防尘。

牡蛎 Muli

始载于《神农本草经》

【来源】为牡蛎科动物长牡蛎、大连湾牡蛎或近江牡蛎的贝壳。全年均可捕捞，去肉，洗净，晒干。

【性味归经】咸，微寒。归肝、胆、肾经。

【功效】重镇安神，潜阳补阴，软坚散结。

【应用】

1. 重镇安神。本品质重能镇，有安神之功效。治心神不安、惊悸怔忡、失眠多梦，常与龙骨、桂枝、甘草等配伍，如桂枝甘草龙骨牡蛎汤。

2. 潜阳补阴。本品咸寒质重，入肝经，有平肝潜阳、益阴之功。治阴虚阳亢，头目眩晕、烦躁不安、耳鸣，常与龙骨、龟甲、白芍等配伍，如镇肝息风汤；治热病日久，灼烁真阴，虚风内动，四肢抽搐，常与生地黄、龟甲、鳖甲等配伍，如大定风珠。

3. 软坚散结。本品味咸，有软坚散结之功效。治痰火郁结之痰核、瘰疬、瘿瘤等，常与浙贝母、玄参等配伍，如消瘰丸；治气滞血瘀之癥瘕积聚，常与鳖甲、丹参、莪术等配伍。

本品煅后有收敛固涩作用，治自汗、盗汗，常与麻黄根、浮小麦、黄芪等配伍，如牡蛎散；治肾虚遗精、滑精，常与沙苑子、龙骨、芡实等配伍，如金锁固精丸；治尿频、遗尿，常与桑螵蛸、金樱子、龙骨等配伍；治崩漏、带下，常与山茱萸、山药等配伍。此外，煅牡蛎有制酸止痛作用，可治胃痛吞酸，与海螵蛸、浙贝母共为细末，内服取效。

【用法用量】煎服，9～30 g，先煎。

【用药注意】病虚而有寒者不宜服用。

【贮藏】置干燥处。

（二）息风止痉药

凡能息风止痉，常用于治疗肝风内动证的药物，称为息风止痉药。

钩藤 Gouteng

始载于《名医别录》

【来源】为茜草科植物钩藤、大叶钩藤、毛钩藤、华钩藤或无柄果钩藤的干燥带钩茎枝。秋、冬二季采收，去叶，切段，晒干。

【性味归经】甘，凉。归肝、心包经。

【功效】息风定惊，清热平肝。

【应用】

1. 息风定惊。本品入肝、心包二经，有息风止痉作用。治小儿惊风，壮热神昏、牙关紧闭、手足抽搐，常与天麻、全蝎、僵蚕等配伍，如钩藤饮子；治热极生风、高热惊厥，常与羚羊角、白芍、菊花等配伍，如羚角钩藤汤。本品具有轻清疏泄之性，故又可用于风热外感所致头痛、目赤等，常与薄荷、蝉蜕、荆芥等同用。

2. 清热平肝。本品性凉，主入肝经，治肝火上攻或肝阳上亢之头胀头痛、眩晕。属肝火者，常与夏枯草、龙胆、栀子等配伍；属肝阳者，常与天麻、石决明、牛膝等配伍，如天麻钩藤饮。现代常以本品治疗高血压、中风先兆等，配伍菊花、夏枯草等。

【用法用量】煎服，3～12 g，后下。

【贮藏】置干燥处。

天麻 Tianma

始载于《神农本草经》

【来源】为兰科植物天麻的干燥块茎。立冬后至次年清明前采挖，立即洗净，蒸透，敞开低温干燥。

【性味归经】甘，平。归肝经。

【功效】息风止痉，平抑肝阳，祛风通络。

【应用】

1. 息风止痉。本品主入肝经，功能息风止痉，且味甘质润，药性平和。治小儿急惊风，常与羚羊角、钩藤、全蝎等同用，如钩藤饮子；治小儿脾虚慢惊，常与人参、白术、僵蚕等配伍，如醒脾丸；治破伤风之痉挛抽搐、角弓反张，常与天南星、白附子、防风等配伍，如玉真散。

2. 平抑肝阳。本品既息肝风，又平肝阳，为治眩晕、头痛之要药。治肝阳上亢之头痛、眩晕，常与钩藤、石决明、牛膝等配伍，如天麻钩藤饮；治风痰上扰之头痛、眩晕、痰多胸闷，常与半夏、茯苓、白术等配伍，如半夏白术天麻汤；治头风头痛、头晕欲倒，常与等量川芎为丸，如天麻丸。

3. 祛风通络。本品能祛外风、通经络、止痛。治中风手足不遂、筋骨疼痛，常与没药、制乌头、麝香等配伍，如天麻丸；治风湿痹痛，关节屈伸不利，常与秦艽、羌活、桑枝等配伍，如秦艽天麻汤。

【用法用量】煎服，3～10 g。

【用药注意】凡虚风内动不宜单独使用。

【贮藏】置通风干燥处，防蛀。

【知识链接】

天麻的来源及鉴别要点

天麻始载于《神农本草经》，名赤箭，列为上品。其名之由来在《新修本草》中做了描述：“茎似箭杆，赤色，端有花、叶，远看如箭有羽。”至宋代《开宝本草》始有“天麻”之名。其以体实泽亮半透明者为佳，故又有明天麻之名。此外，因其治肝功效佳，故又名定风草。

天麻必须与蜜环菌共生才能生长发育。蜜环菌是一种真菌，天麻种子和块茎皆依赖蜜环菌供给营养而生长。近年来，学者对蜜环菌进行了药理研究和临床应用，其在镇惊、抗惊厥等方面表现出与天麻相似的药理作用。

天麻为名贵中药，市场上曾出现多种伪品，因此应掌握一些鉴定知识，注意以下特点：质地坚实沉着；一端有干枯芽苞，红棕色，俗称“鹦哥嘴”，另一端有自母麻脱落的圆脐形疤；表面可见数圈横纹者为真。冬麻多质重，断面明亮，无空心；春麻多轻泡，断面晦暗，空心，故质量差。

牛黄 Niuhuang

始载于《神农本草经》

【来源】为牛科动物牛的干燥胆结石。宰牛时，如发现有牛黄，即滤去胆汁，将牛黄取出，除去外部薄膜，阴干。

【性味归经】甘，凉。归心、肝经。

【功效】清心，豁痰，开窍，凉肝，息风，解毒。

【应用】

1. 清心、豁痰、开窍。本品性凉，其气芳香，入心经，能清心、豁痰、开窍醒神。治温热病热入心包或痰热阻闭心窍之中风、惊风、癫痫等，常与麝香、冰片、黄连等配伍，如安宫牛黄丸。

2. 凉肝、息风。本品味苦，性寒凉，入心、肝二经，有清心、凉肝、息风止痉之功。治温热病及小儿急惊风，惊痫抽搐、癫痫发狂，常与胆南星、朱砂、天竺黄等配伍，如牛黄抱龙丸。

3. 解毒。本品性凉，为清热解毒之良药。可用治火毒郁结之口舌生疮、咽喉肿痛、牙痛、痈肿疔疮等。

【用法用量】内服，0.15～0.35 g，多入丸散用。外用适量，研末敷患处。

【用药注意】孕妇慎用。

【贮藏】遮光，密闭，置阴凉干燥处，防潮，防压。

【知识链接】

牛黄的鉴别

牛黄多呈卵形、类球形、三角形或四方形，大小不一，直径0.6～3(4.5) cm，少数呈管状或碎片。表面呈黄红色至棕黄色，有的表面挂有一层黑色光亮的薄膜，习称“乌金衣”。有的粗糙，具疣状突起，有的具龟裂纹。体轻，质酥脆，易分层剥落，断面金黄色，可见细密的同心层纹，有的夹有白心。气清香，味苦而后甘，有清凉感，嚼之易碎，不黏牙。

羚羊角 Lingyangjiao

始载于《神农本草经》

【来源】为牛科动物赛加羚羊的角。猎取后锯取其角，晒干。

【性味归经】咸，寒。归肝、心经。

【功效】平肝息风，清肝明目，散血解毒。

【应用】

1. 平肝息风。本品入肝经，咸寒质重，善清泄肝热、平肝息风、镇惊解痉，故为治惊痫抽搐之要药。治温热病热邪炽盛之高热痉厥、神昏，常与钩藤、白芍、菊花等配伍，如羚角钩藤汤；治妊娠子痫，常与防风、独活、茯神等配伍，如羚羊角散；治癫痫、惊悸等，常与钩藤、天竺黄、郁金等配伍。本品味咸质重主降，还有平肝潜阳之功，治肝阳上亢之头晕目眩、烦躁失眠、头痛如劈等，常与石决明、龟甲、生地黄等配伍。

2. 清肝明目。本品善清肝火而明目。治肝火上炎之目赤肿痛、羞明流泪等，常与决明子、黄芩、龙胆等配伍，如羚羊角散。

3. 散血解毒。治温热病之壮热神昏，谵语躁狂，甚或抽搐，热毒斑疹等，常与石膏、寒水石、麝香等配伍，如紫雪丹；治温毒发斑，常与生地黄、赤芍、大青叶等配伍；治热毒炽盛，疮痈肿痛，常与黄连、栀子、连翘等配伍。

【用法用量】煎服，1～3 g，宜另煎2 h以上；磨汁或研粉服，每次0.3～0.6 g。

【用药注意】本品性寒，脾虚慢惊者忌用。

【贮藏】置阴凉干燥处。

拓展学习

一、请查找资料，完成平肝息风药（平抑肝阳药、息风止痉药）简表（见表2－15－1、表2－15－2）

表2－15－1　平抑肝阳药简表

药名	性味归经	功效	应用	用法用量
赭石				
蒺藜				
罗布麻叶				

表2－15－2　息风止痉药简表

药名	性味归经	功效	应用	用法用量
地龙				
全蝎				
蜈蚣				
僵蚕				

二、完成平肝息风药的总结并画出思维导图

（班级内分组，小组以思维导图形式共同完成对本任务学习的总结。先由各小组成员内部讲解展示，然后各小组选派代表做班级讲解展示。）

目标测验

一、单项选择题

1. 既能平肝潜阳，又能清肝明目的药物是（　　）。

A. 磁石　B. 赭石　C. 石决明

D. 蒺藜　E. 决明子

2. 羚羊角入汤剂时应（　　）。

A. 烊化　B. 先煎　C. 另煎

D. 后下　E. 包煎

3. 钩藤入煎剂宜（　　）。

A. 久煎　B. 先煎　C. 另煎

D. 后下　E. 包煎

4. 既能息风止痉，又能平抑肝阳的药物是（　　）。

A. 蝉蜕　B. 天麻　C. 防风

D. 牛黄　E. 牡蛎

5. 具软坚散结之效的药物是（　　）。

A. 龙骨　B. 石决明　C. 牡蛎

D. 赭石　E. 珍珠母

6. 治热病高热，热极生风，惊痫抽搐的要药是（　　）。

A. 地龙　B. 羚羊角　C. 钩藤

D. 天麻　E. 全蝎

7. 既能息风止痉，又能化痰开窍的药物是（　　）。

A. 羚羊角　B. 天麻　C. 钩藤

D. 牛黄　E. 僵蚕

8. 为治眩晕、头痛之要药的是（　　）。

A. 全蝎　B. 蜈蚣　C. 天麻

D. 钩藤　E. 僵蚕

二、配伍题

1. 赭石除能平肝潜阳外，又能（　　）。

2. 石决明除能平肝潜阳外，又能（　　）。

3. 生牡蛎除能平肝潜阳外，又能（　　）。

4. 天麻除能平肝潜阳外，又能（　　）。

A. 清肝明目　　B. 软坚散结　　C. 凉血止血

D. 纳气平喘　　E. 息风止痉

任务十六　开窍药

学习目标

知识目标

1. 掌握开窍药的概念、功效、配伍和用药注意。
2. 掌握常用开窍药的来源、性味归经、功效和临床应用。
3. 熟悉常用开窍药的用法用量和用药注意。
4. 了解常用开窍药的不良反应和贮藏要求。

能力目标

1. 能够正确运用开窍药中药专业知识，具备从事中药饮片调剂、零售、养护等工作的职业能力。
2. 培养开窍药的药学服务专业能力，能够熟练地开展药学服务活动。

任务引入

李某，56 岁，患有心脏病，昨天和子女吵架后，感觉到心前区疼痛，严重时会心绞痛，于是服用了麝香保心丸。

【议一议】

1. 麝香在麝香保心丸中的作用是什么？
2. 服用麝香需要注意什么？

相关知识

一、开窍药基本知识

（一）概念

凡能开窍醒神，治疗闭证神昏的药物，称为开窍药。因多具辛香走窜之性，又称为芳香开窍药。

（二）功效

开窍药皆入心经，主要功效为通关开窍、醒神回苏。

开窍药常用于治疗温病热陷心包，痰浊蒙蔽清窍之神昏谵语，及惊风、癫痫、中风等。部分开窍药兼治血瘀气滞之心腹疼痛、经闭癥瘕、目赤咽肿、痈疽疔疮等。

（三）配伍

1. 神志昏迷有虚实之别，虚证即脱证，治当补虚固脱，非本类药物所宜；实证即闭证，本类药物为首选。

2. 闭证有寒闭、热闭之分，寒闭多因寒浊、痰湿阻闭心窍，症见面青、身凉、苔白、脉迟，宜选温开法，须与温里祛寒药配伍；热闭多由温病热陷心包，痰热蒙蔽心窍，小儿惊风等所致，症见面红、身热、苔黄、脉数，宜用凉开法，须与清热解毒药配伍。

3. 神昏兼惊厥抽搐，须与息风止痉药配伍。

4. 神昏兼烦躁不安，须与安神定惊药配伍。

5. 神昏兼痰浊壅盛，须与化湿、祛痰药配伍。

（四）用药注意

1. 开窍药辛香走窜，为救急、治标之品，且耗伤正气，故只宜暂服，不可久用。

2. 开窍药药性辛香，有效成分易于挥发，故一般不宜入煎剂，多入丸剂、散剂服用。

二、常用开窍药

麝香 Shexiang

始载于《神农本草经》

【来源】为鹿科动物林麝、马麝或原麝成熟雄体香囊中的干燥分泌物。野麝多在冬季至次春猎取，猎获后，割取香囊，阴干，习称“毛壳麝香”；剖开香囊，除去囊壳，习称“麝香仁”。家麝直接从其香囊中取出麝香仁，阴干或用干燥器密闭干燥。

【性味归经】辛，温。归心、脾经。

【功效】开窍醒神，活血通经，消肿止痛。

【应用】

1. 开窍醒神。用于闭证神昏。本品辛香温通，走窜之性甚烈，有开窍通闭之功，可用于各种原因导致的闭证神昏，为醒神回苏之要药，无论寒闭、热闭均可配用。治热闭神昏，常配牛黄、朱砂等，组成凉开剂，如安宫牛黄丸、至宝丹等；治寒闭神昏，常与苏合香相须，组成温开剂，如苏合香丸。

2. 活血通经。用于血瘀诸证。本品行血中之瘀滞，通经散结止痛。治经闭、癥瘕，常与红花、桃仁等同用，如通窍活血汤；治跌打损伤、骨折扭伤，可配乳香、没药等，如七厘散；治顽痹，多与独活、威灵仙等配伍。

3. 消肿止痛。用于疮疡肿毒、咽喉肿痛。本品辛香行散，善于活血散结、消肿止痛，内外均可用。治疮疡肿毒，常配雄黄、乳香等，如醒消丸；治咽喉肿痛，常与牛黄、蟾酥等配伍，如六神丸。

【用法用量】内服，0.03～0.1 g，多入丸散用。外用适量。

【用药注意】孕妇禁用。

【贮藏】密闭，置阴凉干燥处，遮光，防潮，防蛀。

石菖蒲 Shichangpu

始载于《神农本草经》

【来源】为天南星科植物石菖蒲的干燥根茎。秋、冬二季采挖，除去须根和泥沙，晒干。

【性味归经】辛、苦，温。归心、胃经。

【功效】开窍豁痰，醒神益智，化湿开胃。

【应用】

1. 开窍豁痰。用于痰蒙清窍、神昏癫痫。本品辛开心窍，苦燥湿浊，豁痰醒神，尤适于痰湿秽浊藏窍之神态昏乱。治中风痰迷心窍，神志昏乱、舌强不语，常与半夏、天南星、陈皮等燥湿化痰药同用，如涤痰汤；治痰热蔽窍，高热神昏，常与郁金相使，如菖蒲郁金汤；治痰热癫痫抽搐，多与竹茹、黄连同用，如清心温胆汤。

2. 醒神益智。用于健忘失眠、耳鸣耳聋。本品能开心窍、益心智、安心神、聪耳明目。治健忘，常与人参、茯苓等配伍，如不忘散；治劳心过度、心神失养引发的失眠多梦、心悸怔忡，常配人参、茯神、朱砂等，如安神定志丸；治心肾两虚之耳鸣耳聋、头昏、心悸，常配菟丝子、女贞子、首乌藤等，如安神补心丸；治湿浊蒙蔽所致的头晕嗜睡、健忘、耳鸣、耳聋等，常配茯苓、远志等，如安神定志丸。

3. 化湿开胃。用于湿阻中焦。本品芳香化湿浊，醒脾开胃消胀，可与丹参、陈皮等同用，如开噤散。

【用法用量】煎服，3～10 g。鲜品加倍。

【贮藏】置干燥处，防霉。

冰片 Bingpian

始载于《新修本草》

【来源】为龙脑香科植物龙脑香树脂加工品，或龙脑香树的树干、树枝切碎，经蒸馏冷却而得的结晶，习称“龙脑片”，又称为“梅片”。由菊科植物艾纳香叶经水蒸气蒸馏提取的结晶，习称“艾片”。樟科植物樟的新鲜枝、叶经提取加工制成的称为天然冰片，又称为“右旋龙脑”。

【性味归经】辛，苦，微寒。归心、脾、肺经。

【功效】开窍醒神，清热止痛。

【应用】

1. 开窍醒神。用于闭证神昏。本品味辛气香，具有开窍醒神之功效，功似麝香而力次之，常与之相须为用。因其性偏寒，为凉开之品，尤宜于治热闭神昏，常配牛黄、麝香等，如安宫牛黄丸；治寒闭神昏，常与苏合香、安息香、丁香等温开药配伍，如苏合香丸。

2. 清热止痛。用于目赤肿痛、口舌生疮、咽喉肿痛、耳道流脓。本品能清热解毒、消肿止痛，为五官科之常用药。治目赤肿痛，单研极细末点眼，或与炉甘石、硼砂等制成八宝眼药水滴眼；治咽喉肿痛、口舌生疮，常与硼砂、玄明粉共研细末，吹喉敷患处，如冰硼散。

此外，本品能清热解毒、防腐生肌。用于疮疡肿痛，溃后不敛及烧烫伤。治疮疡溃后不敛，常配血竭、乳香等，如生肌散；治烧烫伤，可与朱砂、香油制成药膏外用。

【用法用量】内服，0.15 ~0.3 g，入丸散用。外用研粉点敷患处。

【用药注意】孕妇慎用。

【贮藏】密封，置凉处。

【知识链接】

类药甄选——冰片与麝香

冰片与麝香均可开窍醒神，治神昏窍闭证，常相须为用。

不同之处在于，冰片味辛苦，性微寒，开窍醒神功似麝香而药力较缓，为凉开之品，故宜治热闭证。若与温里祛寒及性偏温热的开窍药配伍，也可治疗寒闭。其又能清热解毒消肿止痛，为五官科之常用药。麝香辛散温通，气极香，走窜之性甚烈，有极强的开窍通闭醒神作用，为醒脑回苏之要药，最宜治闭证神昏，偏治寒闭。其又能活血通经、止痛、催产。

拓展学习

一、请查找资料，完成开窍药简表（见表 2 –16 –1）

表 2 –16 –1　　开窍药简表

药名	性味归经	功效	应用	用法用量
苏合香				
蟾酥				

二、完成开窍药的总结并画出思维导图

（班级内分组，小组以思维导图形式共同完成对本任务学习的总结。先由各小组成员内部讲解展示，然后各小组选派代表做班级讲解展示。）

目标测验

一、单项选择题

1. 麝香是（　　）。

A. 病理产物　　B. 排泄物　　C. 仅来源雌性动物

D. 生理产物或分泌物　　E. 子实体

2. 冰片的用量为（　　）。

A. 0.15～0.3 g　　B. 0.2～0.5 g　　C. 0.03～0.1 g

D. 0.01～0.05 g　　E. 1～2 g

3. 石菖蒲可用于（　　）。

A. 温热病神昏　　B. 热毒内陷心包神昏　　C. 热痰蒙蔽心窍神昏

D. 脱证神昏　　E. 健忘失眠

二、综合分析题

某男，25 岁，患有心脏病，某日帮朋友搬完家后，感到心痛不舒服，服用了速效救心丸，心绞痛有所缓解。

1. 速效救心丸中（　　）是开窍药。

A. 人参　　B. 川芎　　C. 麝香

D. 冰片　　E. 牛黄

2. 上题所选药物平时的正确用法是（　　）。

A. 冲服　　B. 后下　　C. 先煎

D. 入丸散　　E. 包煎

任务十七　补虚药

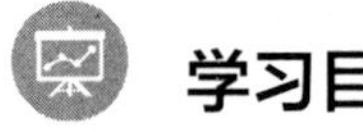

知识目标

1. 掌握补虚药的概念、功效、分类、配伍和用药注意。
2. 掌握常用补虚药的来源、性味归经、功效和临床应用。

3. 熟悉常用补虚药的用法用量和用药注意。

4. 了解常用补虚药的不良反应和贮藏要求。

能力目标

1. 能够正确运用补虚药中药专业知识，具备从事中药饮片调剂、零售、养护等工作的职业能力。

2. 培养补虚药的药学服务专业能力，能够熟练地开展药学服务活动。

任务引入

在药店工作时，遇到顾客来咨询含有人参的生脉饮和含有党参的生脉饮有何不同，应如何答复顾客?

【议一议】

1. 人参与党参，分别具有什么功效?

2. 人参应该如何煎煮?

相关知识

一、补虚药基本知识

（一）概念

凡能补虚扶弱，纠正人体气血阴阳不足，治疗虚证的药物，称为补虚药，又称为补益药、补养药。

（二）功效

本类药物多具甘味，具有补虚功效，常用于治疗正气虚弱、精微物质亏耗引起的精神萎靡、体倦乏力、面色淡白或萎黄、心悸气短、脉象虚弱等。

（三）分类

根据性能、功效及主治病证的不同，补虚药可分为补气药、补阳药、补血药和补阴药四类。

（四）配伍

1. 临床使用时，须根据气虚、阳虚、血虚与阴虚证候的不同，选择相应的对证药物。

2. 考虑到人体气血阴阳在生理和病理上存在相互联系、相互转化、相互依存的关系，可以将两类或两类以上的补虚药配伍使用，如补气药常与补血药或补阴药同用，以补气生血、补气养阴；或补血药与补阴药同用、补阴药与补阳药同用等。

（五）用药注意

1. 谨防不当补而误补。邪实而正不虚者，误用补虚药有“误补益疾”之弊；不恰当地依赖补虚药强身健体，可能破坏机体阴阳之间的相对平衡，导致新的病理变化。

2. 临床需针对气血、阴阳、脏腑、寒热不同选药，避免当补而补之不当。

3. 补虚药用于扶正祛邪，不仅要分清主次，处理好祛邪与扶正的关系，而且应避免使用可能妨碍祛邪的补虚药，使祛邪而不伤正，补虚而不留邪。

4. 部分补虚药药性滋腻，不易消化，过用或用于脾运不健者可能妨碍脾胃运化，应掌握好用药分寸，或适当配伍健脾消食药顾护脾胃。同时，补气还应辅以行气，或除湿化痰，补血还应辅以行血。注意补而兼行，使补而不滞。

5. 补虚药作汤剂煎煮时，宜久煎，使药味尽出。或采用蜜丸、煎膏（膏滋）、口服液等便于保存、携带、服用的剂型。

二、常用补虚药

（一）补气药

凡能补气，治疗气虚证的药物，称为补气药。

本类药物多味甘，性温或平，主归脾、肺经，部分归心、肾经。主要功效为补脾气、补肺气、补心气、补肾气、补元气等。常用于治疗脾气虚证、肺气虚证、心气虚证、肾气虚证、元气虚弱等。

补气药多味甘，碍气助湿，为防气滞而出现腹胀纳呆，必要时应辅以理气除湿药。同时避免补气药的滥用。

人参 Renshen

始载于《神农本草经》

【来源】为五加科植物人参的干燥根和根茎。多于秋季采挖，洗净经晒干或烘干。栽培的俗称“园参”；播种在山林野生状态下自然生长的称为“林下山参”，习称“籽海”。

【性味归经】甘、微苦，微温。归脾、肺、心、肾经。

【功效】大补元气，复脉固脱，补脾益肺，生津养血，安神益智。

【应用】

1. 大补元气，复脉固脱。本品能大补元气，复脉固脱，为拯危救脱之要药。治因大汗、大泻、大失血或大病、久病所致元气虚极欲脱、气短神疲、肢冷脉微的重危证候，单用即有效，如独参汤；治气虚欲脱兼汗出，四肢逆冷，常与附子配伍，如参附汤；治气虚欲脱兼汗出身暖，渴喜冷饮，舌红干燥，常与麦冬、五味子等配伍，如生脉散。

2. 补脾益肺。本品为补肺要药，可改善气短喘促、懒言声微等肺气虚衰症状。治肺气亏虚之喘咳、痰多，常与五味子、紫苏子、苦杏仁等配伍，如补肺汤；治脾气虚衰，倦怠乏力，食少便溏，常与白术、茯苓、甘草等配伍，如四君子汤；治心气虚证，常与甘草、桂枝、生地黄等配伍，如炙甘草汤；治肾不纳气之虚喘，常与蛤蚧、五味子、核桃仁等配伍。

3. 生津养血，安神益智。治热伤气津，津伤口渴，常与知母、石膏、甘草等配伍，如白虎加人参汤；治消渴证，常与天花粉、生地黄、知母等配伍；治气血亏虚之心悸怔忡、胸闷气短、失眠多梦、健忘，常与酸枣仁、柏子仁、远志等配伍，如天王补心丹。

此外，本品还常与解表药、攻下药等祛邪药配伍，用于气虚外感或邪实正虚之证。

【用法用量】煎服，3 ~9 g，挽救虚脱宜 15 ~30 g，另煎兑服；也可研粉吞服，一次 2 g，一日 2 次。

【用药注意】不宜与藜芦、五灵脂同用；实证、热证禁服；儿童、孕妇忌用；服人参后不宜服萝卜、茶。

【贮藏】置阴凉干燥处，密闭保存，防蛀。

【知识链接】

附药：红参

红参为人参的栽培品经蒸制后的干燥根和根茎。味甘、微苦，性微温，归脾、肺、心、肾经，可大补元气，复脉固脱，益气摄血，用于气虚欲脱，肢冷脉微，气不摄血，崩漏下血。反藜芦、五灵脂。用量 3 ~9 g，另煎兑服。

西洋参 Xiyangshen

始载于《增订本草备药》

【来源】为五加科植物西洋参的干燥根。均系栽培品，秋季采挖，洗净，晒干或低温干燥。

【性味归经】甘、微苦，凉。归心、肺、肾经。

【功效】补气养阴，清热生津。

【应用】

1. 补气养阴。本品能补气，兼能清火养阴生津。适用于热病伤气或大汗、大泻损伤阴津所致神疲乏力、气短息促、自汗、心烦口渴、舌燥、脉细数无力等，如芪参补气胶囊，或单独服西洋参；也可用于心气虚所致的胸闷气短、心悸失眠、神疲乏力，常与丹参、五味子等配伍，如益安宁丸。此外，本品还能补肺气，兼能养肺阴、清肺火，适用肺气虚或肺阴虚所致气喘、咳嗽痰少、咽痛，或痰中带血等，常配伍玉竹、麦冬、川贝母等。

2. 清热生津。本品不仅能补气、养阴生津，还能清热，适用于暑热伤气津所致身热汗多、口渴心烦、体倦少气、脉虚数，常配伍西瓜翠衣、竹叶、麦冬等，如王氏清暑益气汤。临床亦常配伍清热养阴生津之品，用于内热消渴病之口燥咽干。

【用法用量】煎服，3 ~6 g，另煎兑服。

【用药注意】胃有寒湿者忌服；呼吸道感染、有炎症的患者慎用。不宜与藜芦同用。

【贮藏】置阴凉干燥处，密闭，防蛀。

【知识链接】

类药甄选——人参与西洋参

人参与西洋参原药材同科同属，均具有补气之功，可用于气虚之神疲气短、脉细无力等。

不同之处在于，人参药性微温，大补元气、益气救脱的作用比较强，适宜于虚寒证患者；西洋参的性味偏于苦凉，并有补阴之功，适宜于热病后期、津液耗伤或者气阴两虚。

党参 Dangshen

始载于《本草从新》

【来源】为桔梗科植物党参、素花党参或川党参的干燥根。秋季采挖，洗净，晒干。

【性味归经】甘，平。归脾、肺经。

【功效】健脾益肺，养血生津。

【应用】

1. 健脾益肺。本品味甘性平，主归脾、肺经，善补益脾肺之气，用治中气不足之脾气虚弱、体倦乏力、食少便溏等；或治肺气亏虚，咳嗽气促、语声低微等。其补益脾肺之功与人参相似而药力较弱，常代替古方中的人参。

2. 养血生津。本品补气生津、补气生血，可治气津两伤之气短口渴、内热消渴；或治气血不足之面色萎黄、头晕乏力、心悸气短等，常与补血药、养阴生津药或益肺止咳药同用。

【用法用量】煎服，9～30 g。

【用药注意】不宜与藜芦同用。

【贮藏】置通风干燥处，防蛀。

黄芪 Huangqi

始载于《神农本草经》

【来源】为豆科植物蒙古黄芪或膜荚黄芪的干燥根。春、秋二季采挖，除去须根和根头，晒干。

【性味归经】甘，微温。归肺、脾经。

【功效】补气升阳，固表止汗，利水消肿，生津养血，行滞通痹，托毒排脓，敛疮生肌。

【应用】

1. 补气升阳。本品甘温，善入脾胃，为补中益气之要药。治脾气虚弱，倦怠乏力、食少便溏，可单用熬膏服，或与党参、山药、白术等配伍；治脾虚中气下陷之久泻脱肛、内脏下垂，常与人参、升麻、柴胡等配伍，如补中益气汤；本品又能补气生血，治脾不统血之失血证，常与人参、白术、茯苓等配伍，如归脾汤。

2. 固表止汗。本品治肺气虚弱，咳喘日久，气短神疲，常与人参、紫菀、桑白皮等配伍，如补肺汤；治体虚自汗、盗汗，常与牡蛎、麻黄根等配伍，如牡蛎散；治表虚，易感风邪，汗出恶风，面色㿠白者，常与白术、防风等配伍，如玉屏风散。

3. 利水消肿。治脾虚水湿失运，浮肿尿少，常与白术、茯苓等配伍。

4. 行滞通痹。本品具行滞通痹之功，可治气虚血滞，半身不遂、痹痛。

5. 托毒排脓、敛疮生肌。本品能托毒排脓、敛疮生肌，治疮疡中期，脓成不溃，常与人参、当归、白芷等配伍，如托里透脓散；治久溃不敛，常与人参、当归、肉桂等配伍，如十全大补汤。

【用法用量】煎服，9～30 g。

【用药注意】凡表实邪盛、疮疡初起或溃后热毒尚盛、阴虚阳亢等证均不宜。

【贮藏】置通风干燥处，防潮，防蛀。

【知识链接】

类药甄选——人参、党参、黄芪

人参、党参与黄芪皆具补气、生津、生血之功，且常相须为用，能相互增强疗效。

不同之处在于，人参作用较强，被誉为补气第一要药，并具有益气救脱、安神增智、补气助阳之功；党参补气之力较为平和，专于补益脾肺之气，兼能补血；黄芪补气之力不及人参，但长于补气升阳、益卫固表、托毒生肌、利水消肿，尤宜于脾虚气陷及表虚自汗等证。

此外，党参补气之力较为平和，药力较人参为弱，可加大剂量代替人参使用。但其没有大补元气、复脉固脱之功，治疗元气欲脱之证，仍以人参为主，不可用党参代替。

白术 Baizhu

始载于《神农本草经》

【来源】为菊科植物白术的干燥根茎。冬季下部叶枯黄、上部叶变脆时采挖，除去泥沙，烘干或晒干，再除去须根。

【性味归经】苦、甘，温。归脾、胃经。

【功效】健脾益气，燥湿利水，止汗，安胎。

【应用】

1. 健脾益气。本品主归脾胃经，甘温补虚，苦温燥湿，兼能利水，以燥湿健脾为主要作用，被前人誉为“脾脏补气健脾第一要药”，对脾虚湿盛证有标本兼治之效。治脾虚湿盛之食少便溏，常与人参、茯苓等配伍，如四君子汤；治中阳不振，脾失健运，痰饮内停之头眩心悸，常与桂枝、茯苓等配伍；治脾虚湿盛之水肿、小便不利，常与黄芪、茯苓等配伍。

2. 燥湿利水、止汗。本品能益气健脾、固表止汗，与黄芪作用相似，但药力偏弱，《千金要方》单用本品治汗出不止。治脾肺气虚，卫气不固，表虚自汗，易感风邪，常与黄芪、防风等配伍，如玉屏风散。

3. 安胎。本品能益气健脾，促进水谷化生气血以养胎。治脾虚胎儿失养之胎动不安，常与人参、甘草、丁香等配伍，如白术散；治胎动不安兼有气滞，常与紫苏梗、砂仁等配伍。

【用法用量】煎服，6～12 g。燥湿利水宜生用，补气健脾宜炒用，健脾止泻宜炒焦用。

【用药注意】本品燥湿伤阴，属阴虚内热或津液亏损者，不宜服用。

【贮藏】置阴凉干燥处，防蛀。

【知识链接】

类药甄选——白术与苍术

白术与苍术均具健脾、燥湿之功，均可治疗湿阻中焦证，常相须为用。

不同之处在于，白术以健脾益气为主，适宜于脾虚湿困而偏于虚证者，还有固表止汗、安胎之功；苍术以燥湿化湿为主，为燥湿健脾的要药，适宜于湿浊内阻而偏于实证者，还有发汗解表、祛风湿及明目之功。

甘草 Gancao

始载于《神农本草经》

【来源】为豆科植物甘草、胀果甘草或光果甘草的干燥根和根茎。春、秋二季采挖，除去须根，晒干。

【性味归经】甘，平。归心、肺、脾、胃经。

【功效】补脾益气，清热解毒，祛痰止咳，缓急止痛，调和诸药。

【应用】

1. 补脾益气。本品味甘，善入中焦，具有补益脾气之力。治脾胃虚弱、中气不足、倦怠乏力、少气懒言、食少便溏，常与人参、白术、茯苓等配伍，如四君子汤。治心气不足之心悸气短、脉结代，可单用本品；治气血两虚之心悸气短、脉结代，常与人参、阿胶、生地黄等配伍，如炙甘草汤。

2. 清热解毒。本品生用药性微寒，可清解热毒。治痈肿疮毒，可单用煎汤浸渍，或熬膏内服，或与紫花地丁、连翘、金银花等配伍。对于药物或食物中毒的患者，在积极抢救的同时，可用本品辅助解毒救急。

3. 祛痰止咳。治风寒咳喘，常与麻黄、苦杏仁等配伍，如三拗汤；治肺热咳喘，常与石膏、麻黄、苦杏仁等配伍，如麻杏甘石汤；治寒痰咳喘，常与干姜、细辛、茯苓等配伍，如苓甘五味姜辛汤；治湿痰咳嗽，常与半夏、陈皮、茯苓等配伍，如二陈汤。

4. 缓急止痛。本品治脾虚肝旺之脘腹挛急作痛，或治阴血不足之四肢挛急作痛，常与白芍等配伍，如芍药甘草汤。

5. 调和诸药。本品能缓和其他药物烈性或减轻不良反应，如四逆汤、白虎汤、调胃承气汤等。

【用法用量】煎服，2 ~ 10 g。清热解毒宜生用，补中缓急宜炙用。

【用药注意】不宜与海藻、红大戟、京大戟、芫花、甘遂同用。本品有助湿壅滞之弊，湿盛胀满、水肿者不宜用。

【贮藏】置阴凉干燥处，防蛀。

山药 Shanyao

始载于《神农本草经》

【来源】为薯蓣科植物薯蓣的干燥根茎。冬季茎叶枯萎后采挖，切去根头，洗净，除去外皮和须根，干燥，习称“毛山药”；或除去外皮，趁鲜切厚片，干燥，称为“山药片”；也有选择肥大顺直的干燥山药，置清水中，浸至无干心，闷透，切齐两端，用木板搓成圆柱状，晒干，打光，习称“光山药”。

【性味归经】甘，平。归脾、肺、肾经。

【功效】补脾养胃，生津益肺，补肾涩精。

【应用】

1. 补脾养胃。本品性味甘平，能补脾气、益脾阴，又兼涩性而止泻、止带。治脾气虚弱或气阴两虚之消瘦乏力、食少便溏或泄泻，可与人参、白术、茯苓等配伍，如参苓白术散；或治脾虚不运，湿浊下注、妇女带下，可与白芍、车前子等配伍，如完带汤。

2. 生津益肺。本品既补脾肺肾之气，又补脾肺肾之阴，常与黄芪、天花粉、知母等同用，治疗气阴两虚所致的消渴，如玉液汤。本品又能补肺气，兼能滋肺阴，用治肺虚久咳或虚喘。

3. 补肾涩精。本品能补肾气，兼能滋肾阴，并具收涩之性，治肾气虚之腰膝酸软、夜尿频多或遗尿、滑精早泄、女子带下清稀，可与干地黄、山茱萸等配伍，如肾气丸；治肾阴虚之形体消瘦、腰膝酸软、遗精等，可与熟地黄、茯苓等配伍，如六味地黄丸。

【用法用量】煎服，15～30 g。麸炒山药善补脾健胃。

【用药注意】本品养阴能助湿，故湿盛中满者或有积滞者不宜使用。

【贮藏】置通风干燥处，防蛀。

大枣 Dazao

始载于《神农本草经》

【来源】为鼠李科植物枣的干燥成熟果实。秋季果实成熟时采收，晒干。

【性味归经】甘，温。归脾、胃、心经。

【功效】补中益气，养血安神。

【应用】

1. 补中益气。本品甘温，归脾、胃经，能补脾益气。治脾气虚弱之形体消瘦、倦怠乏力、食少便溏等，常与黄芪、党参、白术等健脾益气药配伍。

2. 养血安神。本品治心阴不足、肝气失和之妇人脏躁，精神恍惚、无故悲伤欲哭、心中烦乱、不能自主、睡眠不安者，常与小麦、甘草等配伍，如甘麦大枣汤；治血虚面色萎黄、心悸失眠，常与熟地黄、当归、酸枣仁等配伍。

【用法用量】煎服，6～15 g。

【用药注意】本品助湿生热，令人中满，故湿盛中满或有积滞、痰热者不宜服用。

【贮藏】置干燥处，防蛀。

（二）补阳药

凡能补助人体阳气，治疗阳虚证的药物，称为补阳药。部分药物兼能补肝肾、益精髓、健筋骨。

本类药物味多甘辛咸，药性多温热，主入肾经。咸以补肾，辛甘化阳，能补助一身之元阳。肾阳之虚得补，其他脏腑得以温煦，从而消除或改善全身阳虚诸证。常用于治疗肾阳不足之畏寒肢冷、腰膝酸软、性欲淡漠、阳痿早泄、精寒不育或宫冷不孕、尿频遗尿；脾肾阳虚之脘腹冷痛或阳虚水泛之水肿；肝肾不足，精血亏虚之眩晕耳鸣、须发早白、筋骨痿软或小儿发育不良，囟门不合、齿迟行迟；肺肾两虚，肾不纳气之虚喘以及肾阳亏虚，下元虚冷、崩漏带下等证。

本类药物性多燥烈，易助火伤阴，故阴虚火旺者忌用。

鹿茸 Lurong

始载于《神农本草经》

【来源】为鹿科动物梅花鹿或马鹿的雄鹿未骨化密生茸毛的幼角。前者习称“花鹿茸”，后者习称“马鹿茸”。夏、秋二季锯取鹿茸，经加工后，阴干或烘干。

【性味归经】甘、咸，温。归肾、肝经。

【功效】壮肾阳，益精血，强筋骨，调冲任，托疮毒。

【应用】

1. 壮肾阳、益精血。本品甘温补阳，甘咸滋肾，禀纯阳之性，具生发之气，故能壮肾阳、益精血。治肾阳不足，精血亏虚之畏寒肢冷、阳痿早泄、宫冷不孕、小便频数、腰膝酸痛、头晕耳鸣、精神疲乏等，可单用，或配入复方有效；治诸虚百损，五劳七伤，元气不足之畏寒肢冷、阳痿早泄、宫冷不孕、小便频数等，常与人参、黄芪、当归等配伍，如参茸固本丸。

2. 强筋骨。治小儿素禀气血虚弱，先天不足，筋骨软弱、行步艰难、齿不速长、头发疏薄、身坐不稳、语言迟缓，常与熟地黄、五加皮、山茱萸等配伍，如加味地黄丸。

3. 调冲任。治崩漏不止，虚劳羸瘦，常与海螵蛸、白芍、续断等配伍，如鹿茸散；治白带过多，常与桑螵蛸、菟丝子、沙苑子等配伍，如内补丸。

4. 托疮毒。本品补阳气、益精血而达到温补内托的目的。治疮疡久溃不敛、阴疽疮肿内陷不起，常与当归、肉桂等配伍。

【用法用量】1～2 g，研末冲服。

【用药注意】服用本品宜从小量开始，缓缓增加，不可骤用大量，以免阳升风动，头晕目赤，或伤阴动血。凡热证、阴虚阳亢者均当忌服。

【贮藏】置阴凉干燥处，密闭，防蛀。

【知识链接】

附药：鹿角、鹿角胶与鹿角霜

鹿角为鹿科动物马鹿或梅花鹿已骨化的角或锯茸后翌年春季脱落的角基，性味归经：咸，温。归肾、肝经。功效：温肾阳，强筋骨，行血消肿。用量：6～15 g。

鹿角胶为鹿角经水煎煮、浓缩制成的固体胶。性味归经：甘、咸，温。归肾、肝经。功效：温补肝肾，益精养血。用量：3～6 g，烊化兑服。

鹿角霜为鹿角去胶质的角块。性味归经：咸，温。归肝、肾经。功效：温肾助阳，收敛止血。用量：10～15 g，先煎。

杜仲 Duzhong

始载于《神农本草经》

【来源】为杜仲科植物杜仲的干燥树皮。4—6 月剥取，刮去粗皮，堆置“发汗”至内皮呈紫褐色，晒干。

【性味归经】甘，温。归肝、肾经。

【功效】补肝肾，强筋骨，安胎。

【应用】

1. 补肝肾、强筋骨。本品补肝肾、强筋骨，尤宜于肾虚腰痛。治肾虚腰痛，常与核桃仁、补骨脂等配伍，如青娥丸；治风湿腰痛冷重，常与独活、桑寄生、细辛等配伍，如独活寄生汤；治外伤腰痛，常与川芎、续断、丹参等配伍；治妇女经期腰痛，常与当归、川芎、白芍等配伍；治肾虚阳痿、精冷不固、小便频数，常与鹿茸、山茱萸、菟丝子等配伍，如十补丸。

2. 安胎。本品补肝肾固冲任安胎，治胎动不安，单用有效，或与桑寄生、续断、菟丝子等配伍。

此外，本品近年来治高血压病有较好效果，单用或与夏枯草、桑寄生、菊花等药配伍。

【用法用量】煎服，6～10 g。炒用破坏其胶质有利于有效成分溶出，故比生用效果好。

【用药注意】本品为温补之品，阴虚火旺者慎用。

【贮藏】置通风干燥处。

续断 Xuduan

始载于《神农本草经》

【来源】为川续断科植物川续断的干燥根。秋季采挖，除去根头和须根，用微火烘至半干，堆置“发汗”至内部变绿色时，再烘干。

【性味归经】苦、辛，微温。归肝、肾经。

【功效】补肝肾，强筋骨，续折伤，止崩漏。

【应用】

1. 补肝肾、强筋骨。本品辛温，助阳散寒，常用于治疗肝肾亏虚之腰膝酸软，或肝肾不足兼风湿痹痛。

2. 续折伤。本品辛散温通，能活血祛瘀、续筋疗伤，为伤科常用药。治跌打损伤，瘀血肿痛，筋伤骨折，常与红花、桃仁、穿山甲等配伍。

3. 止崩漏。本品补益肝肾、调理冲任，有固本安胎之功。治肝肾不足，崩漏下血、胎动不安，常与桑寄生、阿胶等配伍，如寿胎丸。

【用法用量】煎服，9～15 g。止崩漏宜炒用。

【贮藏】置干燥处，防蛀。

淫羊藿 Yinyanghuo

始载于《神农本草经》

【来源】为小檗科植物淫羊藿、箭叶淫羊藿、柔毛淫羊藿或朝鲜淫羊藿的干燥叶。夏、秋季茎叶茂盛时采收，晒干或阴干。

【性味归经】辛、甘，温。归肝、肾经。

【功效】补肾阳，强筋骨，祛风湿。

【应用】

1. 补肾阳，强筋骨。本品辛甘性温燥烈，长于补肾壮阳。治肾虚之阳痿、遗精等，常与肉苁蓉、巴戟天、杜仲等配伍，如填精补髓丹。

2. 祛风湿。本品辛温散寒，祛风胜湿，入肝肾强筋骨。治风湿痹痛、筋骨不利及肢体麻木，常与威灵仙、川芎、肉桂等配伍，如仙灵脾散。

此外，现代用其治肾阳虚之喘咳及妇女更年期高血压，有较好疗效。

【用法用量】煎服，6～10 g。

【用药注意】阴虚火旺者不宜服。

【贮藏】置通风干燥处。

菟丝子 Tusizi

始载于《神农本草经》

【来源】为旋花科植物南方菟丝子或菟丝子的干燥成熟种子。秋季果实成熟时采收植株，晒干，打下种子，除去杂质。

【性味归经】辛、甘，平。归肝、肾、脾经。

【功效】补益肝肾，固精缩尿，安胎，明目，止泻；外用消风祛斑。

【应用】

1. 补益肝肾、固精缩尿。本品性平，辛以润燥，甘以补虚，为平补阴阳之品，功能补肾阳、益肾精以固精缩尿。治肾虚腰痛、阳痿遗精、小便过多或失禁等。

2. 安胎。本品能补肝肾安胎，治肾虚胎元不固，胎动不安、滑胎，常与续断、桑寄生、阿胶等配伍，如寿胎丸。

3. 明目。本品滋补肝肾、益精养血而明目，治肝肾不足，视物昏花等，常与熟地黄、车前子等配伍，如驻景丸。

4. 止泻。本品能补肾益脾止泻，治脾肾两虚，便溏泄泻，常与肉豆蔻、白术、补骨脂等配伍。

5. 外用消风祛斑。本品外用能消风祛斑，用治白癜风，可酒浸外涂。

【用法用量】煎服，6 ~ 12 g。外用适量。

【用药注意】本品为平补之药，但偏补阳，阴虚火旺、大便燥结、小便短赤者不宜服。

【贮藏】置通风干燥处。

冬虫夏草 Dongchongxiacao

始载于《本草从新》

【来源】为麦角菌科真菌冬虫夏草菌寄生在蝙蝠蛾科昆虫幼虫上的子座和幼虫尸体的干燥复合体。夏初子座出土、孢子未发散时挖取，晒至六七成干，除去似纤维状的附着物及杂质，晒干或低温干燥。

【性味归经】甘，平。归肺、肾经。

【功效】补肾益肺，止血化痰。

【应用】

1. 补肾益肺。本品补肾益精，有兴阳起痿之功。治肾阳不足，精血亏虚之阳痿遗精、腰膝酸痛，可单用酒浸服，或与淫羊藿、杜仲、巴戟天等配伍。

2. 止血化痰。本品甘平，为平补肺肾之佳品，功能补肾益肺、止血化痰、止咳平喘。治劳嗽痰血，可单用，或与沙参、川贝母、阿胶等配伍；治肺肾两虚，气虚作喘，可与人参、黄芪、核桃仁等配伍。

此外，本品还可用于病后体虚不复或自汗畏寒，可与鸭、鸡、猪肉等炖服，有补肾固本、补肺益卫之功。

【用法用量】煎服，3 ~ 9 g；也可入丸、散剂。

【用药注意】久服宜慎。

【贮藏】置阴凉干燥处，防蛀。

（三）补血药

凡能补血，以治疗血虚证为主要功效的药物，称为补血药。

本类药物大多甘温质润，主入心、肝、血分。具有补血的功效。主治血虚证，症见面色苍白或萎黄，口唇苍白，眩晕耳鸣，心悸怔忡，失眠健忘；或月经愆期，量少色淡，甚则闭经；舌淡脉细等。兼能滋养肝肾，用治肝肾精血亏虚所致的眩晕耳鸣、腰膝酸软、须发早白。

“有形之血不能自生，生于无形之气”，故补血药常配补气药，兼阴虚者配补阴药或选阴血双补药，若脾虚则配健运脾胃之品。补血药多滋腻黏滞，故脾虚湿阻、气滞食少者慎用，必要时配化湿、行气、消食药。

当归 Danggui

始载于《神农本草经》

【来源】为伞形科植物当归的干燥根。秋末采挖，除去须根和泥沙，待水分稍蒸发后，捆成小把，上棚，用烟火缓缓熏干。

【性味归经】甘、辛，温。归肝、心、脾经。

【功效】补血活血，调经止痛，润肠通便。

【应用】

1. 补血活血。本品治血虚萎黄、心悸失眠，常与熟地黄、白芍、川芎配伍，如四物汤；治血虚气弱，常配黄芪、人参、熟地黄等，如当归补血汤、人参养荣汤。

2. 调经止痛。本品治血虚、血瘀之月经不调，可与熟地黄、白芍、川芎配伍，如四物汤；治血瘀经闭痛经，可配伍桃仁、红花、川芎等，如桃红四物汤；治肝郁气滞之月经不调、经闭痛经，可配伍柴胡、白芍、白术等，如逍遥散；治血虚血瘀寒凝之腹痛，常与桂枝、白芍、生姜等同用，如当归建中汤。

3. 润肠通便。本品治血虚肠燥便秘，常与肉苁蓉、牛膝、升麻等同用，如济川煎。

【用法用量】煎服，6～12 g。

【用药注意】湿盛中满、大便泄泻者忌服。

【贮藏】置阴凉干燥处，防潮，防蛀。

熟地黄 Shudihuang

始载于《神农本草经》

【来源】为生地黄的炮制加工品。

【性味归经】甘，微温。归肝、肾经。

【功效】补血滋阴，益精填髓。

【应用】

1. 补血滋阴。本品甘温质润，补阴益精以生血，为养血补虚之要药。治血虚萎黄、眩晕、心悸、失眠及月经不调、崩中漏下等，常与当归、白芍、川芎同用，如四物汤；治崩漏下血而致血虚血寒、少腹冷痛，可与阿胶、艾叶、当归等同用，如胶艾汤。

2. 益精填髓。本品质润入肾，善滋补肾阴，填精益髓，为补肾阴之要药。治肝肾阴虚，腰膝酸软、遗精、盗汗、耳鸣、耳聋及消渴等，常与山药、山茱萸、茯苓等同用，如六味地黄丸；治阴虚骨蒸潮热，常与知母、黄柏、龟甲等同用，如大补阴丸；治精血亏虚，须发早白，常与何首乌、牛膝、菟丝子等配伍，如七宝美髯丹；治肝肾不足，五迟五软，常与龟甲、锁阳、狗脊等配伍，如虎潜丸。

此外，熟地黄炭能止血，可用于崩漏等血虚出血证。

【用法用量】煎服，9～15 g。

【用药注意】本品性质黏腻，较生地黄更甚，有碍消化，凡气滞痰多、脘腹胀痛、食少便溏者忌服。重用久服宜与陈皮、砂仁等同用，防止黏腻碍胃。

【贮藏】置通风干燥处。

【知识链接】

类药甄选——鲜地黄、生地黄与熟地黄

鲜地黄、生地黄与熟地黄均味甘，归肝肾经，养阴生津，用于阴虚津亏诸证。

不同之处在于，鲜地黄味甘、苦，性寒，滋阴力弱，但滋腻性较小，长于清热凉血、生津止渴，用于血热阴亏属热邪较盛者；生地黄味甘，性寒，质润，清热凉血之力逊于鲜地黄，但养阴生津之力强于鲜地黄，滋腻性亦较小，长于治疗热入营血、热病伤阴、阴虚发热诸证；熟地黄味甘，性微温，滋腻性较大，入肝肾而功专补血滋阴、益精填髓，长于治疗血虚及肝肾亏虚证。

阿胶 Ejiao

始载于《神农本草经》

【来源】为马科动物驴的干燥皮或鲜皮经煎煮、浓缩制成的固体胶。

【性味归经】甘，平。归肺、肝、肾经。

【功效】补血滋阴，润燥，止血。

【应用】

1. 补血滋阴。用于血虚证，本品甘平质润，为补血要药。治血虚萎黄，眩晕心悸，常配熟地黄、当归、白芍等，如阿胶四物汤；治气虚血少之心动悸、脉结代，常与桂枝、甘草、人参等同用，如炙甘草汤；用于肾阴虚证，治热病伤阴，肾水亏而心火亢，心烦不得眠，常与黄连、黄芩、白芍等同用，如黄连阿胶汤；治温热病后期，真阴欲竭，阴虚风动，手脚瘛挛，可与龟甲、鳖甲、牡蛎等同用，如大定风珠、小定风珠。

2. 润燥。本品治肺热阴虚，燥咳痰少、咽喉干燥、痰中带血，常配牛蒡子、苦杏仁、甘草等同用，如补肺阿胶汤；治燥邪伤肺，干咳无痰、心烦口渴、鼻燥咽干等，与桑叶、苦杏仁、麦冬等同用，如清燥救肺汤。

3. 止血。本品味甘质黏，为止血之要药。可单味炒黄，治妊娠尿血；治阴虚血热吐衄，常配蒲黄、生地黄、大黄等；治咯血、唾血，常配人参、天冬、白及等，如阿胶散；治血虚血寒崩漏下血等，与熟地黄、当归、白芍等同用，如胶艾汤；治脾胃虚寒之便血或吐血等证，常配白术、灶心土、附子等，如黄土汤。

【用法用量】3 ~ 9 g，烊化兑服。

【用药注意】本品黏腻，有碍消化，脾胃虚弱者慎用。

【贮藏】密闭。

【知识链接】

黄明胶与新阿胶

牛皮胶是历史上最早的阿胶，明代后被驴皮胶替代，故改称黄明胶，其性味、功用与阿胶相似，但主要作止血药用；猪皮胶是1976年由山东平阴阿胶厂研制的，与阿胶相似，故取名新阿胶。

白芍 Baishao

始载于《神农本草经》

【来源】为毛茛科植物芍药的干燥根。夏、秋二季采挖，洗净，除去头尾和细根，置沸水中煮后除去外皮或去皮后再煮，晒干。

【性味归经】苦、酸，微寒。归肝、脾经。

【功效】养血调经，敛阴止汗，柔肝止痛，平抑肝阳。

【应用】

1. 养血调经。本品味酸，主入肝经，敛阴养血，常与熟地黄、当归、川芎配伍，如四物汤，治肝血亏虚，面色苍白、眩晕心悸，或月经不调、崩漏等。

2. 敛阴止汗。本品有敛阴止汗之功，治外感风寒，营卫不和之汗出恶风，常与桂枝配伍，以敛阴和营，调和营卫，如桂枝汤；也可与龙骨、牡蛎、浮小麦等配伍，治阴虚盗汗。

3. 柔肝止痛。本品养血柔肝而止痛，治血虚肝郁，胁肋疼痛，常与柴胡、当归等配伍，如逍遥散；治脾虚肝旺，腹痛泄泻，可与白术、防风、陈皮配伍，如痛泻要方；治阴血虚筋脉失养而致手足挛急作痛，常与甘草配伍，如芍药甘草汤。

4. 平抑肝阳。本品能平抑肝阳，治肝阳上亢，头痛眩晕等，常与牛膝、赭石等配伍，如建瓴汤。

【用法用量】煎服，6～15 g。平抑肝阳、敛阴止汗多生用，养血调经、柔肝止痛多炒用或酒炒用。

【用药注意】不宜与藜芦同用。

【贮藏】置干燥处，防蛀。

【知识链接】

类药甄选——白芍与赤芍

白芍与赤芍均味苦，性微寒，皆能止痛，治疗疼痛病证。

不同之处在于，白芍长于养血调经、敛阴止汗、平抑肝阳，主治阴血亏虚、汗出异常、肝阳上亢等。赤芍长于清热凉血、活血散瘀、清泻肝火，主治热入营血、血瘀诸证、目赤肿痛等。

制何首乌 Zhiheshouwu

始载于《开宝本草》

【来源】为蓼科植物何首乌干燥块根的炮制加工品。

【性味归经】苦、甘、涩，微温。归肝、心、肾经。

【功效】补肝肾，益精血，乌须发，强筋骨，化浊降脂。

【应用】

1. 补肝肾、益精血、乌须发、强筋骨。本品治血虚萎黄、失眠健忘，常与熟地黄、当归、酸枣仁等同用；治精血亏虚，腰酸脚弱、头晕眼花、须发早白及肾虚无子，多与当归、枸杞子、菟丝子等同用，如七宝美髯丹；治肝肾亏虚，腰膝酸软、头晕眼花、耳鸣耳聋，常配伍桑椹、黑芝麻、杜仲等。

2. 化浊降脂。本品有化浊降脂作用，治因嗜吃肥甘味所致痰浊、肥胖，可配黄精、山楂、决明子等，如降脂灵片。

【用法用量】煎服，6～12 g。

【用药注意】大便溏泄及湿痰较重者不宜用。

【贮藏】置干燥处，防蛀。

【知识链接】

“九蒸九晒”制何首乌

在中药炮制的过程中，中药的药性能够随成分变化而发生改变，取利去害，可更安全和有效地发挥治疗作用。古法中生何首乌要进行九蒸九晒，只有“九制”过后的何首乌毒副作用才能消除。在《本草纲目》中关于九蒸九晒何首乌的记载最为详细，即取生何首乌与赤白芍各一斤，先用竹刀削去粗皮，淘米水浸泡一夜后切片。取三斗黑豆，用水浸泡，于砂锅中将何首乌和黑豆交替铺展直至铺尽，蒸至黑豆熟透后，取出黑豆将何首乌晒干，然后取新鲜黑豆复蒸之，如此重复九次即得。传统认为何首乌经九蒸九晒炮制后，一方面可改变药性增强滋补之功，另一方面还能降低自身毒性，最终起到增效减毒的目的。何首乌也被誉为最具代表性的“四大九蒸中药”之一。

“九蒸九晒”积累了过往中医学者的智慧与经验，凝聚了我国几千年来持续发展的中医理念。“唯有匠心，不负光阴”，中医药的发展需要匠心情怀的坚守，这既是对古老技艺的传承，也体现了中医药文化温柔敦厚的底蕴。

（四）补阴药

凡能滋养阴液，以治疗阴虚津亏证为主要功效的药物，称为补阴药。

本类药物均可补阴，并多兼润燥和清热之效。补阴包括补肺阴、补胃（脾）阴、补肝阴、补肾阴、补心阴等具体功效，分别主治肺阴虚、胃（脾）阴虚、肝阴虚、肾阴虚、心阴虚证。阴虚证主要表现为两类：一是阴液不足，不能滋润脏腑组织，出现皮肤、咽喉、口鼻、眼目干燥或肠燥便秘。二是阴虚生内热，出现午后潮热、盗汗、五心烦热、两颧发红；或阴虚阳亢，出现头晕目眩。不同脏腑的阴虚证还各有其特殊症状：肺阴虚可见干咳少痰、咯血或声音嘶哑。胃阴虚可见口干咽燥、胃脘隐痛、饥不欲食，或脘痞不舒，或干呕呃逆等。脾阴虚大多是脾的气阴两虚，可见食纳减少、食后腹胀、便秘、唇干燥少津、干呕、呃逆、舌干苔少等。肝阴虚可见头晕耳鸣、两目干涩，或肢麻筋挛、爪甲不荣等。肾阴虚可见头晕目眩、耳鸣耳聋、牙齿松动、腰膝酸痛、遗精等。心阴虚可见心悸怔忡、失眠多梦等。

本类药物大多有一定滋腻性，脾胃虚弱、痰湿内阻、腹满便溏者慎用。

北沙参 Beishashen

始载于《本草汇言》

【来源】为伞形科植物珊瑚菜的干燥根。夏、秋二季采挖，除去须根，洗净，稍晾，置沸水中烫后，除去外皮，干燥。或洗净直接干燥。

【性味归经】甘、微苦，微寒。归肺、胃经。

【功效】养阴清肺，益胃生津。

【应用】

1. 养阴清肺。本品甘润微苦，微寒，能补肺阴，兼能清肺热，善治燥热伤阴，干咳少痰、咽干音哑等，常与桑叶、玄参等同用；治阴虚劳热，咳嗽咯血，常与百部、川贝母等同用。

2. 益胃生津。本品甘寒能养胃阴，生津止渴，苦寒能清胃热，治胃阴虚有热，口干多饮、饥不欲食、大便干结，或胃脘隐痛、干呕等，常与麦冬、玉竹等养阴生津之品同用，如益胃汤。

【用法用量】煎服，5～12 g。

【用药注意】不宜与藜芦同用；感受风寒而致咳嗽及肺胃虚寒者忌服。

【贮藏】置通风干燥处，防蛀。

黄精 Huangjing

始载于《名医别录》

【来源】为百合科植物滇黄精、黄精或多花黄精的干燥根茎。按形状不同，习称“大黄精”“鸡头黄精”“姜形黄精”。春、秋二季采挖，除去须根，洗净，置沸水中略烫或蒸至透心，干燥。

【性味归经】甘，平。归脾、肺、肾经。

【功效】补气养阴，健脾，润肺，益肾。

【应用】

1. 补气养阴、健脾。本品甘平，既补脾气，又养脾阴。治脾胃气虚之体倦乏力、食欲不振、脉象虚软，可与党参、白术等补气健脾药同用；治脾胃阴虚而口干食少、舌红无苔，可与石斛、麦冬、山药等益胃生津药同用。

2. 润肺。本品甘平，能养肺阴、益肺气，治肺之气阴两伤，干咳少痰，可单用熬膏服，或与沙参、川贝母、知母等同用；本品还能益肾阴，治肺肾阴虚之劳嗽久咳，可与熟地黄、天冬、百部等滋养肺肾、化痰止咳之品同用。

3. 益肾。本品能补益肾虚，延缓衰老，改善肝肾亏虚，精血不足，头晕、腰膝酸软、须发早白等早衰症状，《千金要方》单用本品熬膏服，亦可与枸杞子、墨旱莲、女贞子等配伍；治内热消渴，可配伍生地黄、麦冬、天花粉等养阴生津之品。

【用法用量】煎服，9～15 g。

【用药注意】本品性质黏腻，易助湿壅气，故脾虚湿阻、痰湿壅滞、气滞腹满者不宜使用。

【贮藏】置通风干燥处，防霉，防蛀。

麦冬 Maidong

始载于《神农本草经》

【来源】为百合科植物麦冬的干燥块根。夏季采挖，洗净，反复暴晒、堆置，至七八成干，除去须根，干燥。

【性味归经】甘、微苦，微寒。归心、肺、胃经。

【功效】养阴生津，润肺清心。

【应用】

1. 养阴生津。本品善养肺阴、清肺热。治阴虚肺燥有热的鼻咽干燥、干咳痰少、咯血、咽痛音哑等，常与阿胶、桑叶、枇杷叶等同用，如清燥救肺汤。本品味甘柔润，性偏苦寒，长于滋养胃阴，生津止渴，兼润肠通便，为治胃阴不足之佳品。治热伤胃阴，口干舌燥，常与生地黄、玉竹、沙参等同用；治消渴，可与山药、天花粉、乌梅等同用；治胃阴不足之气逆呕吐，常与半夏、人参、甘草等同用，如麦门冬汤；治热邪伤津之便秘，常与生地黄、玄参同用，如增液汤。

2. 润肺清心。本品可归心经，还能养心阴、清心热。用于阴虚有热，如心烦、失眠多梦、健忘、心悸怔忡等，宜与酸枣仁、柏子仁、远志等配伍，如天王补心丹；治热伤心营、神烦少寐，宜与黄连、生地黄、玄参等配伍，如清营汤。

【用法用量】煎服，6～12 g。

【用药注意】凡脾虚便溏、内有痰饮湿浊及初感风寒咳嗽者忌用。

【贮藏】置阴凉干燥处，防潮。

百合 Baihe

始载于《神农本草经》

【来源】为百合科植物卷丹、百合或细叶百合的干燥肉质鳞叶。秋季采挖，洗净，剥取鳞叶，置沸水中略烫，干燥。

【性味归经】甘，寒。归心、肺经。

【功效】养阴润肺，清心安神。

【应用】

1. 养阴润肺。本品微寒，作用平和，能补肺阴，兼能清肺热。治肺阴虚燥咳久咳、劳嗽咯血、咽喉干痛等，常与生地黄、玄参、桔梗等配伍，如百合固金汤。

2. 清心安神。本品入心经，能养心阴、清心热、宁心安神，用于虚热上扰之虚烦心悸、失眠多梦。或与生地黄、知母等配伍，治心肺阴虚内热所致百合病，症见神志恍惚、情绪不能自主、口苦、小便赤、脉微数等。

【用法用量】煎服，6～12 g。清心安神宜生用，润肺止咳宜蜜炙用。

【贮藏】置通风干燥处。

玉竹 Yuzhu

始载于《神农本草经》

【来源】为百合科植物玉竹的干燥根茎。秋季采挖，除去须根，洗净，晒至柔软后，反复揉搓、晾晒至无硬心，晒干；或蒸透后，揉至半透明，晒干。

【性味归经】甘，微寒。归肺、胃经。

【功效】养阴润燥，生津止渴。

【应用】

1. 养阴润燥。本品药性甘润能养肺阴，微寒略能清肺热。适用于阴虚肺燥有热之干咳少痰、咯血、声音嘶哑等，常配伍沙参、麦冬、桑叶等，如沙参麦冬汤；治虚火上炎，咯血、咽干、失声，可配伍麦冬、生地黄、川贝母等养阴清热之品；用于阴虚外感，常与白薇、薄荷、淡豆豉等配伍。

2. 生津止渴。本品能养胃阴、清胃热。治胃阴不足，咽干口渴、食欲不振、内热消渴，可与石膏、知母、天花粉等清胃生津之药配伍。此外，还能养心阴，也能清心热，可用于热伤心阴之烦热多汗、惊悸等。

【用法用量】煎服，6～12 g。

【贮藏】置阴凉干燥处，防霉，防蛀。

枸杞子 Gouqizi

始载于《神农本草经》

【来源】为茄科植物宁夏枸杞的干燥成熟果实。夏、秋二季果实呈红色时采收，热风烘干，除去果梗，或晾至皮皱后，晒干，除去果梗。

【性味归经】甘，平。归肝、肾经。

【功效】滋补肝肾，益精明目。

【应用】

1. 滋补肝肾。可单用本品熬膏服，或与补肝肾、益精血之品配伍，治精血不足所致的视力减退、内障目昏、头晕目眩、腰膝酸软、遗精滑泄、耳聋、牙齿松动、须发早白、失眠多梦，或肝肾阴虚所致潮热盗汗、消渴等。

2. 益精明目。本品长于补肝肾、明目，是治疗肝肾亏虚，两目干涩、视物昏花的首选药物，常与熟地黄、菊花等同用，如杞菊地黄丸。

【用法用量】煎服，6～12 g；也可熬膏、浸酒或入丸、散剂。

【用药注意】脾虚有湿者慎用。

【贮藏】置阴凉干燥处，防闷热，防潮，防蛀。

石斛 Shihu

始载于《神农本草经》

【来源】为兰科植物金钗石斛、霍山石斛、鼓槌石斛或流苏石斛的栽培品及其同属植物近似种的新鲜或干燥茎。全年均可采收，鲜用者除去根和泥沙；干用者采收后，除去杂质，用开水略烫或烘软，再边搓边烘晒，至叶鞘搓净，干燥。霍山石斛 11 月至翌年 3 月采收，除去叶、根须及泥沙等杂质，洗净，鲜用，或加热除去叶鞘制成干条；或边加热边扭成螺旋状或弹簧状，干燥，称霍山石斛枫斗。

【性味归经】甘，微寒。归胃、肾经。

【功效】益胃生津，滋阴清热。

【应用】

1. 益胃生津。本品甘而微寒，长于滋养胃阴、生津止渴，兼能清胃热，用于热病津伤、口干烦渴、胃阴不足、食少干呕、病后虚热不退等，常与天花粉、鲜地黄、鲜芦根等配伍。

2. 滋阴清热。本品能滋肾阴，兼能降虚火，治阴虚火旺、骨蒸劳热等证，宜与生地黄、枸杞子、黄柏等配伍；治肾阴虚筋骨萎软，常与杜仲、牛膝等配伍；本品亦可补肾明目，常与菟丝子、枸杞子等配伍，如石斛夜兴丸。

【用法用量】煎服，6～12 g，鲜品 15～30 g。

【贮藏】干品置通风干燥处，防潮；鲜品置阴凉潮湿处，防冻。

拓展学习

一、请查找资料，完成补虚药（补气药、补阳药、补血药、补阴药）简表（见表 2－17－1、表 2－17－2、表 2－17－3、表 2－17－4）

表 2－17－1　补气药简表

药名	性味归经	功效	应用	用法用量
刺五加				

续表

药名	性味归经	功效	应用	用法用量
太子参				
白扁豆				
红景天				
蜂蜜				

表 2－17－2　　　　补阳药简表

药名	性味归经	功效	应用	用法用量
巴戟天				
补骨脂				
锁阳				
仙茅				
肉苁蓉				
益智				

续表

药名	性味归经	功效	应用	用法用量
沙苑子				
核桃仁				
紫石英				
海马				
紫河车				
蛤蚧				

表 2－17－3　　补血药简表

药名	性味归经	功效	应用	用法用量
龙眼肉				

表 2－17－4　　补阴药简表

药名	性味归经	功效	应用	用法用量
南沙参				
墨旱莲				
女贞子				
桑椹				

续表

药名	性味归经	功效	应用	用法用量
黑芝麻				
龟甲				
天冬				
鳖甲				
哈蟆油				

二、完成补虚药的总结并画出思维导图

（班级内分组，小组以思维导图形式共同完成对本任务学习的总结。先由各小组成员内部讲解展示，然后各小组选派代表做班级讲解展示。）

目标测验

一、单项选择题

1. 西洋参的功效是（　　）。

A. 大补阳气，补益肺脾　　B. 补气养阴，清热生津　　C. 补益脾肺，养血生津

D. 补气健脾，生津润肺　　E. 补气升阳，益卫固表

2. 党参的功效是（　　）。

A. 大补阳气，补益肺脾　　B. 补气养阴，清热生津　　C. 补益脾肺，养血生津

D. 补气健脾，生津润肺　　E. 补气升阳，益卫固表

3. 善补脾肺之气，然补气之力不及人参，常代替人参治疗脾肺气虚轻证的药物是（　　）。

A. 党参　　B. 白术　　C. 山药

D. 黄芪　　E. 甘草

4. 下列（　　）不是白术的功效。

A. 补脾气　　B. 燥湿　　C. 利尿

D. 益肾阴　　E. 安胎

5. 山药的功效是（　　）。

A. 大补阳气，补益肺脾

B. 补脾养胃，生津益肺，补肾涩精

C. 补益脾肺，养血生津

D. 补气健脾，生津润肺

E. 补气升阳，益卫固表

6. 功效为补肝肾、强筋骨、安胎的药物是（　　）。

A. 杜仲　　B. 仙茅　　C. 桑枝

D. 菟丝子　　E. 巴戟天

7. 药性甘温质润，能补血养血兼以活血，为临床各科补血之要药的是（　　）。

A. 阿胶　　B. 熟地黄　　C. 当归

D. 白芍　　E. 何首乌

8. 功效为补血、活血、调经、止痛、润肠的药物是（　　）。

A. 熟地黄　　B. 当归　　C. 白芍

D. 麦冬　　E. 百合

9. 熟地黄的功效是（　　）。

A. 补血滋阴，益精填髓

B. 养血敛阴，平抑肝阳，柔肝止痛

C. 补血，活血，调经，止痛，润肠

D. 补血止血，滋阴润燥

E. 补益心脾，养血安神

10. 药性甘温，不寒、不燥、不腻，能平补肝肾精血，为滋补良药的是（　　）。

A. 制何首乌　　B. 熟地黄　　C. 当归

D. 阿胶　　E. 生何首乌

11. 麦冬的功效是（　　）。

A. 养阴清肺，益胃生津

B. 养阴润肺，益胃生津，清心除烦

C. 养阴润燥，清肺生津

D. 养阴润肺，清心安神

E. 养阴润燥，生津止渴

12. 功效是益胃生津，养阴清热的药物是（　　）。

A. 百合　　B. 北沙参　　C. 麦冬

D. 石斛　　E. 玉竹

13. 玉竹的功效是（　　）。

A. 益胃生津，养阴清热

B. 益气养阴，健脾润肺益肾

C. 养阴润燥，生津止渴

D. 养阴润肺，清心安神

E. 养阴润燥，清肺生津

14. 既养肺阴，又补肺脾之气，还兼益肾之效的药物是（　　）。

A. 百合　　B. 黄精　　C. 麦冬

D. 石斛　　E. 玉竹

15. 百合的功效是（　　）。

A. 益胃生津，养阴清热

B. 益气养阴，健脾润肺益肾

C. 养阴润燥，生津止渴

D. 养阴润肺，清心安神

E. 养阴润燥，清肺生津

二、多项选择题

1. 人参的主治证是（　　）。

A. 气虚外感风寒　　B. 气津两伤口渴　　C. 肺虚短气喘促

D. 体虚倦怠乏力　　E. 肾虚精亏阳痿

2. 具有健脾功效的药物是（　　）。

A. 茯苓　　B. 薏苡仁　　C. 苍术

D. 白术　　E. 白扁豆

3. 白术与苍术均具有的功效是（　　）。

A. 健脾　　B. 利水　　C. 燥湿

D. 止汗　　E. 祛风湿

4. 黄芪与白术均具有的功效是（　　）。

A. 补肺气　　B. 补脾气　　C. 利水

D. 止汗　　E. 生津

5. 山药归（　　）经。

A. 心　　B. 肺　　C. 脾

D. 肝　　E. 肾

6. 具有益气生津功效的药物是（　　）。

A. 人参　　B. 西洋参　　C. 党参

D. 黄芪　　E. 太子参

7. 甘草与蜂蜜均具有的功效是（　　）。

A. 补脾益气　　B. 缓急止痛　　C. 解毒
D. 润肠　　E. 利水

8. 能补肺阴的药物是（　　）。
A. 西洋参　　B. 山药　　C. 玉竹
D. 麦冬　　E. 百合

9. 能补胃阴的药物是（　　）。
A. 山药　　B. 黄芪　　C. 石斛
D. 黄精　　E. 北沙参

10. 能养心阴的药物是（　　）。
A. 人参　　B. 山药　　C. 麦冬
D. 百合　　E. 黄精

任务十八　收涩药

学习目标

知识目标

1. 掌握收涩药的概念、功效、分类、配伍和用药注意。
2. 掌握常用收涩药的来源、性味归经、功效和临床应用。
3. 熟悉常用收涩药的用法用量和用药注意。
4. 了解常用收涩药的不良反应和贮藏要求。

能力目标

1. 能够正确运用收涩药中药专业知识，具备从事中药饮片调剂、零售、养护等工作的职业能力。
2. 培养收涩药的药学服务专业能力，能够熟练地开展药学服务活动。

任务引入

患者田某，男，56 岁。泄泻 1 年余，症见腹痛尤甚于脐腹，痛则欲便，里急后重，每日排便 10 次左右，大便稀溏兼夹脓血，食少，疲乏无力，日渐消瘦，手足不温，舌淡苔白，脉弦细。

【议一议】

1. 请根据以上案例进行辨证。
2. 该患者可以选用哪类药物进行治疗？
3. 使用该类药物有何注意事项？

相关知识

一、收涩药基本知识

（一）概念

凡能收敛固涩，治疗各种滑脱证的药物，称为收涩药，又称为固涩药。

（二）功效

本类药物味多酸涩，性温或平，主归肺、脾、肾、大肠经。主要功效为固表止汗、敛肺止咳、涩肠止泻、固精缩尿、固崩止带。常用于治疗久病体虚、气虚不固、脏腑功能衰退之自汗、盗汗、久咳虚喘、久泻、久痢、遗精、滑精、遗尿、尿频、崩漏不止等各种滑脱证。

（三）分类

根据性能、功效及主治病证的不同，收涩药可分为固表止汗药、敛肺涩肠药、固精缩尿止带药三类。

（四）配伍

收涩药为治标之品，只能暂时敛其耗散。而滑脱证的根本原因是正气虚弱，故应用时须与相应的补虚药配伍以标本兼顾。

1. 用于气虚自汗、阴虚盗汗，宜固表止汗，当与补气固表药或滋阴除蒸药配伍。

2. 用于肺肾虚损之久咳虚喘，当与补肺益肾纳气药配伍。

3. 用于脾肾阳虚之久泻、久痢，宜涩肠止泻，当与温补脾肾药配伍；用于气虚下陷，当与补气升提药配伍；用于脾胃虚弱，当与补益脾胃药配伍。

4. 用于肾虚之遗精、滑精、遗尿、尿频，当与补肾药配伍。

5. 用于冲任不固，崩漏下血，当与补肝肾固冲任药配伍。

总之，应根据滑脱证的具体证候，寻求根本，适当配伍，标本兼治，才能得到较好的疗效。

（五）用药注意

1. 收涩药性涩易敛邪，使用时应注意“闭门留寇”。

2. 表邪未解之汗出，内有湿热之泻痢、带下等实邪未尽者，当以祛邪为主，不宜使用收涩药。

二、常用收涩药

（一）固表止汗药

本类药物性味多甘平，主归肺、心经，有固表止汗之功。常用于治疗气虚自汗或阴虚盗汗。治自汗当与益气固表药配伍，治盗汗当与滋阴除蒸药配伍，以期标本兼治。

凡实热之邪所致汗出，应以清热祛邪为主，非本类药物所宜。

麻黄根 Mahuanggen

始载于《本草经集注》

【来源】为麻黄科植物草麻黄或中麻黄的干燥根和根茎。秋末采挖，除去残茎、须根和泥沙，干燥。

【性味归经】甘、涩，平。归心、肺经。

【功效】固表止汗。

【应用】

1. 用于自汗。本品入肺经，能实卫分而固腠理，为敛肺固表止汗之要药。治气虚自汗，常与黄芪、浮小麦、牡蛎等配伍，如牡蛎散。

2. 用于盗汗。治阴虚盗汗，常与五味子、当归、生地黄等滋阴补血药配伍；治产后血虚汗出不止，常与黄芪、当归等益气补血药配伍，如麻黄根散。

此外，本品可外用，与蛤粉、牡蛎共研细末，扑于身上，可治各种虚汗证。

【用法用量】煎服，3～9 g。外用适量，研粉撒扑。

【用药注意】有表邪者忌用。

【贮藏】置干燥处。

【知识链接】

麻黄与麻黄根功效

麻黄，味辛、微苦，性温，归肺、膀胱经。有发汗散寒、宣肺平喘、利水消肿之功。常用于治疗风寒感冒、胸闷喘咳、风水浮肿。麻黄长于发汗解表，被称为“发汗解表第一要药”“发汗峻剂”。

麻黄根，味甘、涩，性平，归心、肺经。有固表止汗之功，常用于治疗自汗、盗汗。麻黄根长于敛汗固表，被誉为“止汗之王”。

（二）敛肺涩肠药

本类药物多酸涩收敛，主归肺经或大肠经，有敛肺止咳喘、涩肠止泻之功。常用于治疗肺虚久咳、肺肾两虚之虚喘、脾肾虚寒之久泻久痢。临床运用时须配伍补虚药，如肺气虚，则与补益肺气药配伍；如肾气虚，则与补肾纳气药配伍；如脾肾阳虚，则与温补脾肾药配伍；若气虚下陷，则与补气升提药配伍。

本类药物属敛肺止咳之品，对感受外邪或痰热壅肺之咳喘均不宜使用；属涩肠止泻之品，对湿热泻痢或伤食腹泻均不宜使用。

五味子 Wuweizi

始载于《神农本草经》

【来源】为木兰科植物五味子的干燥成熟果实。习称“北五味子”，秋季果实成熟时采摘，晒干或蒸后晒干，除去果梗和杂质。

【性味归经】酸、甘，温。归肺、心、肾经。

【功效】收敛固涩，益气生津，补肾宁心。

【应用】

1. 用于久咳虚喘。本品上敛肺气，下滋肾阴，为治疗久咳虚喘之要药。治肺虚久咳，可与黄芪、白术等配伍；治肺肾两虚之喘咳，常与山茱萸、山药等配伍，如麦味地黄丸；治寒饮咳喘，需与麻黄、细辛等温肺化饮药配伍，如小青龙汤。

2. 用于气虚滑脱。治自汗、盗汗，可与麻黄根、牡蛎等配伍；治梦遗、滑精、遗尿、尿频，常与桑螵蛸、益智仁、龙骨等配伍；治久泻不止，常与补骨脂、肉豆蔻、吴茱萸等配伍，如四神丸。

3. 用于津伤口渴、内热消渴。本品具有益气生津止渴之功。治热伤气阴，汗多口渴，常与人参、麦冬等配伍，如生脉散；治阴虚内热之消渴，多与山药、天花粉、黄芪等配伍，如玉液汤。

4. 用于心悸、失眠。本品既能补益心肾，又能宁心安神。治阴血亏虚，心神失养或心肾不交之心悸、失眠，常与麦冬、生地黄、酸枣仁等配伍，如天王补心丹。

【用法用量】煎服，2 ~6 g。

【用药注意】表邪未解、内有实热、咳嗽初起、麻疹初期者，均不宜用。

【贮藏】置通风干燥处，防霉。

【知识链接】

南五味子

南五味子为木兰科植物华中五味子的干燥成熟果实。秋季果实成熟时采摘，晒干，除去果梗和杂质。饮片呈球形或扁球形，直径 4 ~6 mm。表面棕红色至暗棕色，干瘪，皱缩，果肉常紧贴于种子上。种子 1 ~2 粒，肾形，表面棕黄色，有光泽，种皮薄而脆，果肉气微，味微酸。南五味子的性味归经、功效、应用、用法用量与五味子相同。

乌梅 Wumei

始载于《神农本草经》

【来源】为蔷薇科植物梅的干燥近成熟果实。夏季果实近成熟时采收，低温烘干，闷至变黑。

【性味归经】酸、涩，平。归肝、脾、肺、大肠经。

【功效】敛肺，涩肠，生津，安蛔。

【应用】

1. 用于肺虚久咳。本品敛肺止咳，适宜于肺虚久咳少痰或干咳无痰之证，单用或配伍罂粟壳、苦杏仁等。

2. 用于久泻久痢。本品能涩肠止泻痢，可用于脾虚久泻、久痢或大肠滑泻不止甚至脱肛不收。治湿热泻痢、大便脓血，可与黄连、黄柏等清热燥湿药配伍。

3. 用于虚热消渴。本品味酸能生津止渴，治虚热消渴，可单用或配伍天花粉、麦冬等。

4. 用于蛔厥腹痛、呕吐。本品药味甚酸，“蛔得酸则伏”，具有良好的安蛔止痛作用。治蛔虫所致的腹痛、呕吐，常与细辛、花椒、黄连等配伍，共奏安蛔止痛之效，如乌梅丸。

5. 用于便血、崩漏。本品炒炭能收敛止血，治便血或崩漏，单用或配伍海螵蛸、地榆炭等。

【用法用量】煎服，6 ~ 12 g，大剂量可用至 30 g。外用适量，捣烂或炒炭研末外敷。止泻止血者宜炒炭用。

【用药注意】外有表邪或内有实热积滞者均不宜用。

【贮藏】置阴凉干燥处，防潮。

诃子 Hezi

始载于《药性论》

【来源】为使君子科植物诃子或绒毛诃子的干燥成熟果实。秋、冬二季果实成熟时采收，除去杂质，晒干。

【性味归经】苦、酸、涩，平。归肺、大肠经。

【功效】涩肠止泻，敛肺止咳，降火利咽。

【应用】

1. 用于久泻久痢、脱肛。本品酸涩收敛，归大肠经，能涩肠止泻，为治疗久泻久痢之常用药物。治虚寒性久泻久痢，常配伍干姜、罂粟壳、陈皮等，如诃子皮散；治泻痢日久，中气下陷之脱肛，常配伍升麻、黄芪等益气升阳药。

2. 用于久咳、失音。本品味苦清降，入肺经，治肺虚，气阴耗伤之久咳、声音嘶哑，配伍人参、五味子等补气敛肺药；治痰热郁肺，久咳失音，可配伍桔梗、甘草。

3. 用于咽痛。治肺热所致咽喉肿痛不适，可配伍清热解毒、利咽之品。

【用法用量】煎服，3 ~ 10 g。涩肠止泻宜煨用，敛肺清热、利咽开音宜生用。

【用药注意】凡外有表邪、内有湿热积滞者忌用。

【贮藏】置干燥处。

五倍子 Wubeizi

始载于《本草拾遗》

【来源】为漆树科植物盐肤木、青麸杨或红麸杨叶上的虫瘿，主要由五倍子蚜寄生而形成。秋季采摘，置沸水中略煮或蒸至表面呈灰色，杀死蚜虫，取出，干燥。按外形不同，分为“肚倍”和“角倍”。

【性味归经】酸、涩，寒。归肺、大肠、肾经。

【功效】敛肺降火，涩肠止泻，敛汗，止血，收湿敛疮。

【应用】

1. 用于咳嗽、咯血。本品酸涩收敛，寒而清泄。治肺热咳嗽，可与黄芩、浙贝母配伍清热降火化痰；治热灼肺络之咳嗽咯血，可配伍藕节、白及等凉血止血药；治肺虚久咳，可配伍五味子、罂粟壳等。

2. 用于久泻久痢。本品酸涩入大肠，能涩肠止泻。治久泻久痢，可配伍五味子、赤石脂等。

3. 用于遗精、滑精。本品能收涩固精止遗。治肾虚精关不固之遗精、滑精，可配伍桑螵蛸、覆盆子、益智仁等。

4. 用于自汗、盗汗。本品有敛肺止汗之功，可单用或入复方，内服外用均可，宜研末水调敷脐部。

5. 用于崩漏、便血痔血。本品收敛止血力较强。治崩漏，可单用，或与血余炭、棕榈炭等同用；治便血痔血，可配伍地榆、槐花，或熏洗并坐浴。

6. 用于湿疮肿毒。本品外用有收湿敛疮之功，治疮疖肿毒、湿疮流水、溃疡不敛等，可单用或配伍枯矾研末外敷或煎汤熏洗。

【用法用量】煎服，3～6 g；入丸散，每次 1～1.5 g。外用适量。

【用药注意】湿热泻痢者忌用。

【贮藏】置通风干燥处，防压。

罂粟壳 Yingsuqiao

始载于《开宝本草》

【来源】为罂粟科植物罂粟的干燥成熟果壳。秋季将成熟果实或已割取浆汁后的成熟果实摘下，破开，除去种子和枝梗，干燥。

【性味归经】酸、涩，平，有毒。归肺、大肠、肾经。

【功效】敛肺，涩肠，止痛。

【应用】

1. 用于肺虚久咳。本品酸涩收敛，入肺经，敛肺止咳之力较强。治肺虚久咳，可单用蜜炙为丸，也可配伍乌梅，如小百劳散。

2. 用于久泻久痢。本品能固肠道、涩滑脱，为“涩肠止泻之圣药”。治脾虚久泻不止，可配伍陈皮、砂仁等，如罂粟散；若脾肾两虚之久泻，可配伍乌梅、肉豆蔻等，如真人养脏汤。

3. 用于心腹及筋骨诸痛。本品有麻醉止痛作用，可用于胃痛、腹痛、筋骨疼痛，单用或配入复方中使用。

【用法用量】煎服，3～6 g；或入丸散。止咳蜜炙用，止痛醋炒用。

【用药注意】本品易成瘾，不宜常服；咳嗽或泻痢初起邪实者忌用；孕妇及儿童禁用；运动员慎用。

【贮藏】置干燥处，防蛀。

肉豆蔻 Roudoukou

始载于《药性论》

【来源】为肉豆蔻科植物肉豆蔻的干燥种仁。

【性味归经】辛，温。归脾、胃、大肠经。

【功效】温中行气，涩肠止泻。

【应用】

1. 用于虚寒泻痢。本品辛温能暖脾胃，固肠止泻，为治虚寒性久泻之要药。治脾胃虚寒之久泻，常配伍干姜、白术、肉桂等温中健脾药；治脾肾阳虚，五更泄泻，配伍补骨脂、吴茱萸、五味子，即四神丸。

2. 用于虚寒气滞腹胀。本品入脾经，善温脾开胃、行气宽中，治中焦虚寒之脘腹胀痛、食少呕吐，常配伍木香、半夏、干姜等。

【用法用量】煎服，3～10 g；入丸散服，每次 0.5～1 g。内服须煨熟去油。

【用药注意】湿热泻痢者忌用。

【贮藏】置阴凉干燥处，防蛀。

赤石脂 Chishizhi

始载于《神农本草经》

【来源】为硅酸盐类矿物多水高岭石族多水高岭石，主含四水硅酸铝［$Al_4(Si_4O_{10})(OH)_8 \cdot 4H_2O$］。采挖后，除去杂石。

【性味归经】甘、酸、涩，温。归大肠、胃经。

【功效】涩肠，止血，生肌敛疮。

【应用】

1. 用于久泻、久痢。本品甘温而涩，能温里涩肠固脱，常与禹余粮相须为用，或与温中散寒补虚之干姜、粳米同用，如桃花汤。

2. 用于崩漏带下、便血。本品有固崩止带、收敛止血的作用，治妇女崩漏下血，常配伍海螵蛸、侧柏叶等收敛止血药，如滋血汤；治妇女肾虚赤白带下，可与鹿角霜、芡实等温肾止带药同用；治血痔出血，可与白矾、龙骨等配伍，以增强收敛止血之效，如赤石脂丸。

3. 用于疮疡久溃。本品外用能收湿敛疮、生肌收口。治疮疡不敛、湿疹、湿疮，可与龙骨、炉甘石、血竭等研末，撒敷患处。

【用法用量】煎服，9～12 g，先煎。外用适量，研末敷患处。

【用药注意】湿热积滞泻痢者忌服；孕妇慎用。

【贮藏】置干燥处，防潮。

（三）固精缩尿止带药

本类药物多酸涩收敛，主归肾、膀胱经。有固精、缩尿、止带之功。部分药物性温味甘兼有补肾之功。常用于治疗肾虚不固之遗精、滑精、遗尿、尿频及带下清稀等，临床运用时常与补肾药配伍，以期标本兼治。

本类药物酸涩收敛，湿热下注之遗精、尿频等不宜使用。

山茱萸 Shanzhuyu

始载于《神农本草经》

【来源】为山茱萸科植物山茱萸的干燥成熟果肉。秋末冬初果皮变红时采收果实，用文火烘或置沸水中略烫后，及时除去果核，干燥。

【性味归经】酸、涩，微温。归肝、肾经。

【功效】补益肝肾，收涩固脱。

【应用】

1. 用于肝肾亏虚。本品既能益精，又可助阳，为平补阴阳之要药。治肝肾亏虚之眩晕耳鸣、腰膝酸痛，常与熟地黄、山药等配伍，如六味地黄丸；治肾虚阳痿，多与鹿茸、补骨脂、淫羊藿等配伍。

2. 用于体虚滑脱。本品能固精缩尿，为固精止遗之要药。治肾虚精关不固之遗精、滑精，常与熟地黄、山药等配伍，如肾气丸；治肾虚膀胱失约之遗尿、尿频，常与覆盆子、金樱子、桑螵蛸等配伍；治妇女肝肾亏损，冲任不固之崩漏、月经过多，或带下不止，常与熟地黄、当归等配伍，如加味四物汤；治久病虚脱，大汗不止，常与人参、附子、龙骨等配伍。

此外，本品亦治内热消渴，常与生地黄、天花粉等配伍。

【用法用量】煎服，6 ~ 12 g。

【用药注意】湿热下注之小便淋涩者，不宜应用。

【贮藏】置干燥处，防蛀。

覆盆子 Fupenzi

始载于《名医别录》

【来源】为蔷薇科植物华东覆盆子的干燥果实。夏初果实由绿变绿黄时采收，除去梗、叶，置沸水中略烫或略蒸，取出，干燥。

【性味归经】甘、酸，温。归肝、肾、膀胱经。

【功效】益肾固精缩尿，养肝明目。

【应用】

1. 用于体虚滑脱。本品既能固精缩尿，又能补肝肾，有标本兼顾之功。治肾虚不固之遗精滑精、阳痿早泄，常与枸杞子、五味子、菟丝子、益智等配伍，如五子衍宗丸；治遗尿、尿频，常与桑螵蛸、益智等配伍。

2. 用于目暗昏花。本品补益肝肾而明目，治肝肾不足之目暗昏花，可单用久服，或与菟丝子、沙苑子、枸杞子等配伍。

【用法用量】煎服，6 ~ 12 g。

【用药注意】肾虚有火，小便短涩者慎用。

【贮藏】置干燥处。

桑螵蛸 Sangpiaoxiao

始载于《神农本草经》

【来源】为螳螂科昆虫大刀螂、小刀螂或巨斧螳螂的干燥卵鞘。分别习称“团螵蛸”“长螵蛸”及“黑螵蛸”。深秋至次春收集，除去杂质，蒸至虫卵死后，干燥。

【性味归经】甘、咸，平。归肝、肾经。

【功效】固精缩尿，补肾助阳。

【应用】

1. 用于遗精滑精、尿频遗尿、小便白浊。本品能补肾阳、固精缩尿，常配伍覆盆子治疗肾虚不固所致尿频遗尿、遗精滑精；治小儿遗尿，可单用也可配伍应用；治心神恍惚、尿频、小便白浊，可配伍远志、龙骨、石菖蒲等补肾固涩、养心安神药。

2. 用于阳痿。本品有补肾助阳之功，常配伍淫羊藿、巴戟天、鹿茸等补肾壮阳药。

【用法用量】煎服，5～10 g。

【用药注意】阴虚火旺，膀胱有热而小便频数者忌用。

【贮藏】置通风干燥处，防蛀。

海螵蛸 Haipiaoxiao

始载于《神农本草经》

【来源】为乌贼科动物无针乌贼或金乌贼的干燥内壳。收集乌贼鱼的骨状内壳，洗净，干燥。

【性味归经】咸、涩，温。归脾、肾经。

【功效】收敛止血，涩精止带，制酸止痛，收湿敛疮。

【应用】

1. 用于崩漏、吐血、便血及外伤出血。本品固涩力强，善入血分，治崩漏下血，常配伍茜草、五倍子；治肺胃出血及便血，常配伍白及等分为末服，如乌及散；治外伤出血，可以本品单用研末外用。

2. 用于遗精、带下。本品温涩收敛，能固精止带。治肾虚之遗精滑精，常配伍菟丝子、沙苑子等；治肾虚带脉失约之带下量多清稀，常配伍山药、芡实等；治带下赤白，常配伍白芷、血余炭等，如白芷散。

3. 用于胃痛吐酸。本品味咸而涩，能制酸止痛，治胃脘痛胃酸过多，常配伍白及、延胡索等。

4. 用于湿疮、湿疹、溃疡不敛等。本品外用能收湿敛疮。治湿疮、湿疹，常配伍黄柏、煅石膏等研末外用；治溃疡多脓，久不愈合，可单用，或配煅石膏、枯矾、冰片等研末外敷。

【用法用量】煎服，5～10 g。外用适量，研末敷患处。

【用药注意】本品性温，故阴虚多热者不宜用。

【贮藏】置干燥处。

金樱子 Jinyingzi

始载于《蜀本草》

【来源】为蔷薇科植物金樱子的干燥成熟果实。10—11 月果实成熟变红时采收，干燥，除去毛刺。

【性味归经】酸、甘、涩，平。归肾、膀胱、大肠经。

【功效】固精缩尿，固崩止带，涩肠止泻。

【应用】

1. 用于遗精滑精、遗尿尿频。本品功专固涩收敛，治肾虚精关不固之遗精滑精、膀胱失约之遗尿尿频，常配伍菟丝子、补骨脂等。

2. 用于崩漏带下。本品治肾虚带脉失约之带下量多清稀，可配伍芡实、菟丝子等；也可用于脱肛、子宫脱垂等证。

3. 用于久泻久痢。本品能涩肠止泻，用于脾虚之久泻久痢，可单用或与罂粟壳、芡实等同用。

【用法用量】煎服，6 ~ 12 g。

【用药注意】本品功专收涩，有实火、邪实者不宜使用。

【贮藏】置通风干燥处，防蛀。

莲子 Lianzi

始载于《神农本草经》

【来源】为睡莲科植物莲的干燥成熟种子。秋季果实成熟时采割莲房，取出果实，除去果皮，干燥，或除去莲子心后干燥。

【性味归经】甘、涩，平。归脾、肾、心经。

【功效】补脾止泻，止带，益肾涩精，养心安神。

【应用】

1. 用于脾虚泄泻。本品既可补益脾气，又能涩肠止泻。治脾虚久泻、食欲不振，常与党参、茯苓、白术等配伍，如参苓白术散。

2. 用于遗精、带下。治肾虚精关不固之遗精、滑精，常与芡实、龙骨等配伍，如金锁固精丸；治脾虚湿盛之带下清稀，色白量多，常与茯苓、白术等配伍。

3. 用于心悸、失眠。本品交通心肾而有安神之功，治心肾不交之虚烦、心悸、失眠，常与酸枣仁、茯神、远志等配伍。

【用法用量】煎服，6 ~ 15 g。

【用药注意】大便燥结者不宜使用。

【贮藏】置干燥处，防蛀。

【知识链接】

附药：莲须、莲房、莲子心、荷叶

莲须为莲的干燥雄蕊。味甘、涩，性平。有固肾涩精之功。常用于治疗遗精、滑精、带下、尿频。

莲房为莲的干燥成熟花托。味苦、涩，性温。有化瘀止血之功。常用于治疗崩漏、尿血、痔疮出血、产后瘀阻、恶露不尽。一般炒炭用。

莲子心为莲的成熟种子中的干燥幼叶及胚根。味苦，性寒。有清心安神、交通心肾、涩精止血之功。常用于治疗热入心包之神昏谵语、心肾不交之失眠遗精、血热吐血。

荷叶为莲的干燥叶片。味苦，性平。有清暑化湿、升发清阳、凉血止血之功。主治暑热烦渴、暑湿泄泻、脾虚泄泻、血热吐衄、便血崩漏。荷叶炭收涩化瘀止血，常用于治疗出血证和产后血晕。

芡实 Qianshi

始载于《神农本草经》

【来源】为睡莲科植物芡的干燥成熟种仁。秋末冬初采收成熟果实，除去果皮，取出种子，洗净，再除去硬壳（外种皮），晒干。

【性味归经】甘、涩，平。归脾、肾经。

【功效】益肾固精，补脾止泻，除湿止带。

【应用】

1. 用于遗精滑精、遗尿尿频。本品能益肾固精，治肾虚精关不固之腰膝酸软、遗精滑精，常与金樱子相须为用，如水陆二仙丹；治肾虚膀胱失约之遗尿、尿频，常与菟丝子、益智、桑螵蛸等配伍。

2. 用于脾虚久泻。本品既能健脾除湿，又能收敛止泻。治脾虚湿盛，久泻不愈，常与党参、白术、茯苓等配伍。

3. 用于白浊、带下。本品能益肾健脾、收敛止带，为治疗带下证之佳品。治脾肾两虚之带下清稀，常与党参、白术、山药等配伍；治湿热带下，则与清热利湿之黄柏、车前子等配伍，如易黄汤。

【用法用量】煎服，9 ~ 15 g。

【贮藏】置通风干燥处，防蛀。

【知识链接】

莲子芡实粥

主料：莲子（去心）100 g，芡实 100 g，鲜荷叶 50 g，糯米 50 g。

做法：

第一步，将糯米、芡实淘洗干净，冷水浸泡两三个小时，捞出，沥干水分。

第二步，将莲子洗净，冷水浸泡至回软，除去莲心。

第三步，锅中加入约 2 000 mL 冷水，将莲子、芡实、糯米放入水中，旺火烧沸。

第四步，沸后改用小火熬煮成粥，放入冰糖后再稍焖片刻，即可。

药用价值：可用于治疗脾肾两虚之带下证，症见白带清稀量多，终日淋漓不断，腰酸如折，小腹冷痛，苔薄白，脉沉迟。

拓展学习

一、请查找资料，完成收涩药（固表止汗药、敛肺涩肠药、固精缩尿止带药）简表（见表 2－18－1、表 2－18－2、表 2－18－3）

表 2－18－1　固表止汗药简表

药名	性味归经	功效	主治	用法用量
浮小麦				

表 2－18－2　敛肺涩肠药简表

药名	性味归经	功效	主治	用法用量
石榴皮				
禹余粮				

表 2－18－3　固精缩尿止带药简表

药名	性味归经	功效	主治	用法用量
椿皮				
鸡冠花				

二、完成收涩药的总结并画出思维导图

（班级内分组，小组以思维导图形式共同完成对本任务学习的总结。先由各小组成员内部讲解展示，然后各小组选派代表做班级讲解展示。）

目标测验

一、单项选择题

1. 表邪未解之汗出，内有湿热之泻痢、带下等实邪未尽者，当以祛邪为主，不宜使用（　　）。

A. 止泻药　　B. 调经药　　C. 止血药
D. 开窍药　　E. 收涩药

2. 治滑脱证时，收涩药常与（　　）配伍。

A. 补虚药　　B. 理气药　　C. 清热药
D. 活血祛瘀药　　E. 利水渗湿药

3. 覆盆子除能益肾固精外，还能（　　）。

A. 止血　　B. 止泻　　C. 清热燥湿
D. 止痛　　E. 明目

4. 治气虚自汗、骨蒸劳热的药物是（　　）。

A. 金樱子　　B. 乌梅　　C. 麻黄根
D. 浮小麦　　E. 赤石脂

5. 治肺虚久嗽、久咳失音的药物是（　　）。

A. 诃子　　B. 麻黄根　　C. 覆盆子
D. 五味子　　E. 莲子

6. 能涩肠止泻、温中行气的药物是（　　）。

A. 麻黄根　　B. 肉豆蔻　　C. 五味子
D. 芡实　　E. 罂粟壳

7. 能补肾助阳、固精缩尿的药物是（　　）。

A. 五倍子　　B. 石榴皮　　C. 桑螵蛸
D. 海螵蛸　　E. 诃子

8. 为治疗蛔厥腹痛之要药的是（　　）。

A. 桑螵蛸　　B. 金樱子　　C. 五味子
D. 椿皮　　E. 乌梅

9. 既能涩肠止泻，又能敛肺利咽的药物是（　　）。

A. 射干　　B. 罂粟壳　　C. 莲子
D. 诃子　　E. 桔梗

10. 内服涩肠止泻，外用收湿敛疮的药物是（　　）。

A. 赤石脂　　B. 石榴皮　　C. 椿皮

D. 金樱子　　E. 肉豆蔻

11. 金樱子的功效为（　　）。

A. 益气，除热止汗

B. 敛肺降火，涩肠固精，敛汗止血，收湿敛疮

C. 固精缩尿，涩肠止泻，固崩止带

D. 收敛止汗

E. 敛肺，涩肠，止痛

12. 五倍子的功效为（　　）。

A. 敛肺降火，涩肠固精，敛汗止血，收湿敛疮

B. 收敛止汗

C. 敛肺，涩肠，止痛

D. 固精缩尿，涩肠止泻，固崩止带

E. 益气，除热止汗

13. 罂粟壳的功效为（　　）。

A. 收敛止汗

B. 敛肺，涩肠，止痛

C. 固精缩尿，涩肠止泻，固崩止带

D. 敛肺降火，涩肠固精，敛汗止血，收湿敛疮

E. 益气，除热止汗

14. 麻黄根的功效为（　　）。

A. 敛肺，涩肠，止痛

B. 敛肺降火，涩肠固精，敛汗止血，收湿敛疮

C. 收敛止汗

D. 益气，除热止汗

E. 固精缩尿，涩肠止泻，固崩止带

15. 诃子的功效为（　　）。

A. 敛肺滋肾，生津敛汗，涩精止泻，宁心安神

B. 收敛止血，固精止带，制酸止痛，收湿敛疮

C. 涩肠，敛肺，下气，利咽

D. 补益肝肾，收敛固涩

E. 补肾助阳，固精缩尿

16. 桑螵蛸的功效为（　　）。

A. 补肾助阳，固精缩尿

B. 收敛止血，固精止带，制酸止痛，收湿敛疮
C. 涩肠，敛肺，下气，利咽
D. 敛肺滋肾，生津敛汗，涩精止泻，宁心安神
E. 补益肝肾，收敛固涩
17. 石榴皮的功效为（　　）。
A. 益肾，固精，缩尿，明目
B. 涩肠止泻，杀虫
C. 补脾祛湿，益肾固精
D. 固精缩尿，涩肠止泻，固崩止带
E. 涩肠止泻，温中行气

二、综合分析题

某男，70 岁，患咳喘 20 余年。动则气喘自汗乏力，时发心悸，多梦，口渴，舌质淡红少苔。证属肺肾不足、心神失养。

1. 该患者宜选用的药物是（　　）。

A. 五味子　　B. 金樱子　　C. 浮小麦
D. 山茱萸　　E. 芡实

2. 以下不属于该药物功效的是（　　）。

A. 敛疮　　B. 固涩　　C. 益气
D. 生津　　E. 宁心

任务十九　涌吐药

学习目标

知识目标

1. 掌握涌吐药的概念、功效和用药注意。
2. 掌握常用涌吐药的来源、性味归经、功效和临床应用。
3. 熟悉常用涌吐药的用法用量和用药注意。
4. 了解常用涌吐药的不良反应和贮藏要求。

能力目标

1. 能够正确运用涌吐药中药专业知识，具备从事中药饮片调剂、零售、养护等工作的职业能力。
2. 培养涌吐药的药学服务专业能力，能够熟练地开展药学服务活动。

任务引入

患儿小王误食发霉的面包，告诉其父母后，小王父亲用鸡毛探喉为小王催吐，然后煎煮常山，汤液让小王服下。

【议一议】

小王父亲的做法是否合适？他使用常山煎汤的目的是什么？

相关知识

一、涌吐药基本知识

（一）概念

凡以促使呕吐为主要功效，常用以治疗毒物、宿食、痰涎等停滞在胃脘或胸膈以上所致病证的药物，称为涌吐药，又称为催吐药。

（二）功效

涌吐药味多酸苦，性寒凉，具有涌吐毒物、宿食、痰涎的作用。主要用于误食毒物，停留于胃，尚未吸收；或宿食停滞不化，尚未入肠，胃脘胀痛；或痰涎壅盛，阻于胸膈或咽喉，呼吸喘促；以及痰浊上蒙清窍所致癫痫发狂等。涌吐药的运用，属于“八法”（汗法、吐法、下法、和法、温法、清法、消法、补法）中的吐法，旨在因势利导，祛邪外出，以达到治疗疾病的目的。

涌吐药作用强烈，大多有毒，易伤胃损正气，故只适用于体壮而邪实者。年老体弱者、小儿、妇女胎前产后及失血、头晕、心悸、劳嗽喘咳者，均应忌用。

（三）用药注意

使用涌吐药时，应注意用法用量。一般宜小量渐增，以防中毒或涌吐太过；且服药后宜多饮热开水，以助药力，或用翎毛探喉以助涌吐；若呕吐不止，应当立即停药，并积极采取措施，及时抢救。

涌吐药只宜暂投，中病即止，不可连服、久服。吐后当休息，不宜马上进食，待胃肠功能恢复后，再食流食或易消化食物，以养胃气。忌食油腻辛辣及不易消化之物。

本类药物毒性较大，作用峻猛，服药后患者反应强烈，故现代临床已很少使用。

二、常用涌吐药

常山 Changshan

始载于《神农本草经》

【来源】为虎耳草科植物常山的干燥根。秋季采挖，除去须根，洗净，晒干。

【性味归经】苦、辛，寒；有毒。归肺、心、肝经。

【功效】涌吐痰涎，截疟。

【应用】

1. 涌吐痰涎。本品辛开苦泄，其性上行，能引吐胸中痰饮，适用于痰饮停聚，胸膈壅塞，不欲饮食，欲吐而不能吐者。常配甘草同用，水煎和蜜温服。

2. 截疟。用于痰湿内蕴，疟邪内伏的多种疟疾。本品苦燥痰湿，善祛痰截疟，且截疟力强，为治疟之要药，常与厚朴、草果等同用，如截疟七宝饮。

【用法用量】煎服，5～9 g。治疗疟疾宜在寒热发作前 2 h 服用。

【用药注意】本品有催吐副作用，用量不宜过大；孕妇慎用。

【贮藏】置通风干燥处。

拓展学习

一、请查找资料，完成涌吐药简表（见表 2－19－1）

表 2－19－1　涌吐药简表

药名	性味归经	功效	应用	用法用量
胆矾				

二、完成涌吐药的总结并画出思维导图

（班级内分组，小组以思维导图形式共同完成对本任务学习的总结。先由各小组成员内部讲解展示，然后各小组选派代表做班级讲解展示。）

目标测验

单项选择题

1. 具有涌吐痰涎、截疟功效的药物是（　　）。

A. 常山　　B. 瓜蒂　　C. 胆矾

D. 桂枝　　E. 青蒿

2. 常山在治疗疟疾时的服用方法是（　　）。

A. 冷服　　B. 热服　　C. 空腹服

D. 寒热发作前 2 h 服　　E. 睡前服

3. 属于孕妇慎用的药物是（　　）。

A. 常山　　B. 麻黄　　C. 太子参

D. 黄芩　　E. 黄芪

4. 常山为（　　）植物常山的干燥根。

A. 五加科　　B. 三百草科　　C. 虎耳草科

D. 毛茛科　　E. 唇形科

5. 常山的毒性为（　　）。

A. 有小毒　　B. 有大毒　　C. 有毒

D. 有剧毒　　E. 无毒

6. 常山煎服时，用量为（　　）。

A. 0.1 ~0.3 g　　B. 1 ~3 g　　C. 0.5 ~0.9 g

D. 5 ~9 g　　E. 9 ~12 g

任务二十　外用药

学习目标

知识目标

1. 掌握外用药的概念、功效、分类和用药注意。
2. 掌握常用外用药的来源、性味归经、功效和临床应用。
3. 熟悉常用外用药的用法用量和用药注意。
4. 了解常用外用药的不良反应和贮藏要求。

能力目标

1. 能够正确运用外用药中药专业知识，具备从事中药饮片调剂、零售、养护等工作的职业能力。

2. 培养外用药的药学服务专业能力，能够熟练地开展药学服务活动。

任务引入

患者王某，女，52 岁，体胖，环卫工人。正值夏季，其腋窝、颈部、胸部开始出现红斑，继之出现密集排列的针头大小丘疹，周围绕以红晕，并伴有瘙痒、灼热感。

【议一议】

1. 该患者为何在夏季出现上述斑疹？

2. 该患者可以选用本任务中哪些中药？

相关知识

一、外用药基本知识

（一）概念

凡能杀虫止痒、消肿散结、化腐排脓、生肌敛疮，治疗体表或某些黏膜部位病证的药物，称为外用药。

（二）功效

本类药物部分归肝、肺、胃经，有些难以定其归经。主要功效为杀虫燥湿止痒、消肿敛疮生肌，部分药物还有解毒、拔毒、祛风、截疟等作用。

本类药物常用于治疗痈疽疮疖、疥癣、创伤、蛇虫咬伤、五官疾患等，因病位及表现不同，用药形式多样，如膏贴、熏洗、涂搽、滴鼻、滴耳、点眼等，另有部分药物视证情需要，内服使用。

（三）分类

根据性能、功效及主治病证的不同，外用药可分为杀虫燥湿止痒药和拔毒消肿敛疮药两类。

杀虫燥湿止痒药常见的药物有雄黄、硫黄、轻粉、白矾、蛇床子、蜂房、铅丹、土荆皮等；拔毒消肿敛疮药常见的药物有斑蝥、蟾酥、马钱子、升药、炉甘石、砒石、毛茛等。

（四）用药注意

1. 本类药物多有毒，外用应该慎用，严格按照剂量，不能过量使用，也不能大面积涂敷，以免过量吸收中毒，应中病即止。

2. 有毒药物应严格遵守炮制方法、制剂原则，以确保用药安全。

3. 可内服的药，宜制丸散后服用。

二、常用外用药

雄黄 Xionghuang

始载于《神农本草经》

【来源】为硫化物类矿物雄黄族雄黄，主含二硫化二砷（As_2S_2）。采挖后，除去杂质。

【性味归经】辛，温；有毒。归肝、大肠经。

【功效】解毒杀虫，燥湿祛痰，截疟。

【应用】

1. 用于痈肿疔疮、湿疹疥癣、蛇虫咬伤。雄黄温燥有毒，可以毒攻毒而解毒杀虫疗疮。治蛇虫咬伤，轻者单用本品香油调涂患处；重者内外兼施，常与五灵脂共为细末，酒调灌服，并外敷。

2. 用于虫积腹痛。治虫积腹痛，常与牵牛子、槟榔等配伍，如牵牛丸；治蛲虫肛门瘙痒，常与蛇床子、冰片等配伍，制膏外涂。

【用法用量】内服，0.05～0.1 g，入丸散用。外用适量，熏涂患处。

【用药注意】本品有毒，内服宜慎；不可久服；孕妇禁用；外用不宜大面积涂敷及长期持续使用；因煅后生成剧毒物质，切忌火煅。

【贮藏】置干燥处，密闭。

炉甘石 Luganshi

始载于《本草品汇精要》

【来源】为碳酸盐类矿物方解石族菱锌矿，主含碳酸锌（$ZnCO_3$）。采挖后，洗净，晒干，除去杂石。

【性味归经】甘，平。归肝、脾经。

【功效】解毒明目退翳，收湿止痒敛疮。

【应用】

1. 用于目赤肿痛、睑弦赤烂、翳膜遮睛、胬肉攀睛。本品甘平无毒，可解毒明目退翳、收湿止痒，为眼科外用常用药。治目赤暴肿，常与玄明粉各等分为末点眼，如神应散；治风眼流泪，常与海螵蛸、冰片为细末点眼，如止泪散；治眼眶破烂，畏日羞明，常与黄连、冰片等配伍，如黄连炉甘石散。

2. 用于溃疡不敛、脓水淋漓、湿疮瘙痒。本品有生肌敛疮、收湿止痒、解毒诸功效。常与煅石膏、龙骨、青黛、黄连等配伍，以提高药效。治疮疡不敛，常与龙骨配伍，研极细末，涂抹患处，如平肌散。

【用法用量】外用适量，水飞点眼、吹喉。一般不内服。

【用药注意】宜炮制后使用。

【贮藏】置干燥处。

【知识链接】

炉甘石洗剂

炉甘石洗剂主要成分为炉甘石、氧化锌和甘油，是一种皮肤科的外用制剂，为淡红色混悬液。常用于治疗各种急性瘙痒性皮肤病，如湿疹、痱子等。其使用相对安全，因此在临床上应用非常广泛。

蛇床子 Shechuangzi

始载于《神农本草经》

【来源】为伞形科植物蛇床的干燥成熟果实。夏、秋二季果实成熟时采收，除去杂质，晒干。

【性味归经】辛、苦，温；有小毒。归肾经。

【功效】燥湿祛风，杀虫止痒，温肾壮阳。

【应用】

1. 用于阴部湿痒、湿疹、疥癣。本品辛苦温燥，有杀虫止痒、燥湿诸作用，为皮肤病及妇科病常用药，且较多外用。治阴部瘙痒，常与白矾煎汤频洗，现临床治滴虫性阴道炎较常用。《千金要方》则单用本品研粉，猪脂调之外涂，治疗疥癣瘙痒。

2. 用于寒湿带下、湿痹腰痛。本品性温热可助阳散寒，辛苦又具燥湿祛风之功。治带下、腰痛，尤宜于寒湿兼肾虚所致者，常与山药、杜仲、牛膝等配伍。

3. 用于肾虚阳痿、宫冷不孕。本品温肾壮阳之功亦佳，治阳痿无子，可与当归、淫羊藿等配伍，如赞育丹。

【用法用量】煎服，3～10 g。外用适量，多煎汤熏洗，或研末调敷。

【贮藏】置干燥处。

硫黄 Liuhuang

始载于《神农本草经》

【来源】为自然元素类矿物硫族自然硫，采挖后，加热熔化，除去杂质；或用含硫矿物经加工制得。

【性味归经】酸，温；有毒。归肾、大肠经。

【功效】外用解毒杀虫疗疮，内服补火助阳通便。

【应用】

1. 外用治疥癣、秃疮、阴疽恶疮。本品性温而燥，有解毒杀虫、燥湿止痒诸功效，为治疗疥疮之要药。治疥疮瘙痒，单用或配伍使用，如硫黄软膏；治顽癣瘙痒，可与轻粉、斑蝥、冰片配伍，用香油、面粉调敷患处；治湿疹瘙痒，可与燥湿止痒药同用。

2. 内服治阳痿、虚喘冷哮、虚寒便秘。硫黄乃纯阳之品，入肾大补命门火而助元阳，可治肾阳衰微，下元虚冷诸证。治腰冷膝弱、失精遗溺等，可单用，如金液丹；治肾虚阳痿，常与鹿茸、补骨脂、蛇床子等配伍；治虚寒便秘，常与半夏配伍。

【用法用量】外用适量，研末油调涂敷患处。内服1.5～3 g，炮制后入丸散服。

【用药注意】孕妇慎用。不宜与芒硝、玄明粉同用。

【贮藏】置干燥处，防火。

白矾 Baifan

始载于《神农本草经》

【来源】为硫酸盐类矿物明矾石族明矾石经加工提炼制成。主含含水硫酸铝钾［$KAl(SO_4)_2 \cdot 12H_2O$］。

【性味归经】酸、涩，寒。归肺、脾、肝、大肠经。

【功效】外用解毒杀虫，燥湿止痒；内服止血止泻，祛除风痰。

【应用】

1. 外用治湿疹、疥癣。本品性燥酸涩而善收湿止痒，尤宜治疮面湿烂或瘙痒。治疥疮，常与硫黄、蛇床子、黄连等共为散，局部调涂，如白矾散；治痈疽，常与芒硝研末外用。

2. 用于便血、崩漏。本品性涩，能入肝经血分，有收敛止血作用，可治多种出血证。治衄血不止，以枯矾研末吹鼻；治崩漏，常与五倍子、地榆等配伍；治金疮出血，用白矾、枯矾配松香研末，外敷伤处。

3. 用于久泻不止。本品涩肠止泻，常与煨诃子肉共为散，粥饮调下治之。

4. 用于癫痫发狂。白矾酸苦涌泄而能祛除风痰，治痰壅心窍之癫痫发狂，常与郁金共为末，薄荷糊丸服。

【用法用量】内服，0.6～1.5 g。外用适量，研末敷或化水洗患处。

【贮藏】置干燥处。

【知识链接】

附药：枯矾

枯矾又名煅白矾，是白矾煅至枯干而成的炮制品。功效为消痰、燥湿、止泻、止血、解毒、杀虫。主治癫痫、喉痹等。

土荆皮 Tujingpi

始载于《本草纲目拾遗》

【来源】为松科植物金钱松的干燥根皮或近根树皮。夏季剥取，晒干。

【性味归经】辛，温；有毒。归肺、脾经。

【功效】杀虫，疗癣，止痒。

【应用】用于疥癣瘙痒。治手脚癣、神经性皮炎、湿疹、癞痢头，常酒浸外搽，如土槿皮酊，或研细粉以醋调敷患处。

【用法用量】外用适量，醋或酒浸涂擦，或研末调涂患处。

【贮藏】置干燥处。

拓展学习

一、请查找资料，完成外用药（杀虫燥湿止痒药、拔毒消肿敛疮药）简表（见表2－20－1、表2－20－2）

表2－20－1　杀虫燥湿止痒药简表

药名	性味归经	功效	应用	用法用量
蜂房				

续表

药名	性味归经	功效	应用	用法用量
大蒜				

表 2－20－2 拔毒消肿敛疮药简表

药名	性味归经	功效	应用	用法用量
硼砂				

二、完成外用药的总结并画出思维导图

（班级内分组，小组以思维导图形式共同完成对本任务学习的总结。先由各小组成员内部讲解展示，然后各小组选派代表做班级讲解展示。）

目标测验

一、单项选择题

1. 不属于外用药用药注意的是（　　）。

A. 严格按照剂量，不能过量使用

B. 不能大面积涂敷，以免过量吸收中毒

C. 应中病即止

D. 脾胃虚弱者慎用

E. 可内服的药，宜制丸散后服用

2. 不属于雄黄功效的是（　　）。

A. 解毒　　B. 杀虫　　C. 燥湿祛痰

D. 止痒　　E. 截疟

3. 雄黄的主要成分是（　　）。

A. 碳酸锌　　B. 二硫化二砷　　C. 三氧化二砷

D. 碳酸钙　　E. 四氧化三铅

4. 治疗目赤翳障、眼睑溃烂的药物是（　　）。

A. 雄黄　　B. 硫黄　　C. 炉甘石

D. 蛇床子　　E. 白矾

5. 除（　　）外，均是炉甘石的功效。

A. 杀虫　　B. 解毒　　C. 明目退翳

D. 收湿止痒　　E. 敛疮

6. 主含碳酸锌的药物是（　　）。

A. 雄黄　　B. 铅丹　　C. 硫黄

D. 白矾　　E. 炉甘石

7. 蛇床子的入药部位是（　　）。

A. 干燥成熟果实　　B. 干燥成熟种子　　C. 干燥近成熟果实

D. 干燥近成熟种子　　E. 干燥幼果

8. 白矾的主要成分是（　　）。

A. 含水碳酸锌　　B. 含水硫酸铝钾　　C. 含水硫酸铝

D. 含水碳酸钙　　E. 含水硫酸钾

第三篇

中药技能实训

实训一　酸梅汤的煎煮

一、实训目的

1. 学会中药汤剂的一般煎煮方法和特殊煎煮方法。
2. 能够熟练地完成酸梅汤的煎煮。

二、实训准备

药物准备：乌梅、山楂、陈皮、洛神花、桂花、甘草、冰糖。
用具准备：砂锅、勺子、烧杯、过滤纱布、电子秤、称药纸。

三、实训内容与步骤

酸梅汤是中国传统的消暑饮料，制作原料包括乌梅、山楂、陈皮、洛神花、桂花、甘草、冰糖。本实训采用传统工艺熬制酸梅汤，严格按照中药汤剂煎煮方法进行，以期经过两次熬制，将乌梅、山楂、陈皮、甘草等原料的味道和营养充分熬制出来，达到汤饮不仅口感纯正、清爽，而且营养丰富的目的。

1. 取乌梅 30 g、山楂 30 g、陈皮 15 g、甘草 2 g、洛神花 6 g，用清水洗去浮尘，捞出。
2. 将净制后的药物加入砂锅中，加 2 L 水浸泡 30 min 左右。
3. 先用武火煮沸，转至文火煮 30 min，煎药过程中搅拌 2 ~ 3 次。将煎好的药液用纱布过滤。过滤后的药渣进行第二次煎煮，加水 2 L，煮沸后文火煮 20 min，再将药液过滤。
4. 两次煎煮的药液合并后，放冰糖 120 g，文火加热，搅至冰糖完全溶化。
5. 放入 5 g 桂花搅匀，关火，焖 10 min。
6. 晾凉后过滤，即可饮用。

【注意事项】

1. 药物选取要注意避免有霉变、虫蛀等变质的现象，以免影响酸梅汤的质量和口感。
2. 煎煮用水要一次加够，避免中途加水。
3. 可以根据个人喜好加减冰糖的用量。
4. 酸梅汤冷藏后的口感更佳。

四、实训测评

按表 3 – 1 – 1 所列评分标准进行测评，并做好记录。

表 3 – 1 – 1 实训评分标准

序号	考核内容	考核标准	配分	得分
1	准备	工作服洁净，双手洁净，不留长指甲	5	
		检查砂锅、烧杯等工具是否洁净，清洁操作台	5	
2	净制	检查药物是否有霉变、虫蛀或其他变质现象	10	
		用清水洗去药物浮尘，捞出；无撒药、倒药、漏药现象	10	
3	煎煮	浸泡药物，加水量需全部淹没药物	10	
		先用武火后用文火，煎药过程中，需搅拌药物，中途不加水，无煮干、煮焦现象	20	
		进行二煎	15	
		放冰糖后用文火加热，需搅至冰糖完全溶化	10	
		放入桂花后关火焖 10 min	10	
4	清场	清洁砂锅、勺子等用具，清洁操作台，工具摆放整齐	5	
合计			100	
否决项		错药、缺味，整个实训测评 0 分		

【知识链接】

酸梅汤自古以来即为上好的夏日饮品，是中国传统的消暑饮料，制作原料有乌梅、山楂、陈皮、洛神花、桂花、甘草、冰糖。

乌梅为蔷薇科植物梅的干燥近成熟果实，具有敛肺、涩肠、生津、安蛔的功效，主要用于肺虚久咳、久泻久痢、虚热消渴、蛔厥呕吐腹痛。

山楂味酸、甘，为蔷薇科植物山里红或山楂的干燥成熟果实。具有消食健胃、行气散瘀、化浊降脂的功效，用于肉食积滞、胃脘胀满、泻痢腹痛、瘀血经闭、产后瘀阻、心腹刺痛、胸痹心痛、疝气疼痛、高脂血症，俗话说“经常吃山楂，降脂又降压”。

陈皮为芸香科植物橘及其栽培变种的干燥成熟果皮，具有理气健脾、燥湿化痰的功效，用于脘腹胀满、食少吐泻、咳嗽痰多。

洛神花又名玫瑰茄，具有敛肺止咳、降血压、解酒的功效，主治肺虚咳嗽、高血压、醉酒。

桂花香气柔和、味道可口，为大众所喜爱，具有温肺化饮、散寒止痛的功效，用于痰饮咳喘、脘腹冷痛、肠风血痢、经闭痛经、寒疝腹痛、牙痛、口臭。

甘草为豆科植物甘草、胀果甘草或光果甘草的干燥根和根茎，能补脾益气、清热解毒、祛痰止咳、缓急止痛、调和诸药，用于脾胃虚弱、倦怠乏力、心悸气短、咳嗽痰多、脘腹四肢挛急疼痛、痈肿疮毒以及缓解药物毒性烈性。

冰糖味甘性平，有补中益气、和胃润肺的功效，在此方中，冰糖能有效地中和酸梅汤中多余的酸度，提升酸梅汤的口感。

全方配伍，共奏清解暑热、生津开胃之功。

实训二　黑芝麻丸的制作

一、实训目的

1. 学会药膳配伍的基本原则，熟悉常用药食同源中药品种。
2. 能够熟练地制作黑芝麻丸。

二、实训准备

药物准备：黑芝麻、黑米、黑豆、蜂蜜、麻油。
用具准备：蒸锅、炒锅、铲子、打粉机、电子秤、称药纸。

三、实训内容与步骤

黑芝麻丸是以黑芝麻、黑米、黑豆为主要原料，经研细末等工序制成的蜜丸，具有补肝益肾、健脑强身、填精髓、延衰老等功效。本实训遵循药膳配伍的基本原则，采用传统工艺，经过选材、清洗、蒸制、研磨、炼蜜、搓丸等工序，制得清甜、香醇、软糯的手工黑芝麻丸。

1. 取黑芝麻 100 g、黑米 20 g、黑豆 20 g，清洗 2 ~3 遍，控干水分。
2. 将净制后的黑芝麻放入蒸锅中蒸制 40 min，摊开晾干或常温烘干；净制后的黑米、黑豆摊开晾干或常温烘干。
3. 将蒸熟后的黑芝麻放入炒锅中，用文火炒制，至不冒热气、有香味，取出，放凉。
4. 将黑米、黑豆分别用中火炒至不冒热气，取出，放凉。
5. 将晾凉后的黑芝麻、黑豆、黑米按比例称量，以串料法进行混合粉碎。
6. 取蜂蜜 70 mL 倒入锅内，武火加热至沸腾后，改为文火煮至黏性略增加，蜂蜜倾落时略呈堆积状，粘手但手指分开无拉丝的状态。

7. 将炼蜜加入混合均匀的粉中，搅拌均匀。

8. 手工搓丸，每粒大小5～8 g。

【注意事项】

1. 黑芝麻、黑米、黑豆的选取要注意，选择饱满、无杂质、无虫蛀的药物，以免影响黑芝麻丸的质量和口感。

2. 打粉机开盖时，必须切断电源，以防意外发生。

3. 炼蜜时需要炼至蜂蜜黏性略增加，倾落时略呈堆积状，粘手但手指分开无拉丝。

4. 将炼蜜加入打好的粉中，需要边倒蜜边搅拌，混合均匀。

5. 手工搓丸时，双手需涂抹适量麻油，以免粘连。

四、实训测评

按表3－2－1所列评分标准进行测评，并做好记录。

表3－2－1　实训评分标准

序号	考核内容	考核标准	配分	得分
1	准备	工作服洁净，双手洁净，不留长指甲	5	
		检查蒸锅、炒锅、打粉机等工具是否洁净，清洁操作台	5	
2	净制	检查药物是否饱满、无杂质、无虫蛀	5	
		用清水洗去药物浮尘，捞出；无撒药、倒药、漏药现象	5	
3	蒸制	蒸屉上摊有笼布，蒸制中途不加水，无煮干现象	10	
4	干燥	黑芝麻、黑豆、黑米干燥至无明显水迹	5	
5	炒制	黑芝麻炒制出油；黑豆、黑米炒至熟透，无夹生	10	
6	打粉混合	采用串料法进行混合粉碎	10	
		打粉机开盖时，必须切断电源	10	
7	炼蜜	蜂蜜黏性略增加，倾落时略呈堆积状，粘手但手指分开无拉丝	10	
8	制软材	需要边倒蜜边搅拌，混合均匀	10	
9	搓丸	制得黑芝麻丸大小均匀、乌润如珠	10	
10	清场	清洁蒸锅、炒锅、打粉机等用具，清洁操作台，工具摆放整齐	5	
合计			100	
否决项		打粉机开盖时未切断电源，整个实训测评0分		

【知识链接】

1. 药膳配伍的基本原则

药膳是在中医药、营养学、烹饪学理论指导下，各种药膳原料经过恰当的配伍组合，即将中药与某些具有药用价值的食物相配，制得具有药用价值或保健作用的一种食品。其发源于我国传统的饮食和中医食疗文化，是中国传统的中医药知识与烹饪经验相结合的产物。药膳“寓医于食”，既将药物作为食物，又将食物赋以药用，药借食力，食助药威，二者相辅相成，相得益彰；既具有较高的营养价值，又可防病治病、保健强身、延年益寿。

药膳在配伍时，遵循中医组方的配伍原则，即“君臣佐使”，使各药物、食物能够起到相互协同、增强疗效、限制偏性等作用，使药膳发挥更好的疗效。

药膳在应用时要遵循一定的原则。因证用膳、因时而异、因人用膳、因地而异，即达到注重整体、辨证施食，良药可口、服食方便，优选药材、科学烹制的制作目的。

2. 常用具有治疗作用的食物品种

（1）补益气血类：大枣、蜂蜜、枸杞子等。

（2）止咳平喘类：百合、枇杷、乌梅等。

（3）安神类：莲子、酸枣仁、龙眼肉等。

（4）发散风寒类：生姜、葱白、芥菜等。

（5）清热凉血类：莲藕、槐花、丝瓜等。

（6）健脾和胃类：茯苓、山药、糯米等。

（7）消食类：白萝卜、山楂、鸡内金等。

（8）温里类：小茴香、丁香、羊肉等。

3. 黑芝麻丸的功效

黑芝麻是脂麻科植物脂麻的干燥成熟种子，具有补肝肾、益精血、润肠燥的作用，用于精血亏虚、头晕眼花、耳鸣耳聋、须发早白、病后脱发、肠燥便秘；黑豆为豆科植物大豆的干燥成熟种子，具有益精明目、养血祛风、利水、解毒的作用，用于阴虚烦渴、头晕目昏、体虚多汗、肾虚腰痛、水肿尿少、痹痛拘挛、手足麻木、药食中毒；黑米外表墨黑，营养丰富，有“黑珍珠”和“世界米中之王”的美誉，有开胃益中、健脾活血、明目的功效；蜂蜜味甘，能够补中、润燥、止痛、解毒。全方配伍，共奏补肝益肾、健脑强身、填精髓、延衰老等功效。

4. 中药常用的粉碎方法

（1）干法粉碎。

1）混合粉碎：将处方中药物经适当处理后，全部或部分药物掺和在一起共同粉碎的方法。特殊的混合粉碎方法有串料法（串研法），适用于处方中含有黏性药物或油性药物的情况。即将处方中其他药物粉末混合粉碎成粗粉，然后陆续掺入黏性大或油性大的药物中再进行粉碎。如熟地黄、山茱萸、黄精、芝麻等。

2）单独粉碎：将一味药物单独进行粉碎的方法。适用于氧化与还原性强的药物、贵细药物、刺激性药物、毒性药物等。如硫黄、雄黄、牛黄、羚羊角、蟾酥、马钱子等。

（2）湿法粉碎。即在药物中加入适量的水或其他液体进行研磨粉碎的方法。

1）水飞法：难溶于水的矿物药入药要求特别细度时采用水飞法。将药物与水共置研钵或球磨机中研磨，使细粉漂浮于水面或混悬于水中，然后将此混悬液倾出，余下粗料再加水反复操作，至全部药物研磨完毕，倾出的混悬液沉淀、干燥，即得极细粉。如朱砂、珍珠、炉甘石、滑石粉等。

2）加液研磨法：将药物置于研钵中，加入少量液体后进行研磨，直至药物被研细为止。如冰片、薄荷脑等。

（3）低温粉碎。适用于含糖和黏液的黏性药、树脂树胶、干浸膏等。通过低温，增加其脆性。如红参、玉竹、牛膝等。

（4）超微粉碎。利用机械或流体动力的方法克服固体内部凝聚力使之破碎，从而将 3 mm 以上的物料颗粒粉碎至 10 ~ 25 μm，提高原料药物的生物利用度。

5. 炼蜜的方法及选用

炼蜜即熬炼蜂蜜，其目的包括除去蜂蜜中的杂质、蒸发水分、杀死微生物、增强黏合力等。

炼蜜程度分嫩、中、老三种。其炼制方法及特点如下。

（1）嫩蜜。将生蜜加热煮沸，直到温度达到 105 ~ 115 ℃，过滤去除浮沫而成。其颜色变化不明显，失水量较少，稍有黏性。适用于含较多淀粉、黏液质、糖类、脂肪等黏性较大的药物制丸。

（2）中蜜。将生蜜加热熬沸较长时间或嫩蜜继续加热，温度达 116 ~ 118 ℃，锅内出现均匀淡黄色细气泡，泡沫呈浅红色光泽，手捻有黏性但不能拉成长的白丝。适用于含部分黏性物质的药物及部分纤维的药物制丸。

（3）老蜜。将生蜜加热更长的时间或将嫩蜜、中蜜继续加热，温度达到 119 ~ 122 ℃，使水分充分蒸发，气泡呈红棕色，有光泽，滴入冷水中呈边缘清楚的团状，手捻甚黏，且可拉出白丝。适用于纤维性强或矿物等黏性较差的药物制丸。

实训三　中药辟秽香囊的制作

一、实训目的

1. 学会中药香囊保健防病的基本原理及其作用。
2. 能够熟练地制作中药辟秽香囊。

二、实训准备

药物准备：广藿香、制苍术、石菖蒲、草果、艾叶、白芷、紫苏叶、绵马贯众。
用具准备：剪刀、捣药筒、打粉机、电子秤、药勺、无纺布袋、布袋香囊。

三、实训内容与步骤

中药辟秽香囊是在普通香囊的基础上加入芳香辟秽、祛湿化浊的中药，以达到扶正祛邪的目的。本实训采用先将药物剪碎、捣碎或打粉，然后装入香囊中的方法进行，以达到药味最大限度地被释放出来的目的。

1. 取广藿香 20 g、艾叶 10 g、紫苏叶 15 g 用剪刀剪碎，备用。
2. 取草果 10 g 用捣药筒捣碎，备用。
3. 取制苍术 20 g、石菖蒲 15 g、白芷 12 g、绵马贯众 20 g 用打粉机打碎，备用。
4. 将上述药物充分混匀。
5. 用药勺舀取混匀的中药粉末填装至无纺布袋里，系紧袋口。
6. 将装好药粉的无纺布袋再装入布袋香囊。

【注意事项】

1. 药物要尽量粉碎，使气味能够充分散出。
2. 打粉机开盖时，必须切断电源，以防意外发生。
3. 装入药物后需系紧无纺布袋，以免药物外漏，造成呛咳。
4. 应选用透气、细密、柔软的布袋香囊壳。
5. 使用前应密封保存香囊，防止气味散失，缩短实际使用时限。
6. 一般使用 2 周左右，药味会变淡，可更换香囊中的药物。

四、实训测评

按表 3－3－1 所列评分标准进行测评，并做好记录。

表 3－3－1　实训评分标准

序号	考核内容	考核标准	配分	得分
1	准备	工作服洁净，双手洁净，不留长指甲	5	
		检查捣药筒、打粉机等工具是否洁净，清洁操作台	5	
2	净制	检查药物是否有霉变、虫蛀或其他变质现象	10	
3	粉碎	将叶类、全草类药物用剪刀剪碎，无伤手现象发生	15	
		将果实种子类药物用捣药筒捣碎，无药物蹦出	15	
		将根茎、根类药物用打粉机粉碎，打粉机开盖时，必须切断电源	15	
4	混合	将粉碎的药物充分混合，无撒药现象	10	
5	填装	系紧袋口，无漏药现象	20	
6	清场	清洁捣药筒、打粉机等用具，清洁操作台，工具摆放整齐	5	
合计			100	
否决项		错药、缺味、剪刀伤手、打粉机开盖时未切断电源，整个实训测评 0 分		

【知识链接】

1. 中药香囊保健防病的基本原理及其作用

中国自古以来就有“戴个香草袋，不怕五虫害”之说，香囊在我国历史源远流长，《山海经》中“有草焉，名曰熏草，麻叶而方茎，赤华而黑实，臭如靡芜，佩之可以已疠”是最早的佩戴香囊的文献记录；近代马王堆一号汉墓出土的香料，出土时分别置于药袋、香囊、枕头、熏炉之中，包含花椒、辛夷、佩兰等芳香类药物，一定程度上也印证了汉代已开始用芳香药物来辟秽消毒。

中药香囊源自中医“衣冠疗法”，将芳香辟秽的中药佩戴在身上，通过呼吸道或皮肤接触进入人体，从而发挥防病治病的作用。中药香囊作为极具中医特色的“外治”疗法，自古盛行于民间。近年来，随着人民生活水平的不断提高和保健意识的不断增强，中医“治未病”的思想和方法备受关注，具有驱虫防病功效的中药香囊受到越来越多不同年龄层面人群的青睐。正所谓“香在囊中藏，疾病何处安”，中药香囊充分体现了中医学“治未病”的思想，具有实用、经济、方便、简单以及安全等特点。

从中医药理论来讲，肺朝百脉，开窍于鼻。芳香类药物有辛香的特性，通过口鼻、皮毛、经络穴位的吸收，达到芳香辟秽、开窍醒神、祛邪解毒、醒脾开胃的目的。香囊有扶正祛邪的芳香之气，通过口鼻、肌肤毛窍进入人体，根据药物的归经沿经脉的循行遍布周身，防治疾病，这是古代呼吸道疾病重要的辅助疗法之一。

现代研究认为，中药香囊散发浓郁的香味，在人体周围形成高浓度的微环境，其有效成分通过呼吸道进入人体，能兴奋神经系统，刺激人体呼吸道黏膜不断产生分泌型免疫球蛋白，增强免疫屏障作用，灭活呼吸道黏膜上病毒和细菌等微生物，提高身体的抗病能力，从而起到预防疾病传播的作用。

常用的香囊主要有中药辟秽香囊、驱虫防蚊香囊、醒神益智香囊、安神助眠香囊、醒脾开胃香囊等。

2. 中药辟秽香囊

中医药在疫病防治方面具有几千年的实践积累与经验，形成独特优势。在瘟疫流行时期，中医药对易感人群、无明确病因而有异常症状或体征的疑似病例均能够有效干预，这也是中医药面对不明原因的新发传染性疾病能有效防治的优势所在。为此，中药辟秽香囊应运而生。中药辟秽香囊是在普通香囊的基础上加入芳香辟秽、祛湿化浊的中药，以达到扶正祛邪的目的。

中药辟秽香囊制作原料有广藿香、制苍术、石菖蒲、草果、艾叶、白芷、紫苏叶、绵马贯众。此方为中国工程院院士、国医大师王琦教授推荐的辟秽香囊配方，王琦教授把中医预防归结为两点：一是扶正气，二是避邪气。其中扶正气，是芳香药物有清正之气，可醒脾化湿、振奋阳气、加强脾胃功能、提高免疫力；避邪气是因为芳香类药物含有大量挥发油，经鼻黏膜吸收后，可以改变病毒依附的生存环境，降低接触病毒的危险度。将多种辟邪化浊的芳香中药共研细末，绛囊盛之，佩于身上，嗅其香气，可以起到驱蚊虫、避秽浊、防疫病的作用。

广藿香为唇形科植物广藿香的干燥地上部分，气香特异，为芳香化湿之要药，具有芳香化浊、和中止呕、发表解暑之功。用于湿浊中阻、脘痞呕吐、暑湿表证、湿温初起、发热倦怠、胸闷不舒、寒湿闭暑、腹痛吐泻、鼻渊头痛。

苍术为菊科植物茅苍术或北苍术的干燥根茎，气香特异。陶弘景认为其能“除恶气”。在传染病预防外用方中最常见到苍术的身影，其具有燥湿健脾、祛风散寒、明目的作用，主要用于湿阻中焦、脘腹胀满、泄泻、水肿、脚气痿躄、风湿痹痛、风寒感冒、夜盲、眼目昏涩。

石菖蒲属于开窍药，为天南星科植物石菖蒲的干燥根茎。气芳香，味苦、微辛。具有开窍豁痰、醒神益智、化湿开胃的功效。常用于神昏癫痫、健忘失眠、耳鸣耳聋、脘痞不饥、噤口下痢。现代研究表明，石菖蒲含有挥发油、氨基酸、有机酸和糖类等成分，具有平喘、镇静、镇咳等作用。

草果为姜科植物草果的干燥成熟果实。有特异香气，味辛、微苦。具有燥湿温中、截疟除痰的功效。用于寒湿内阻、脘腹胀痛、痞满呕吐、疟疾寒热、瘟疫发热。现代研究表明草果具有镇咳祛痰、抗菌、抗炎等作用。

艾叶为菊科植物艾的干燥叶。气清香，味苦。具有温经止血、散寒止痛的作用，外用能祛湿止痒。常用于吐血、衄血、崩漏、月经过多、胎漏下血、少腹冷痛、经寒不调，宫冷不孕。另外，也可将艾叶制成艾条、艾炷进行艾灸，产生的热量刺激人体穴位或特定部位，激发经气的活动来调整人体紊乱的生理生化功能，从而达到防病治病目的。

白芷属于辛温解表药，为伞形科植物白芷或杭白芷的干燥根。气芳香，味辛、微苦。具有解表散寒、祛风止痛、宣通鼻窍、燥湿止带、消肿排脓的功效。主要用于感冒头痛、眉棱骨痛、鼻塞流涕、鼻鼽、鼻渊、牙痛、带下、疮疡肿痛。

紫苏叶为唇形科植物紫苏的干燥叶。气清香，味微辛。具有解表散寒、行气和胃的功效。主要用于风寒感冒、咳嗽呕恶、妊娠呕吐、鱼蟹中毒。现代研究表明，紫苏叶具有解热、抗炎、抗病原微生物等作用。

绵马贯众为鳞毛蕨科植物粗茎鳞毛蕨的干燥根茎和叶柄残基。气特异，具有清热解毒、驱虫的功效。主要用于时疫感冒、风热头痛、温毒发斑、疮疡肿毒、崩漏下血、虫积腹痛。

全方多种芳香药物相合，利用其清正之气，共奏芳香辟秽、祛湿解表、化浊解毒、健脾和胃之功，达到扶正祛邪的目的。

实训四　七子白面膜的制作

一、实训目的

1. 学会中药面膜美白祛斑的机制，熟悉常用美白祛斑中药品种。
2. 能够熟练地制作中药七子白面膜。

二、实训准备

药物准备：白芍、白及、白术、白蔹、白芷、僵蚕、茯苓、蜂蜜。

用具准备：打粉机、药匙、药筛（100 目）、研钵、电子秤、称药纸、自封袋。

三、实训内容与步骤

七子白面膜是由白芍、白及、白术、白蔹、白芷、僵蚕、茯苓七种中药粉混合制成的美白面膜，具有美白、祛斑、祛痘等功效，是古今爱美人士的首选。本实训严格按照中药外用散剂的制备工艺制作中药七子白面膜粉，再加入蜂蜜或清水调和，制成具有适宜黏稠度的面膜。

1. 取白芍 20 g、白及 20 g、白术 20 g、白蔹 20 g、白芷 20 g、僵蚕 20 g、茯苓 20 g 放入烘箱中，白芷选用 50 ℃干燥，其他药材选择 80 ℃干燥，干燥 30 min。
2. 将干燥后的药物分别放入打粉机中粉碎。
3. 粉碎后的粉末过 100 目筛，未能过筛的药物放入研钵中，边研边筛，直至完全过筛。
4. 将过筛后的七种药粉混合，搅拌均匀。
5. 将混合后的药粉分剂量存放，每自封袋 10 g。
6. 使用前加入适量的蜂蜜或清水调和均匀。

【注意事项】

1. 药物的选取要注意，避免有霉变、虫蛀等变质的现象，以免影响面膜的质量。
2. 药物在粉碎之前要充分干燥，使水分含量降到最低，有利于粉碎，并且有利于杀死虫卵及具有一定的杀菌作用，能够延长面膜保质期及提高其安全性。
3. 打粉机开盖时，必须切断电源，以防意外发生。
4. 药粉在调和之前要放入自封袋中密封保存，以免受潮。

四、实训测评

按表 3-4-1 所列评分标准进行测评，并做好记录。

表 3-4-1　实训评分标准

序号	考核内容	考核标准	配分	得分
1	准备	工作服洁净，双手洁净，不留长指甲	5	
		检查打粉机、药筛等工具是否洁净，清洁操作台	5	
2	净制	检查药物是否有霉变、虫蛀或其他变质现象	10	
3	干燥	白芷选用 50 ℃干燥，其他药物选择 80 ℃干燥，无焦味产生	10	
4	粉碎	打粉机开盖时，必须切断电源	10	
5	过筛	筛药无撒粉、研磨无漏药，确保完全过筛	20	

续表

序号	考核内容	考核标准	配分	得分
6	混合	搅拌均匀	10	
7	分剂量	无撒粉，密封	10	
8	调和	黏稠度适宜	15	
9	清场	清洁打粉机、药筛等用具，清洁操作台，工具摆放整齐	5	
合计			100	
否决项		错药、缺味、打粉机开盖时未切断电源，整个实训测评0分		

【知识链接】

1. 中药面膜的美白机制

中药面膜是在中医药理论的指导下，用特殊中药粉末或提取物，添加水、蜂蜜等做成膜状物，涂抹于面部来解决皮肤问题的一种涂剂。使用中药面膜属于中医外治法，具有药物直达患处、药效直接作用于病所的特点，其主要是通过活血化瘀、散结消肿、清热解毒、除湿退黄来达到美白淡斑、消炎祛痘、促进血液循环、清洁肌肤、深层修护的目的。

2. 常用美白祛斑中药品种

常用美白祛斑中药品种有白芷、茯苓、白及、白术、白蔹、僵蚕、珍珠粉、白附子、白蒺藜、当归、红花、玫瑰花、银杏叶、三七、川芎、丹参等。

3. 中药七子白面膜

七子白面膜是具有美白、祛斑、祛痘等功效的外用护肤产品，由白芍、白及、白术、白蔹、白芷、僵蚕、茯苓七种中药粉混合制成。

白芍为毛茛科植物芍药的干燥根，具有养血调经、敛阴止汗、柔肝止痛、平抑肝阳的作用，用于血虚萎黄、月经不调、自汗、盗汗、胁痛、腹痛、四肢挛痛、头痛眩晕。《神农本草经》记载，白芍“主邪气腹痛、除血痹、破坚积寒热、止痛、利小便、益气”，为美容良药。

白及为兰科植物白及的干燥块茎，具有收敛止血、消肿生肌的功效，主要用于咯血、吐血、外伤出血、疮疡肿毒、皮肤皲裂。白及是古代美容的常用药，《药性论》记载有“治面上疱，令人肌滑”，《本草纲目》记载有“洗面黑、祛斑”，能够润肤白面、灭瘢，而且能医手足皲裂等。

白术为菊科植物白术的干燥根茎。其气清香，味甘、微辛，具有健脾益气、燥湿利水、止汗、安胎的作用，用于脾虚食少、腹胀泄泻、痰饮眩悸、水肿、自汗、胎动不安。白术对于美白皮肤有特效，《药性论》记载有“主面光悦，驻颜祛斑”。用白术蘸酒（或醋）如研墨之状，均匀涂抹脸上，可美白、治疗雀斑和黑斑。李时珍曾说此物治雀斑“极致”。

白蔹为葡萄科植物白蔹的干燥块根，具有清热解毒、消痈散结、敛疮生肌的功效，用于痈疽发背、疔疮、烧烫伤。白蔹对美白肌肤有特效。《药性论》记载有“可治面上疱疱”。

白芷为伞形科植物白芷或杭白芷的干燥根。其气芳香，具有解表散寒、祛风止痛、宣通鼻窍、燥湿止带、消肿排脓的作用，主要用于感冒头痛、眉棱骨痛、鼻塞流涕、鼻鼽、鼻渊、牙痛、带下、疮疡肿痛。白芷历代被视为美容佳品，《神农本草经》记载有“长肌肤，润泽，可作面脂”。现代研究表面白芷可改善人体微循环，促进皮肤新陈代谢，延缓皮肤衰老，去除面部色斑瘢痕，治疗皮肤疱痍疥癣等。

僵蚕为蚕蛾科昆虫家蚕 4 ~5 龄的幼虫感染（或人工接种）白僵菌而致死的干燥体，具有息风止痉、祛风止痛、化痰散结的作用，用于肝风夹痰、惊痫抽搐、小儿急惊风、破伤风、中风口㖞、风热头痛、目赤咽痛、风疹瘙痒，发颐痄腮。僵蚕在《神农本草经》中记载有“灭黑斑，令人面色好”的功效，《本草纲目》记载有“蜜和擦面，灭黑黯好颜色”。僵蚕含有氨基酸和活性丝光素，有营养皮肤和美容作用，临床上用于美白，祛汗斑、瘢痕疙瘩、粉刺等，并常用于美容添加剂或防腐剂及护肤品中。

茯苓为多孔菌科真菌茯苓的干燥菌核，具有利水渗湿、健脾、宁心的作用，用于水肿尿少、痰饮眩悸、脾虚食少、便溏泄泻、心神不安、惊悸失眠。《本草品汇精要》记载有“白茯苓为末，合蜜和，敷面上疗面疮及产妇黑疱如雀卵”。茯苓既能去黑白面，美白肌肤，又能牢牙乌发，延年益寿。

全方七药配伍，共奏美白、祛斑、祛痘之功。

4. 中药常用的干燥方法

中药为了保存药效，便于贮存，方便调剂或制剂，必须及时干燥，否则影响其质量或效果。由于各种中药性质不同，干燥方法不尽相同，主要分为自然干燥和人工干燥。

（1）自然干燥：中药置于日光下晒干或置阴凉通风处阴干，达到除去水分的目的。黏性类、粉质类、糖质类药物多采用晒干法，如天冬、玉竹、山药、地黄、牛膝等。芳香类药物多采用阴干法，如荆芥、薄荷、木香等。

（2）人工干燥：利用一定的干燥设备，如烘干机，对药物进行干燥。人工干燥的温度应该视药物性质而定。一般药物以不超过 80 ℃为宜，含芳香挥发油成分的药物以不超过 50 ℃ 为宜。